Collana Springer - ORTOPEDIA E CHIRURGIA MINI-INVASIVA

a cura di

ROBERTO D'ANCHISE

Comitato Scientifico:

PAOLO AGLIETTI

ALBERTO BRANCA

GIULIANO CERULLI

MATTEO DENTI

CARLO FABBRICIANI

PIER PAOLO MARIANI

RENATO VIOLA

Assistenza Editoriale:

FRANCO MINUTO

MAURO ANDREATA

RAFFAELLO VITALE

Springer
Milano
Berlin
Heidelberg
New York
Barcelona
Hong Kong
London
Paris
Singapore
Tokyo

C. Fabbriciani

Artroscopia di gomito

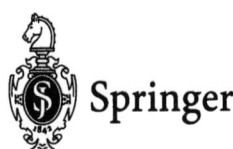
Springer

C. FABBRICIANI
Istituto di Clinica Ortopedica
Università degli Studi di Sassari
Sassari

Springer-Verlag Italia
una società del gruppo BertelsmannSpringer Science+Business Media GmbH

© Springer-Verlag Italia, Milano 2001

http://www.springer.it

ISBN 88-470-0122-6

Quest'opera è protetta dalla legge sul diritto d'autore. Tutti i diritti, in particolare quelli relativi alla traduzione, alla ristampa, all'utilizzo di illustrazioni e tabelle, alla citazione orale, alla trasmissione radiofonica o televisiva, alla registrazione su microfilm o in database, o alla riproduzione in qualsiasi altra forma (stampata o elettronica) rimangono riservati anche nel caso di utilizzo parziale. La riproduzione di quest'opera, anche se parziale, è ammessa solo ed esclusivamente nei limiti stabiliti dalla legge sul diritto d'autore, ed è soggetta all'autorizzazione dell'editore. La violazione delle norme comporta le sanzioni previste dalla legge.

L'utilizzo in questa pubblicazione di denominazioni generiche, nomi commerciali, marchi registrati, ecc. anche se non specificatamente identificati, non implica che tali denominazioni o marchi non siano protetti dalle relative leggi e regolamenti.
Responsabilità legale per i prodotti: l'editore non può garantire l'esattezza delle indicazioni sui dosaggi e l'impiego dei prodotti menzionati nella presente opera. Il lettore dovrà di volta in volta verificarne l'esattezza consultando la bibliografia di pertinenza.

Progetto copertina: Simona Colombo, Milano
Impaginazione: Graphostudio, Milano
Stampato in Italia: Grafiche Moretti, Segrate, Milano

SPIN: 10857441

Presentazione

Continuando nella ricerca di argomenti attuali e di interesse per l'approccio mini-invasivo, abbiamo pensato di dedicare il terzo volume di questa collana al gomito.

Anche per questa articolazione la possibilità di utilizzare l'artroscopia ha modificato l'approccio diagnostico e chirurgico con notevole vantaggio in termini di chiarezza diagnostica e di recupero.

Il gomito è sempre stato un'articolazione difficile per il notevole rischio di rigidità molto spesso irreversibile. Il trattamento artroscopico di molte patologie, come ad esempio l'asportazione dei corpi mobili, ha quasi eliminato questo rischio. Anche lo stesso trattamento delle rigidità ha subito un enorme miglioramento dall'approccio artroscopico.

Abbiamo scelto come curatore Carlo Fabbriciani, al quale mi lega una più che ventennale amicizia, che si è interessato negli ultimi anni in particolare a questo argomento e che è riuscito a coinvolgere molti autori italiani e stranieri tra i più qualificati esperti in questo settore.

Gli argomenti trattati vanno dall'anatomia alla tecnica chirurgica, con la trattazione specifica delle più frequenti patologie che possono essere affrontate con l'artroscopia. Anche l'instabilità di gomito, argomento poco conosciuto e spesso sottovalutato, e la possibilità di trattare alcune fratture sono state analizzate con estrema attenzione.

Ne è risultato un volume di estremo interesse e completezza che, a mio parere, sarà di grande utilità sia per i cultori della materia che per coloro che vogliono avvicinarsi a questa tecnica certo non semplice.

Roberto D'Anchise

Prefazione

Il gomito è da sempre stato considerato dagli ortopedici un'articolazione difficile e non è un caso che anche l'artroscopia del gomito si sia sviluppata più lentamente rispetto ad altre e sia tuttora sicuramente meno popolare.

La vicinanza di importanti strutture neurovascolari ai portals artroscopici ha contribuito ad attribuire a questa tecnica la fama di essere difficile e rischiosa e le indicazioni inizialmente ristrette ne hanno limitato la diffusione. Più recentemente, però, grazie al miglioramento del materiale artroscopico ed alla migliore conoscenza delle vie d'accesso, l'artroscopia del gomito è divenuta "adulta" ed è sempre più utilizzata. Le indicazioni sono state meglio definite e numerose tecniche chirurgiche sono state recentemente sviluppate anche per il trattamento dell'artrosi, delle rigidità e delle instabilità. Tuttavia, l'artroscopia del gomito rimane una tecnica con una percentuale di complicazioni superiori a quelle di altre articolazioni ed è pertanto assolutamente necessaria una buona esperienza artroscopica di base, un'eccellente conoscenza anatomica, ed una tecnica rigorosamente rispettosa anche dei dettagli.

Da qui l'esigenza di dedicare all'artroscopia del gomito questo nuovo volume della Collana di Ortopedia e Chirurgia Mini-Invasiva. Viene dato ampio spazio all'anatomia della regione, alla tecnica di base ed alla descrizione delle strutture maggiormente a rischio. Vengono poi presentate le indicazioni classiche all'artroscopia, le tecniche più avanzate oggi disponibili e i criteri riabilitativi.

Hanno contribuito alla stesura del volume Autori particolarmente competenti nel settore; a tutti loro va il mio personale ringraziamento per la disponibilità e l'entusiasmo con cui hanno accettato tale compito.

Mi auguro sinceramente che questo volume possa essere di utilità e d'interesse per tutti coloro che si dedicano alla chirurgia artroscopica e possa contribuire ad aumentare la diffusione di una tecnica oggi in grado, se correttamente eseguita, di migliorare sia la conoscenza sia i risultati di numerose patologie del gomito.

Carlo Fabbriciani

Indice

Il gomito: elementi di anatomia di interesse chirurgico 1
A. PAGLIEI, A. TULLI, G. MERENDI, F. FANFANI, F. CATALANO

Il posizionamento del paziente sul letto operatorio nelle artroscopie di gomito   19
R. D'ANCHISE, M. ANDREATA, N. MANTA

La diagnostica per immagini del gomito 27
C. FALETTI, M. DE FILIPPO, T. ROBBA

Artroscopia di gomito: tecnica ed indicazioni 39
W.W. CURL, E.F. EKMAN, G.G. POEHLING

Corpi mobili del gomito: trattamento artroscopico 51
S.M. MONTGOMERY, C.L. BAKER

Patologia condrale ed osteocondrale del gomito: trattamento artroscopico ... 67
J.W. URIBE, A.E. MARTINEZ

Gomito rigido: cause e soluzione artroscopiche 83
N. MARKOPOULOS, L. MARADEI, D. RICCI, R. MINOLA

Trattamento chirurgico della rigidità di gomito 93
P. MANSAT

Fisiopatologia e classificazione dell'instabilità di gomito 113
C. FABBRICIANI, G. MILANO, A. DEMONTIS

Instabilità di gomito: valutazione e trattamento artroscopico 127
F.K. NOOJIN, L.D. FIELD, F.H. SAVOIE

Il trattamento artroscopico delle fratture di gomito 143
W.B. GEISSLER, K.A. GRISPUN

Il trattamento artroscopico del conflitto omero-olecranico 157
L. Pederzini, M. Tosi, C. Botticella

Il ruolo dell'artroscopia nel gomito artrosico: indicazioni, controindicazioni, complicanze e tecnica chirurgica 167
F. Priano, M. Guelfi, E. Abello, M. Borgni

Il trattamento artroscopico dell'epicondilite 179
R. Zini, P. Pirani, G. Ponzetto

Artroscopia di gomito: complicazioni 195
P.P. Mariani, R. Ciatti, G. Camillieri, F. Margheritini, A. Ege

La rieducazione funzionale del gomito 203
G. Severini

Elenco Autori

ABELLO E., 167
ANDREATA M., 19
BAKER C.L., 51
BORGNI M., 167
BOTTICELLA C., 157
CAMILLIERI G., 195
CATALANO F., 1
CIATTI R., 195
CURL W.W., 39
D'ANCHISE R., 19
DE FILIPPO M., 27
DEMONTIS A., 113
EGE A., 195
EKMAN E.F., 39
FABBRICIANI C., 113
FALETTI C., 27
FANFANI F., 1
FIELD L.D., 127
GEISSLER W.B., 143
GRISPUN K.A., 143
GUELFI M., 167
MANSAT P., 93
MANTA N., 19
MARADEI L., 83
MARGHERITINI F., 195
MARIANI P.P., 195
MARKOPOULOS N., 83
MARTINEZ A.E., 67
MERENDI G., 1
MILANO G., 113
MINOLA R., 83
MONTGOMERY S.M., 51
NOOJIN F.K., 127
PAGLIEI A., 1
PEDERZINI L., 157
PIRANI P., 179
POEHLING G.G., 39
PONZETTO G., 179

Priano F., 167
Ricci D., 83
Robba T., 27
Savoie F.H., 127
Severini G., 203
Tosi M., 157
Tulli A., 1
Uribe J.W., 67
Zini R., 179

Il gomito: elementi di anatomia di interesse chirurgico

A. PAGLIEI [1,2], A. TULLI [1], G. MERENDI [1], F. FANFANI [1]; F. CATALANO [1]

L'anatomia del gomito rispecchia la complessità di un livello articolare critico per la funzione dell'arto superiore. L'articolazione, costituita da tre compartimenti, con peculiarità anatomo-funzionali diverse, si presenta inserita in un distretto topografico "a rischio" per l'intricarsi, in un ambito anatomico relativamente ristretto, di importanti formazioni neurovascolari. In base a tale premessa considereremo gli aspetti anatomo-topografici di maggiore interesse pratico, privilegiando in tal senso la presentazione iconografica e la descrizione dei preparati anatomici.

Da un punto di vista articolare il gomito è l'elemento intermedio della catena cinematica dell'arto superiore, realizzante l'unione meccanica fra braccio ed avambraccio, funzionalmente integrato ai distretti articolari sopra e sottosegmentari. L'articolazione è unica in quanto avvolta da un'unica capsula articolare ed in essa si distinguono tre compartimenti articolari (Figg. 1, 2). In ragione delle particolari modalità di inserzione omerale della capsula articolare (prossimalmente alla fossa olecranica ed alle fossette coronoidea e radiale), questa risulta ridondante sul versante volare e dorsale, accompagnandosi il suo dispiegamento o la sua plicatura ai movimenti di flesso-estensione, durante i quali, alternativamente, apofisi coronoide e capitello radiale da un lato e becco dell'olecrano dall'altro, si adagiano nelle rispettive fossette omerali, con incremento dell'escursione articolare ed aumento della stabilità per corrispondenza geometrica. A tal fine si rende necessaria la presenza di recessi articolari che vengono a crearsi grazie alla peculiare riflessione della membrana sinoviale che riveste la superficie inter-

---

[1]Istituto di Clinica Ortopedica, Sezione di Chirugia della Mano, Università Cattolica del Sacro Cuore, Roma; [2]UER Biomédicale des Saints-Pères, Laboratoire d'Anatomie, Université René Descartes, Paris, France

na della capsula fibrosa. Tale evenienza si produce non soltanto nel versante anteriore e posteriore, ma anche a livello del capitello radiale: recesso pericefalico (Figg. 2, 6). Fra la membrana sinoviale e la capsula fibrosa si riconoscono, in corrispondenza delle fossette olecranica, coronoide e radiale (Figg. 3-6), come pure in vicinanza della plica sinoviale omero-radiale (Fig.2b), dei cuscinetti adiposi, di cui il posteriore è quello abitualmente più rappresentato. Tali formazioni, che sono quindi extrasinoviali, ma intracapsulari (Fig. 3c), agiscono quale spaziatore fisiologico con funzione ammortizzante. Prono-supinazione e flesso-estensione dell'avambraccio devono essere garantite al pari di una stabilità legata in parte alla conformazione dei capi articolari, ma soprattutto al coinvolgimento di strutture capsulo-ligamentose, di sistemi inserzionali muscolari (epitrocleari ed epicondiloidei) e di strutture stabilizzanti attive (Figg. 7-12). Tali inserzioni muscolari non vanno considerate semplicemente come il punto di attacco di un sistema di stabilizzazione attiva ma anche, grazie alle superfici d'inserzione ossea dei setti intermuscolari, come un ulteriore complesso di stabilizzazione passiva.

Dal punto di vista dell'anatomia topografica, si deve sottolineare ancora il concetto di regione "a rischio" cui il gomito è tradizionalmente associato e soltanto la corretta conoscenza anatomica del distretto rende praticabili i diversi accessi chirurgici ed artroscopici. Nella descrizione dei nostri preparati ci riferiremo ad uno schema classico che si fonda sulla presenza nella loggia anteriore del braccio di due doccie, laterale e mediale, che continuandosi distalmente nella loggia anteriore dell'avambraccio, come tali risultano identificabili anche al livello del gomito (Figg. 13-15).

Per quanto riguarda il *sistema* nervoso periferico, è a livello del gomito che si inverte la posizione topografica dei nervi radiale ed ulnare (Figg. 13, 14). Il primo recupera il decorso nella loggia posteriore, più congeniale al dominio motorio degli estensori ed al controllo della supinazione dell'avambraccio; il secondo accede alla loggia anteriore per riunirsi, anche funzionalmente, al nervo mediano nell'innervazione sensitiva e motoria della mano, seppur con strategie diverse ma integrate (muscolatura intrinseca ed estrinseca della mano servite da entrambi i nervi).

Per quanto riguarda il sistema vascolare il gomito è sede di un importante carrefour anastomotico tra gli assi vascolari maggiori dell'arto superiore. Già durante lo sviluppo ontogenetico è a livello della futura plica di flessione del gomito che si succedono le differenti fasi di evoluzione dell'albero vascolare che delineeranno l'assetto definitivo quale più comunemente osservato nell'adulto (Fig. 15). Tale peculiare situazione vascolare dell'arto superiore può essere finalisticamente intesa come un'estrema salvaguardia alla sopravvivenza dei distretti anatomici distali: il circolo peri-articolare del gomito costituisce un eccellente sistema di anastomosi tra arteria omerale da una parte ed arterie radiale, ulnare ed interossee dall'altra, e non ha certo equivalente nell'arto inferiore a livello del ginocchio.

Anatomia osteo-articolare

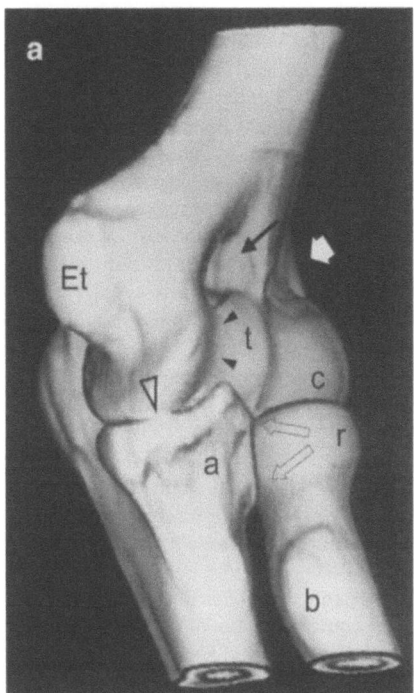 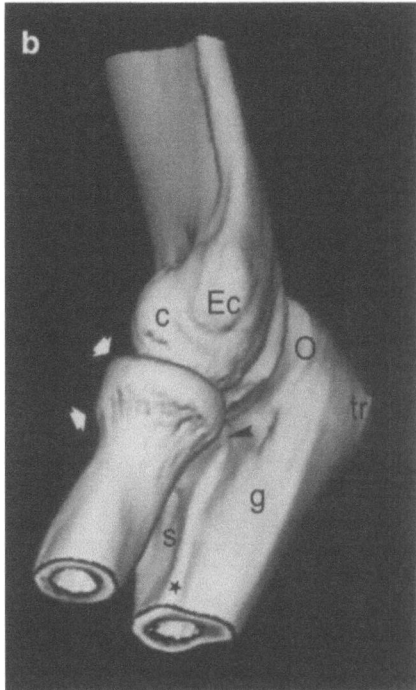

Fig. 1a,b. *Anatomia osteo-articolare: schema da ricostruzione di tomografia computerizzata (TC) tridimensionale.* a Aspetto antero-mediale del gomito, compartimenti articolari: omero-radiale, fra il condilo omerale, (capitulum humeri - c) ed il capitello radiale (r); omero-ulnare, fra la troclea omerale (t) e la grande cavità sigmoide dell'ulna (o incisura semilunare); radio-ulnare prossimale, fra la piccola cavità sigmoide (o incisura radiale dell'ulna) ed il capitello radiale (r). Si noti come la superfice articolare di quest'ultimo risulti essere più ampia in altezza nella porzione di capitello radiale che si articola con la incisura radiale (frecce vuote nere). Et, epitroclea; a, apofisi coronoidea dell'ulna; b, tuberosità bicipitale del radio; c, capitulum humeri - porzione articolare del condilo omerale e al di sopra di esso la fossetta condiloidea o radiale dell'omero (*freccia bianca*); t, troclea omerale e al di sopra di essa la fossa coronoidea (*freccia nera*). Delle due creste trocleari, quella mediale (*punte di freccia nere*) discende molto più in basso di quella laterale (*punta di freccia nera vuota*). b Aspetto postero-laterale: l'asterisco indica la porzione prossimale del margine laterale o cresta interossea dell'ulna laddove questa si divide in due rami divergenti verso i due margini della piccola cavità sigmoide (o incisura radiale - punta di freccia nera - articolantesi con il capitello radiale), delimitando così due archi di inserzione: una anteriore per il supinatore (s), una posteriore per l'anconeo (g). Si noti la particolare inclinazione del condilo rispetto all'asse omerale, e come a livello del capitello radiale la superficie articolare corrispondente all'incisura radiale risulti particolarmente sviluppata (*frecce bianche*). O, olecrano; tr, area di inserzione del tricipite; Ec, epicondilo

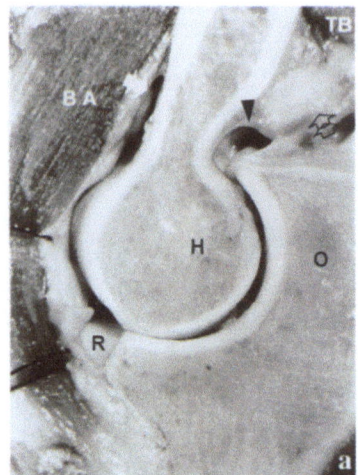
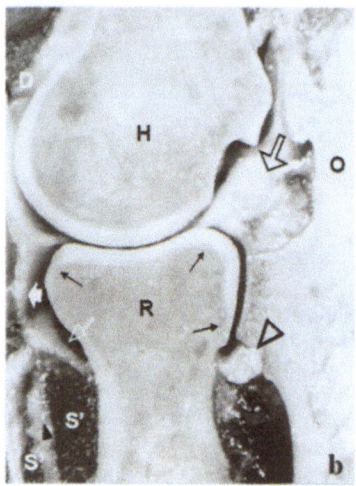
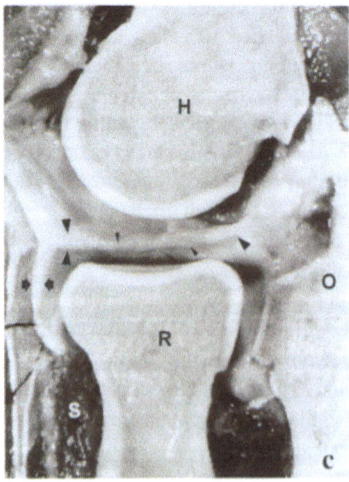

Fig. 2a-c. *Anatomia osteo-articolare: preparato anatomico congelato di cadavere adulto.* **a** Sezione longitudinale del gomito passante per il margine più esterno dell'articolazione omero-ulnare. Sono particolarmente evidenti le carni del brachiale anteriore (*BA*, brachialis anterior) strettamente aderenti al piano capsulare anteriore. Il lembo capsulare è stato trazionato per evidenziare i recessi sinoviali anteriore (*doppia freccia bianca*) e posteriore (*punta di freccia nera*) e il cuscinetto adiposo posteriore (*doppia freccia vuota nera*). Quest'ultimo risulta maggiormente visibile a gomito esteso: in tale posizione il cuscinetto posteriore rimane distanziato dall'omero per il contatto fra il becco dell'olecrano e la fossa olecranica, allorché il cuscinetto anteriore risulta schiacciato fortemente contro l'omero per la trazione capsulare e la compressione esercitata dal brachiale anteriore. R, capitello radiale; H, omero; TB, tricipite (triceps brachii); O, olecrano. **b** Sezione longitudinale interessante il compartimento omero-radiale. È evidente fra i due capi del supinatore breve (*S, S'*) il nervo radiale (*punta di freccia nera*). La freccia bianca indica il legamento anulare che cinge il capitello radiale (*R*). Si noti la diversa estensione della cartilagine articolare sulla circumferentia articularis (*frecce nere*). La riflessione della sinoviale permette di identificare il recesso pericefalico (*freccia bianca vuota*). La punta di freccia nera vuota indica l'ispessimento capsulare corrispondente al legamento quadrato di Dénucé. La *freccia nera vuota* indica il cuscinetto adiposo radio-ulno-omerale. D, cuscinetto adiposo occupante la fossetta radiale dell'omero; H, condilo omerale; O, olecrano. **c** La trazione dei lembi capsulari, unitamente alla diastasi dei capi articolari evidenzia il legamento anulare (*frecce nere*) e la plica di riflessione capsulo-sinoviale che costituisce una sorta di cercine (*punte di freccia*) che riempie l'intervallo compreso fra condilo omerale (*H*) e capitello radiale (*R*): è il cosiddetto "menisco o orletto omero-radiale", banda falciforme, abitualmente di modeste dimensioni, che occupa il versante anteriore, laterale e posteriore dell'articolazione omero-radiale. Si notino i rapporti di continuità fra le fibre più profonde del supinatore (*S*) ed il margine distale del legamento anulare del radio

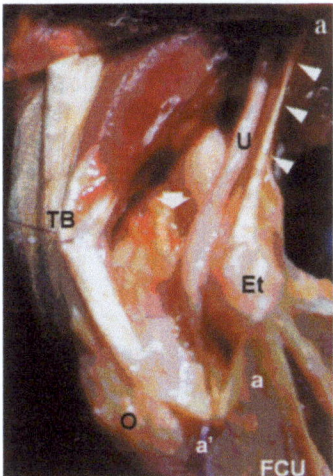
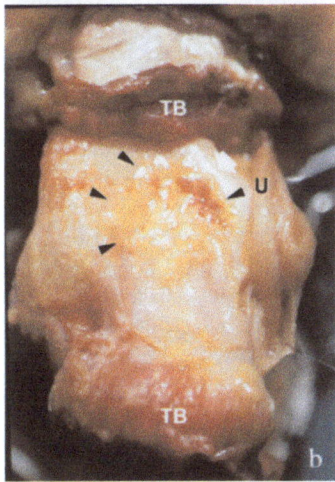
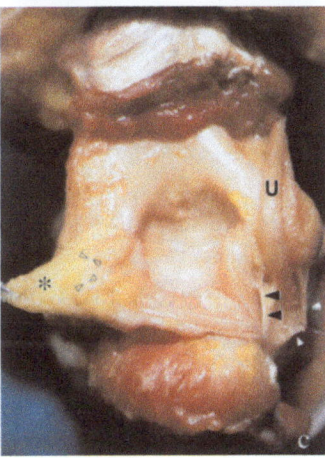

Fig. 3a-c. *Anatomia osteo-articolare: gomito sinistro, cadavere fresco, dissezione anatomica.* **a** Aspetto postero-mediale: il nervo ulnare (*U*) decorre a ridosso del setto intermuscolare mediale (*punte di freccia bianche*) e si impegna nella doccia epitrocleo-olecranica scomparendo al di sotto dell'arcata di Osborne che unisce i due capi muscolari epitrocleare (*a*) ed olecranico (*a'*) del flessore ulnare del carpo (*FCU* - flexor carpi ulnaris). Il parziale scollamento del tricipite (*TB-* triceps brachii) evidenzia lo sfondato sotto-tricipitale (*freccia bianca*). *O*, olecrano; *Et*, epitroclea. **b** Aspetto posteriore: sezione a tutto spessore del tricipite (*TB*) e ribaltamento dell'estremità distale del muscolo a livello dell'inserzione olecranica. È visibile il margine libero mediale della paletta omerale (*freccia bianca*) e la capsula dorsale che ricopre la fossa olecranica (*punte di freccia nere*). *U*, nervo ulnare. **c** La disinserzione della capsula dal margine postero-interno e la sua trazione verso l'esterno permette di apprezzare il cuscinetto adiposo posteriore (*asterisco*) nella sua localizzazione intracapsulare-extrasinoviale, ed il margine di riflessione prossimale nella membrana sinoviale (*punte di freccia nere vuote*); si noti l'ispessimento capsulare del versante interno corrispondente alla porzione posteriore del legamento collaterale ulnare (*punte di freccia nere*) a ridosso del quale corre il nervo ulnare (*U*) nel suo procedere all'interno del canale cubitale. Un punto di trazione evidenzia l'arcata di Osborne (*punte di freccia bianche*)

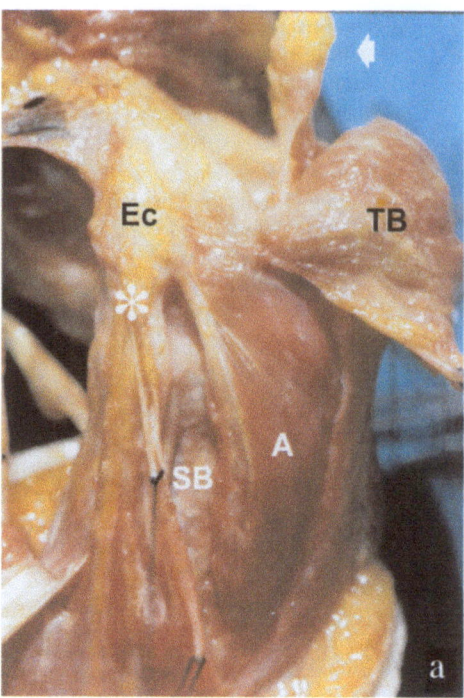
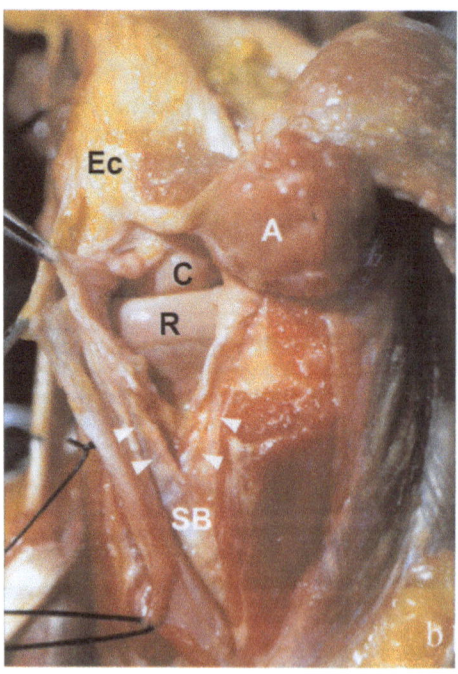

Fig. 4a,b. *Anatomia osteo-articolare: gomito sinistro, cadavere fresco, dissezione anatomica.* **a** Aspetto postero-laterale: il lembo capsulare posteriore è stato sollevato in alto (*freccia bianca*) ed il tricipite (*TB*) reclinato distalmente. Il preparato mostra i rapporti fra il muscolo anconeo (*A*), anconeus ed il sottostante muscolo breve supinatore (supinator brevis - *SB*) di cui si apprezzano le fibre a decorso obliquo. *Ec*, epicondilo. L'asterisco indica il complesso inserzionale degli epicondiloidei (Figg. 7-9). **b** Sezione a tutto spessore del muscolo anconeo la cui porzione prossimale (*A*) viene dislocata posteriormente verso la linea mediana. Artrotomia longitudinale della omero-radiale: la sezione a tutto spessore viene estesa alle fibre muscolari del corto supinatore (*SB*). Sono evidenti i rapporti inserzionali di queste ultime (*punte di freccia bianche*) con il piano capsulare ed il legamento anulare (il cui margine prossimale è trazionato dalla pinza). *C*, capitulum humeri; *R*, capitello radiale; *Ec*, epicondilo

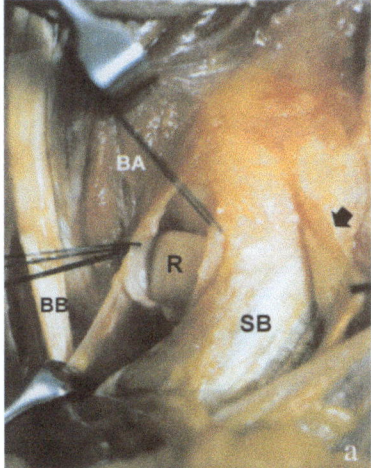
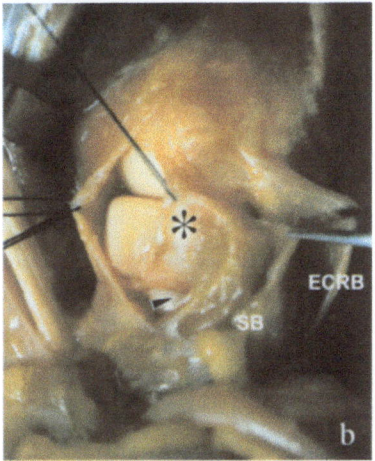
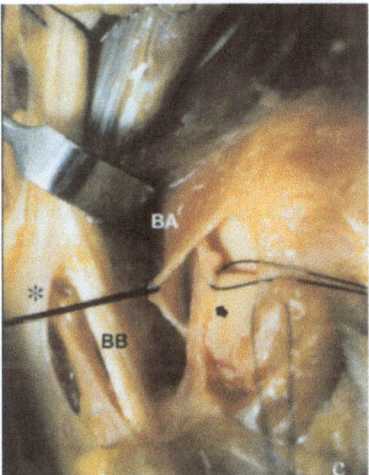

Fig. 5a-c. *Anatomia osteoarticolare: gomito sinistro, cadavere fresco, dissezione anatomica.* **a** Aspetto anterolaterale: il muscolo breve supinatore (*SB*), nella sua componente obliqua, avvolge l'estremo prossimale del radio, come chiaramente risulta in questa veduta colta in pronazione. L'artrotomia longitudinale anteriore espone il capitello radiale (*R*). L'aponeurosi di inserzione prossimale degli estensori radiali del carpo è trazionata all'esterno (*freccia*). Le fibre del brachiale anteriore (*BA*), trazionate dal divaricatore, risultano aderenti al piano capsulare anteriore. *BB*, tendine del bicipite brachiale. **b** La trazione del lembo capsulare esterno (*asterisco*) verso la linea mediana unitamente al ritorno in supinazione evidenzia gli stretti rapporti della componente obliqua del breve supinatore (*SB*): il margine prossimale del supinatore breve si confonde praticamente con il margine distale del legamento anulare (*punta di freccia*). L'estensore radiale lungo del carpo è stato rimosso scoprendo l'inserzione sull'epicondilo dell'estensore radiale breve del carpo (extensor carpi radialis brevis, *ECRB*). **c** La trazione del lembo capsulare interno (*freccia*) verso l'esterno evidenzia gli stretti rapporti delle fibre muscolari del brachiale anteriore (*BA*) con il piano capsulare, dal quale queste ultime possono essere scollate, non senza artificio. L'*asterisco* indica il lacerto fibroso. *BB*, tendine del bicipite brachiale

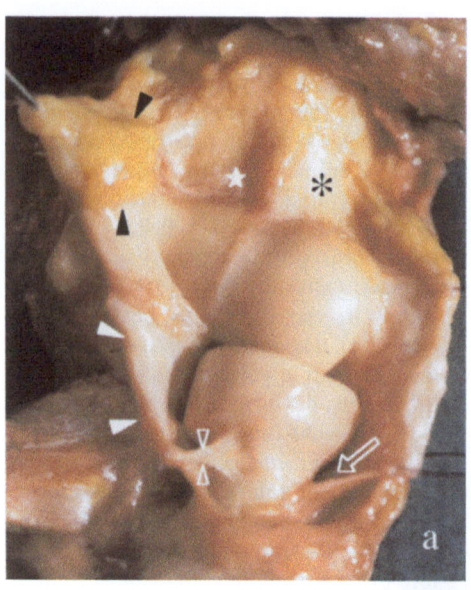

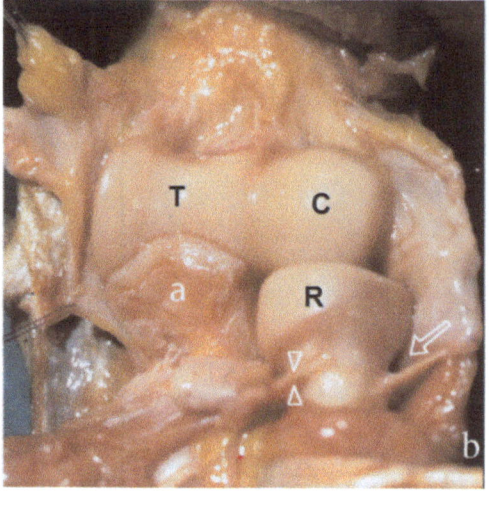

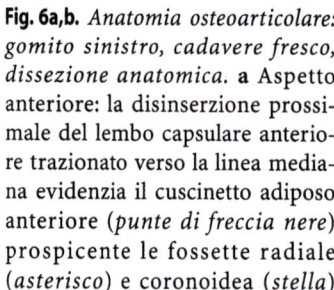

Fig. 6a,b. *Anatomia osteoarticolare: gomito sinistro, cadavere fresco, dissezione anatomica.* **a** Aspetto anteriore: la disinserzione prossimale del lembo capsulare anteriore trazionato verso la linea mediana evidenzia il cuscinetto adiposo anteriore (*punte di freccia nere*) prospicente le fossette radiale (*asterisco*) e coronoidea (*stella*) dell'omero. Si noti l'ispessimento capsulare corrispondente al legamento anulare (*punte di freccia bianche*). Le punte di freccia bianche vuote indicano il margine anteriore del legamento quadrato di Dénucé, che costituisce un rinforzo del recesso pericefalico (*freccia bianca vuota*), appena distalmente alla fossetta sigmoidea dell'ulna. **b** L'ulteriore fase di dissezione evidenzia in maggior dettaglio tali strutture (*punte di freccia bianche vuote*: legamento di Dénucé: freccia bianca vuota: recesso pericefalico) ed espone completamente il versante articolare anteriore: si noti la particolare conformazione della circumferentia articularis del capitello radiale (*R*). *C*, capitulum humeri, e prossimalmente ad esso la fossetta radiale o condiloidea dell'omero; *T*, troclea omerale, e prossimalmente ad essa la fossetta coronoide; *a*, apofisi coronoide, privata in buona parte delle inserzioni del brachiale anteriore

Complesso epicondiloideo: anatomia generale ed elementi di stabilizzazione articolare

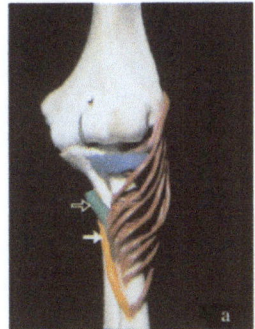
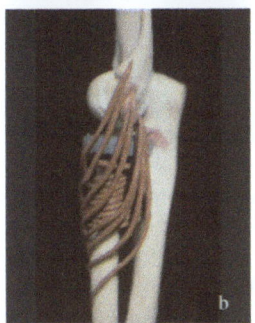
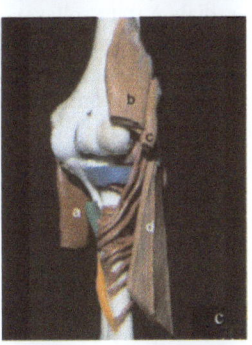
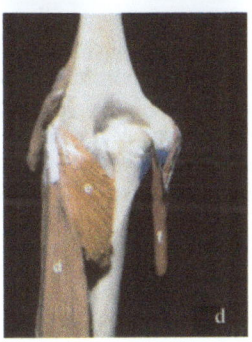

Fig. 7a-d. Ricostruzione in cera sullo scheletro delle formazioni muscolari e ligamentose che maggiormente concorrono alla stabilità articolare. **a** Aspetto antero-esterno: sono rappresentati i fasci obliqui e trasversi del muscolo supinatore breve, il ligamento anulare del radio, il tendine del bicipite brachiale (*freccia bianca vuota*), e appena distalmente ad esso la corda obliqua di Weitbrecht (*freccia bianca piena*). **b** Aspetto laterale: si apprezza il fascio posteriore del legamento collaterale esterno (in rosa), che offre inserzione a parte dei fasci obliqui del supinatore, i quali costituiscono così un muscolo tensore del legamento omero-ulnare posteriore. Per semplicità didattica, la restante parte del legamento collaterale esterno, peraltro assai variabile, non è qui rappresentata. **c** Aspetto antero-esterno: sono stati aggiunti, rispetto alla figura precedente, i muscoli flessore ulnare del carpo (*a*), brachio-radiale (*b*), estensore radiale lungo del carpo (*c*), il gruppo degli epicondiloidei (*d*): estensore radiale breve del carpo, estensore comune delle dita ed estensore proprio del quinto dito, estensore ulnare del carpo. Sia il muscolo brachio-radiale che l'estensore radiale lungo sono da considerarsi, in virtù della loro inserzione prossimale, muscoli metafisari, non strettamente epicondiloidei. Nel complesso, comunque, i gruppi muscolari sopra descritti, non costituiscono semplicemente dei mezzi di stabilizzazione dinamica, ma grazie alle inserzioni ossee dei loro setti intermuscolari ed alla continuità anatomica di questi con il setto intermuscolare laterale del braccio, fungono anche da sistemi di stabilizzazione passiva, la cui tensione è oltretutto modulata dalle inserzioni muscolari sui setti. Il tutto realizza un sistema muscolo-ligamentoso estremamente elastico e versatile, adatto ad una articolazione come quella del gomito, che deve conservare ben due gradi di libertà. Analoga considerazione va fatta per i muscoli epitrocleari (confronta Figg.10-12). **d** Aspetto posteriore: sono evidenti il muscolo anconeo (*e*), il gruppo degli epicondiloidei (*d*), e medialmente, il flessore ulnare del carpo (*f*) con i suoi due capi, fra i quali si intravede il fascio omero-ulnare posteriore del legamento collaterale mediale (*frecce*). Il muscolo anconeo, in altri primati destinato al controllo della pronazione dell'ulna, nell'uomo sembra svolgere una importante funzione stabilizzante

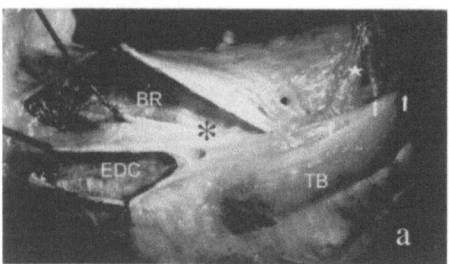
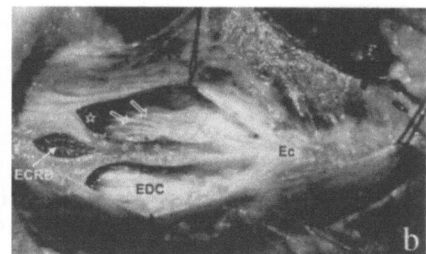
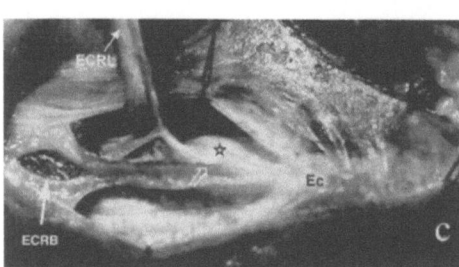
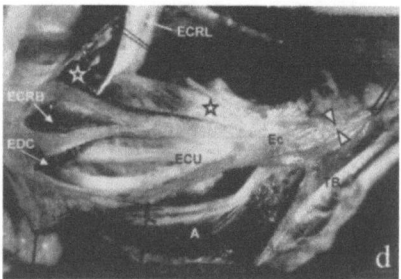

Fig. 8a-d. *Complesso epicondiloideo: gomito sn, cadavere fresco, dissezione anatomica.* **a** È ben evidente la confluenza (*asterisco*) del setto intermuscolare laterale (trazionato verso l'esterno - *frecce bianche*) e della fascia del tricipite (*TB*) con la fascia degli epicondiloidei. In quest'ultima sono state eseguite delle incisioni longitudinali per mostrare le logge dell'estensore comune delle dita (*EDC*) e del brachio-radiale (*BR*). La *stella* indica i fasci inferiori del bicipite brachiale. **b** La fascia del muscolo brachio-radiale è stata sollevata per consentire di visualizzare la loggia muscolare svuotata del muscolo del quale rimane solo la porzione distale (*stella*). È visibile la fascia del muscolo estensore radiale lungo del carpo (*frecce bianche vuote*), profondamente al brachio-radiale. Un'ulteriore incisione evidenzia le carni dell'estensore radiale breve (*ECRB*) che origina dal setto fra brachio-radiale ed *EDC* (*asterischi*). *Ec*, epicondilo. **c** La fascia del muscolo *ECRL* è stata sezionata ed il muscolo stesso disinserito prossimalmente dalla sua inserzione omerale e più distalmente dalle connessioni con il tendine dell'*ECRB* - cosiddetto "tendine congiunto"- (*freccia bianca vuota*), e quindi trazionato verso l'alto. Profondamente ad esso appare la fascia che lo separa dal breve supinatore ed in trasparenza le fibre dello stesso supinatore (*stella*). *Ec*, epicondilo. **d** Il margine libero prossimale della componente obliqua del breve supinatore (*stella nera vuota*) è sollevato mediante un filo di trazione, rendendo più evidente l'andamento delle fibre. Il muscolo *ECRL* rimale sollevato nella sua componente tendinea. La loggia dell'*ECRB* è stata ampliata mostrando come la componente tendinea prossimale funga da setto fra *ECRL* ed il complesso dei muscoli epicondiloidei. La *stella bianca vuota* indica la porzione residua distale del ventre muscolare del brachio-radiale. La loggia muscolare dell'*EDC* è stata ulteriormente incisa e parzialmente svuotata delle componenti muscolari per rendere maggiormente evidente il tendine dell'estensore ulnare del carpo (*ECU*). Posteriormente ad esso, ampiamente scoperto grazie alla generosa apertura della fascia, si nota il muscolo anconeo (anconeus *A*). *Ec*, epicondilo; *TB*, fascia del tricipite. Le punte di frecce bianche indicano il setto intermuscolare laterale

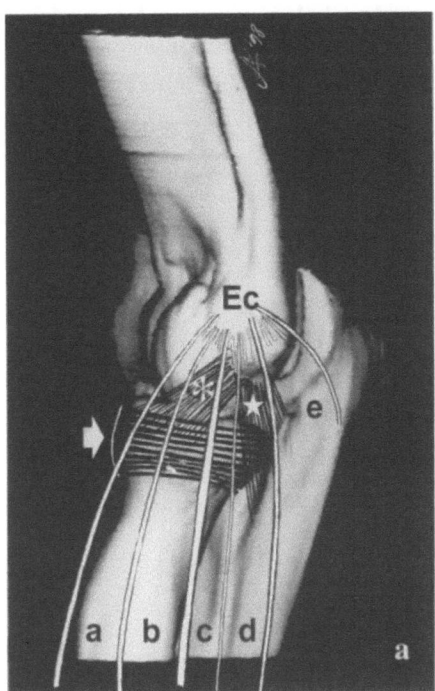 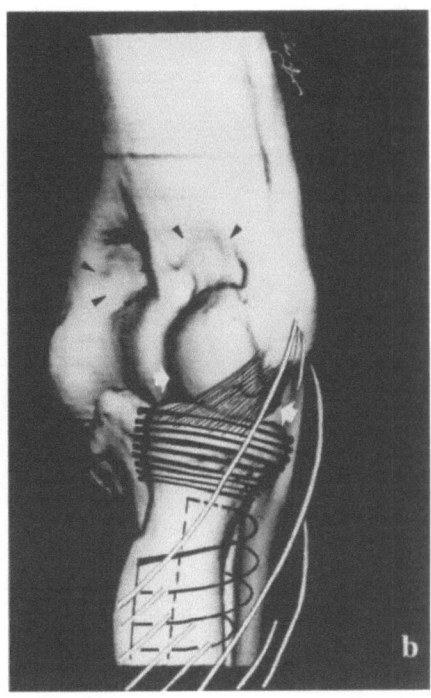

Fig. 9a,b. Schema del complesso ligamentoso epicondiloideo a partire da una sequenza TC tridimensionale di gomito. **a** Lo schema illustra il legamento collaterale esterno con il suo fascio anteriore (*asterisco*), che termina sul legamento anulare del radio (*freccia bianca*), e con il suo fascio posteriore (*stella*) che termina sulla cresta supinatoria. Sono altresì illustrati i setti intermuscolari della massa degli epicondiloidei, caratterizzati da un'unica unità inserzionale. *Ec*, epicondilo; *a*, estensore radiale breve del carpo; *b*, estensore comune delle dita; *c*, estensore proprio del quinto dito; *d*, estensore ulnare del carpo; *e* loggia dell'anconeo, la cui inserzione sull'omero appare separabile da quella degli altri epicondiloidei, identificando in tal modo un accesso diretto all'articolazione radio-omerale (Fig. 4).
b Lo schema mostra, profondamente agli epicondiloidei, il breve supinatore, nei suoi due fasci costitutivi (delineati in bianco per la componente obliqua, ed in nero per la componente trasversa), ed i suoi rapporti con il legamento anulare ed il legamento collaterale esterno. È bene evidente l'angolo di inclinazione del condilo omerale (*frecce bianche*), rispetto all'asse dell'omero. Le *punte di freccia nere* indicano la fossetta coronoidea e quella radiale

Complesso epitrocleare: anatomia generale ed elementi di stabilizzazione articolare

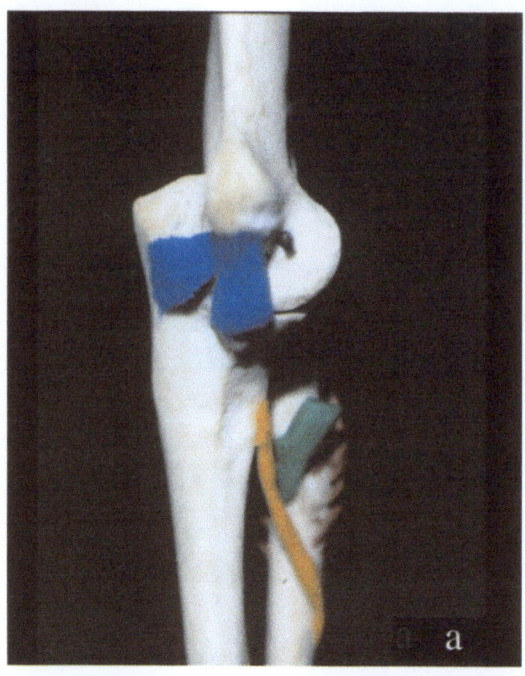

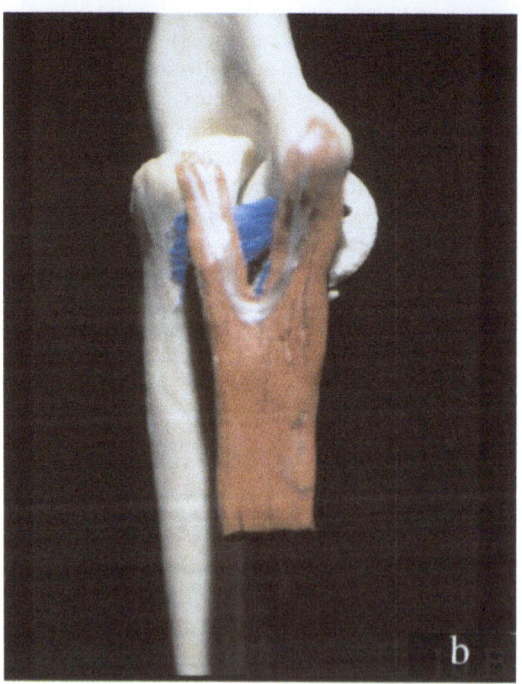

Fig. 10a,b. *Ricostruzione in cera sullo scheletro delle formazioni muscolari e legamentose che maggiormente concorrono alla stabilità articolare.* **a** Aspetto postero-mediale. Sono rappresentati i due fasci del ligamento collaterale interno, che prendono origine dalla superfice inferiore dell'epitroclea e si inseriscono sull'olecrano (il fascio posteriore) e sull'apofisi coronoidea (il fascio anteriore). **b** Sono evidenziate le inserzioni muscolari del flessore ulnare del carpo

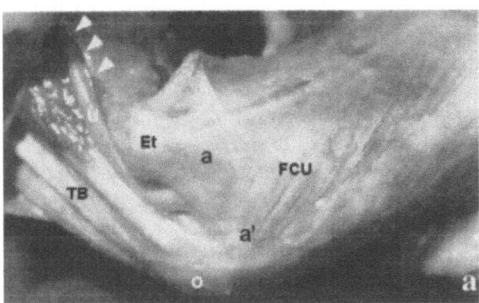
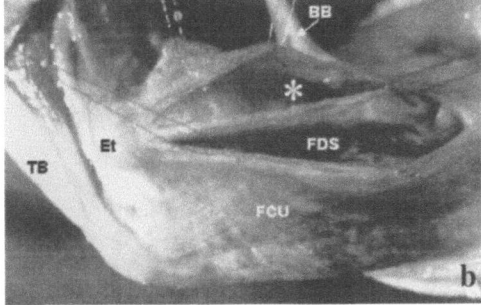
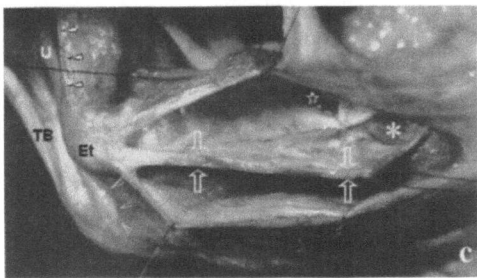
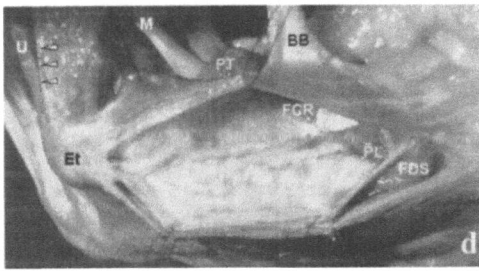

Fig. 11a-d. *Complesso epitrocleare: gomito sinistro, cadavere fresco, dissezione anatomica.* **a** Aspetto postero-mediale: Si noti la convergenza a livello dell'epitroclea (*Et*) della fascia degli epitrocleari e del setto intermuscolare mediale (*punte di freccia bianche*). A ridosso di quest'ultimo, nella loggia posteriore, sono ben visibili il nervo ulnare (*U*) ed i fasci del muscolo tricipite (*TB*). Sono chiaramente evidenti il capo epitrocleare (*a*) ed il capo olecranico (*a'*) del flessore ulnare del carpo (*FCU*). *O*, olecrano. **b** La sezione longitudinale della fascia degli epitrocleari evidenzia la loggia del flessore radiale del carpo e del palmare lungo o piccolo palmare superiormente (*asterisco*), e del flessore superficiale delle dita (*FDS*) - capo epitrocleare, inferiormente, entrambe svuotate dei fasci muscolari. *BB*, tendine del muscolo bicipite; **c** *TB*, tricipite brachiale; *Et*, epitroclea; *FCU*, flessore ulnare del carpo. Trazionando verso il basso il setto intermuscolare (*frecce bianche vuote*) si apprezzano chiaramente, nella loggia superiore, i fasci muscolari residui del palmare lungo (*asterisco*) e del flessore radiale del carpo (*stella*). Le punte di freccia bianche vuote indicano l'arcata di Osborne, al di sotto della quale si impegna il nervo ulnare (*U*), parzialmente nascosto, prossimalmente all'epitroclea, dal setto intermuscolare mediale (*punte di freccia bianche*). **d** È ben evidente la convergenza dei setti degli epitrocleari verso l'epitroclea (*Et*), e medialmente ad essi la salienza del ventre del pronatore rotondo - pronator teres (*PT*), il setto intermuscolare mediale (*punte di freccia bianche*). *U*, nervo ulnare; *M*, nervo mediano. *FDS*, flessore superficiale delle dita (flexor digitorum superficialis); *FCR*, flexor carpi radialis; *BB*, bicipite brachiale; *PL*, palmare lungo

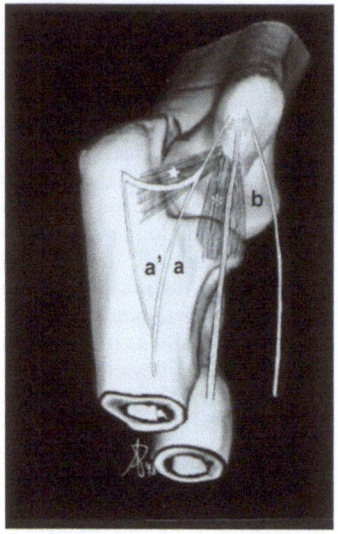

Fig. 12. Schema del complesso legamentoso epitrocleare a partire da una sequenza TC tridimensionale di gomito. Sono evidenziati i setti intermuscolari del flessore ulnare del carpo, capo epitrocleare (*a*), capo olecranico (*a'*), ed il flessore superficiale delle dita (*b*). Si noti in particolare il rapporto che quest'ultimo setto intermuscolare presenta con il fascio anteriore (asterisco) del legamento collaterale interno. La stella indica il fascio posteriore dello stesso legamento. Appare evidente l'inserzione prossimale dei ligamenti collaterali sulla superfice inferiore dell'epitroclea

Elementi di anatomia topografica del gomito

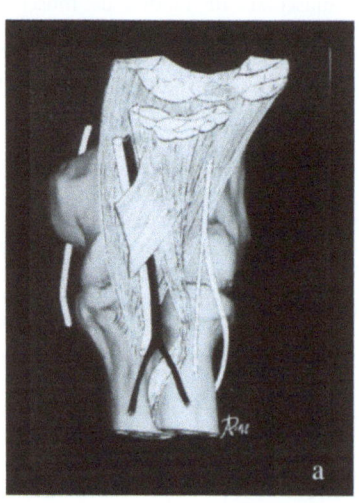
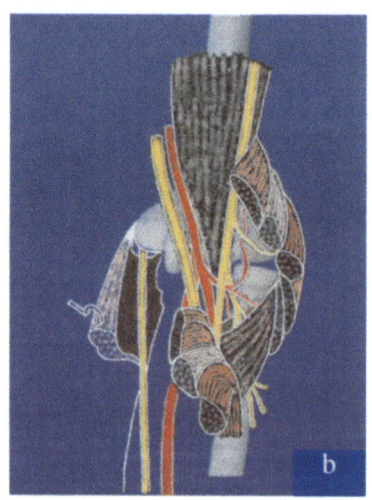

Fig. 13a,b. *Rappresentazione schematica dei fasci neurovascolari a livello del gomito: aspetto anteriore.* **a** Schema su immagine TC tridimensionale. **b** Ricostruzione schematica su scheletro privato dell'ulna per maggiore chiarezza iconografica. La presenza di un gruppo muscolare anteriore-mediano rappresentato dal brachiale anteriore e dal bicipite delimita nel braccio due docce longitudinali, una mediale e l'altra laterale, definite entrambe posteriormente dai rispettivi setti intermuscolari. Procedendo in senso distale l'assottigliamento del gruppo muscolare anteriore condiziona la deviazione delle docce verso la linea mediana; a livello della plica di flessione del gomito le docce sono delimitate anche dai gruppi muscolari epitrocleari internamente ed epicondiloidei esternamente. Nell'avambraccio poi, ciascun fascio neurovascolare (precedentemente contenuto nella rispettiva doccia) costituisce, superato il sistema anastomotico del gomito, un proprio asse satellite rispettivamente al radio ed all'ulna

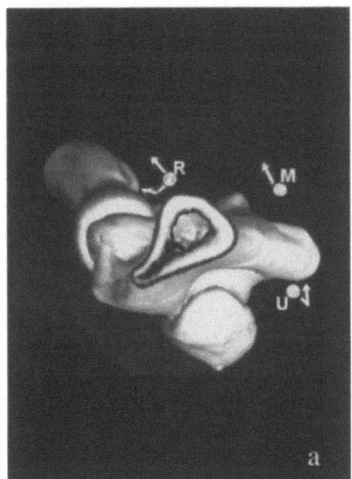
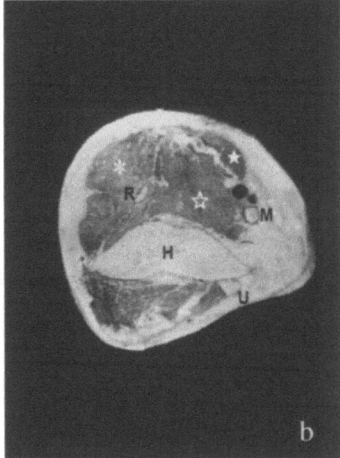
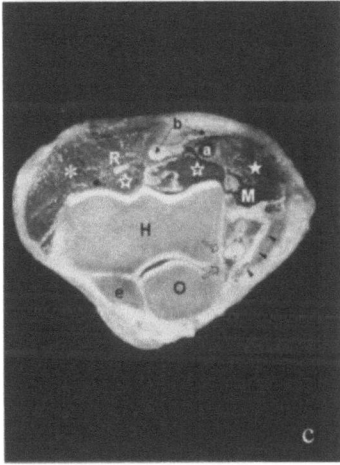

Fig. 14a-c. *Elementi di anatomia topografica.* **a** Schema da ricostruzione TC tridimensionale illustrante i rapporti tra i principali tronchi nervosi e lo scheletro - sezione trasversale: le frecce indicano la deviazione che assumerà ciascun tronco nervoso, procedendo distalmente, rispetto alle strutture scheletriche, configurandosi così un nuovo schema topografico. *M*, nervo mediano; *R*, nervo radiale; *U*, nervo ulnare. **b** Sezione trasversa al terzo distale del braccio prossimalmente all'apice olecranico. Gomito esteso, avambraccio in pronazione. Segmento inferiore della sezione. È evidente la disposizione dei fasci neurovascolari nelle rispettive docce. La *stella bianca vuota* indica il voluminoso gruppo muscolare mediano (bicipite e brachiale anteriore). L'*asterisco* indica il gruppo muscolare laterale (brachio-radiale, estensore radiale lungo ed epicondiloidei). La *stella bianca piena* indica il gruppo muscolare mediale (epitrocleari), in iniziale organizzazione. *H*, paletta omerale; *M*, nervo mediano con arteria e vena brachiali; *R*, nervo radiale alla sua biforcazione nei due rami superficiale e profondo; *U*, nervo ulnare. **c** Sezione trasversa distalmente all'epitroclea interessante il piano articolare del gomito. Le *stelline bianche vuote* indicano il gruppo muscolare mediano del quale restano le carni del brachiale anteriore, strettamente aderenti al piano capsulare. Più ventralmente è evidente il tendine del bicipite brachiale con il lacerto fibroso (*b - frecce nere*), sotto il quale si cela l'arteria brachiale (*a*), superficializzata in pronazione. L'*asterisco* indica il gruppo muscolare laterale con il brachio-radiale che ricopre il nervo radiale (*R*), a sua volta adagiato sul brachiale anteriore dato l'atteggiamento in pronazione dell'avambraccio. La *stella bianca piena* indica il gruppo muscolare mediale degli epitrocleari, che ricopre il nervo mediano (*M*). Le *punte di freccia* indicano il legamento epitrocleo-olecranico, al di sotto del quale si nota il nervo ulnare adagiato a sua volta sul ligamento collaterale mediale (*frecce vuote*). *e*, anconeo; *O*, olecrano; *H*, omero

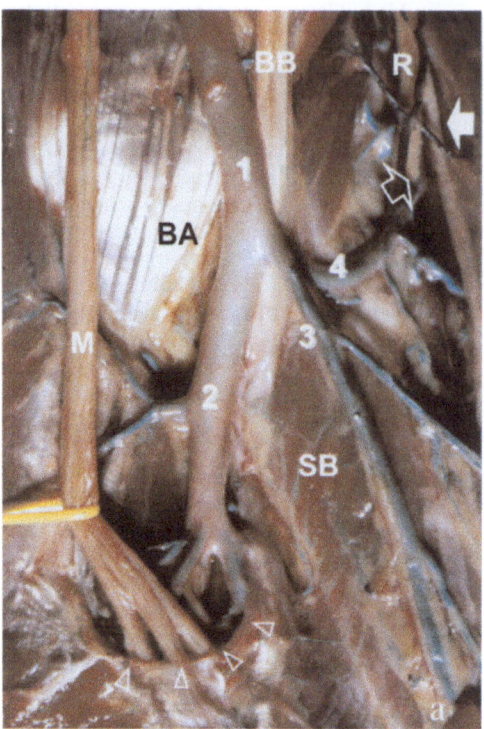
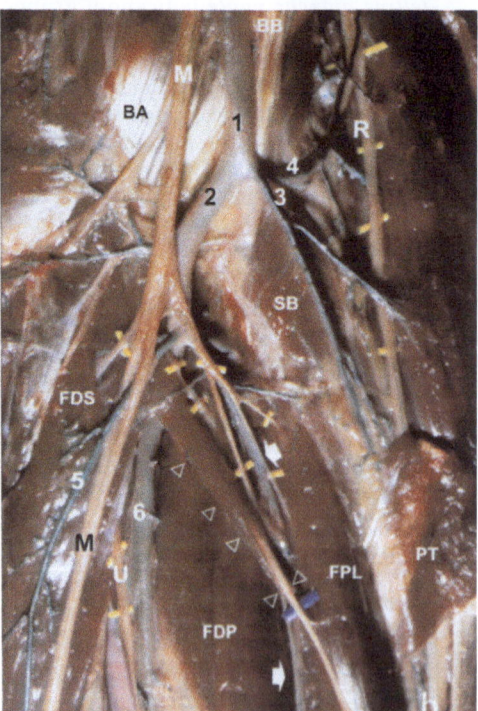

Fig.15a,b. *Dissezione anatomica della superfice volare del gomito (cadavere fresco, arto superiore sinistro precedentemente iniettato a livello dell'arteria ascellare con latex colorato).* **a** *BA*, brachiale anteriore; *BB*, tendine del bicipite brachiale; *SB*, breve supinatore; arcata del flessore superficiale delle dita (*punte di freccia bianche*); *1*, arteria omerale; *2*, tronco cubito-interosseo; *3*, arteria radiale; *4*, arteria ricorrente radiale anteriore; *M*, nervo mediano; *R*, nervo radiale che si divide nel suo ramo superficiale (*freccia bianca piena*), ed in quello profondo (*freccia bianca vuota*). **b** Fase di ulteriore dissezione: il pronatore rotondo (*PT*), è stato sezionato e ribaltato lateralmente. Il mazzo dei flessori superficiali delle dita (*FDS*) è stato ribaltato medialmente, consentendo di evidenziare il nervo mediano (*M*), perforato in questo caso dall'arteria mediana (*5*). *1*, arteria omerale; *2*, tronco cubito-interosseo; *3*, arteria radiale; *4*, arteria ricorrente radiale anteriore; *6*, arteria ulnare che si appresta a congiungersi al nervo ulnare (*U*) per costituire il fascio neuro-vascolare omonimo; *R*, nervo radiale, ramo anteriore sensitivo; *FPL*, flessore lungo del pollice, flexor pollicis longus. Le *punte di freccia bianche* indicano un fascio accessorio del FPL che intercetta obliquamente il fascio interosseo anteriore (*frecce bianche piene*); *FDP*, flessore profondo delle dita, flexor digitorum profundus. Fra questi due ultimi muscoli si interpone il fascio interosseo anteriore

Letture consigliate

Bouchet A, Cuilleret J (1982) Anatomia. Topografica, descrittiva e funzionale. Arto superiore. Verducci, Roma
Chiarugi G, Bucciante L (1973) Istituzioni di anatomia dell'uomo. 10ª edizione. Vallardi, Milano
Pagliei A, Tulli A, Taccardo G e coll (1998) Elementi di anatomia del gomito. In: Resnick D, Niwayama G (Eds) La patologia non traumatica del gomito. Monografia S.I.C.M., Vol 3. Mattioli, Fidenza, pp 9-23
Resnick D, Niwayama G (1985) Anatomia delle singole articolazioni. In: Resnick D, Niwayama G (Eds) Patologia e diagnostica dell'apparato locomotore, Vol I, Verduci, Roma, pp 63-70
Testut L (1942) Anatomia umana. UTET, Torino
Von Lanz T, Wachsmuth W (1973) Anatomia pratica. Arto superiore, Vol 1. Piccin Editore, Padova

Il posizionamento del paziente sul letto operatorio nelle artroscopie di gomito

R. D'ANCHISE, M. ANDREATA, N. MANTA

La tecnica artroscopica negli ultimi anni è stata progressivamente sempre più utilizzata per la diagnosi e il trattamento di patologie in articolazioni anche di dimensioni ridotte, come il gomito.

L'artroscopia di gomito è infatti una tecnica per la diagnosi ed il trattamento delle patologie di questa articolazione che negli ultimi anni ha assunto un ruolo sempre più rilevante. Le prime procedure artroscopiche per il gomito furono descritte da Watanabe [1] per patologie della membrana sinoviale.

Da allora le indicazioni per l'utilizzo di questa tecnica si sono sempre più ampliate.

Indicazioni chirurgiche

L'artroscopia di gomito è sicuramente una tecnica che offre molti vantaggi rispetto alla chirurgia a cielo aperto per quanto concerne la minore invasività, la migliore visione endoarticolare, il minor dolore post operatorio e la più veloce ripresa della funzionalità. Come in tutte le articolazioni in cui è stata utilizzata, il ruolo dell'artroscopia è stato inizialmente diagnostico, ruolo ancora essenziale nonostante l'affinamento delle altre metodiche (TAC, RMN...).

Le indicazioni chirurgiche all'artroscopia di gomito si sono sempre più ampliate [2-5]:
- Asportazione di corpi mobili negli esiti di patologie traumatiche, nelle osteocondriti dissecanti, nelle osteocondromatosi.
- Artrolisi, in tutte le forma di rigidità articolare soprattutto post-traumatiche.

Unità Operativa di Chirurgia Artroscopica e Chirurgia del Ginocchio, Istituto Ortopedico R. Galeazzi, Milano

- Trattamento delle osteocondriti dissecanti con la possibilità di reinfissione della pastiglia osteocondrale o di trattamento del danno cartilagineo residuo.
- Regolarizzazione di osteofiti in esiti di traumi.
- L'artroscopia di gomito occupa anche un posto importante nel trattamento di patologie reumatiche come l'artrite reumatoide e le patologie della membrana sinoviale come la sinovite villonodulare. In questi casi la biopsia sinoviale condotta per via artroscopica può aiutare a confermare una diagnosi, mentre la sinovialectomia artoscopica può diventare il trattamento di scelta laddove la terapia medica abbia fallito.
- Più recentemente sono state messe a punto tecniche per il controllo artroscopico di interventi di riduzione e sintesi di fratture del gomito.

L'artroscopia di gomito è una tecnica non semplice, che richiede una lunga curva di apprendimento. È importante avere un'approfondita conoscenza dell'anatomia della regione e delle sue strutture vascolo-nervose, dei punti di ingresso e delle patologie che possono essere trattate [4-8]. Non è di secondaria importanza la scelta della posizione del paziente al fine di avere la migliore visione e di ottimizzare gli ingressi in base alla patologia da trattare.

La tecnica

L'artroscopia di gomito viene normalmente effettuata in anestesia generale o in anestesia loco regionale plessica. Alcuni autori utilizzano un'anestesia locale o venosa retrograda. Riteniamo che l'anestesia locale (come per l'artroscopia in altre articolazioni) sia insufficiente anche per procedure di tipo diagnostico. È essenziale che il paziente abbia un controllo completo del dolore ed un completo rilasciamento muscolare. La preparazione del campo operatorio è simile a tutte le altre procedure chirurgiche; di norma viene usato il laccio pneumoischemico anche se spesso l'utilizzo della pompa permette di poter evitare l'uso del laccio.

Dal punto di vista dell'anatomia artroscopica il gomito viene diviso in due comparti: anteriore e posteriore e le strutture principali da considerare nella preparazione degli ingressi artroscopici sono l'arteria radiale, il nervo ulnare, il nervo radiale, i nervi cutanei laterale-mediale e posteriore dell'avambraccio.

L'ispezione del comparto anteriore permette la visualizzazione della capsula anteriore del gomito, del capitello radiale, del processo coronoideo e della parte anteriore della paletta omerale. Il comparto anteriore viene visualizzato principalmente dall'ingresso antero-mediale (o ulnare) e antero laterale (o radiale).

Il portale antero-laterale ha come punti di repere il punto situato 1 cm anteriore all'epicondilo ed immediatamente superiore e leggermente anteriore al capitello radiale, che può essere facilmente identificato attraverso la palpazione mentre si prono-supina il polso. È conveniente distendere preventivamente l'articolazione iniettando fisiologica. Attraverso il portale antero laterale può essere visionata la membrana sinoviale, la superficie articolare della troclea con la parte distale della paletta omerale ed il processo coronoideo dell'ulna mentre con difficoltà si evidenzia l'articolazione radio omerale. Il capitello radiale ed il processo coronoideo vengono comunque visualizzati nella maniera ottimale attraverso il portale antero mediale che si trova in un punto 2 cm distale e anteriore all'epicondilo mediale. Il capitello radiale viene facilmente identificato attraverso la prono-supinazione. Questo ingresso si trova a circa 6 mm dall'arteria brachiale e dal nervo mediano, tuttavia la distensione capsulare allontana ulteriormente queste strutture.

Ingressi aggiuntivi per il comparto anteriore sono il portale laterale diretto ed il portale prossimale mediale. Essi vengono utilizzati per la visione della porzione anteriore dell'articolazione e quindi della troclea, del condilo mediale, della coronoide, del capitello radiale. Il portale laterale diretto si trova al centro di un'area triangolare delimitata dall'epicondilo, il capitello radiale e l'apice dell'olecrano (a gomito flesso 90°). Questo punto viene spesso utilizzato per la distensione iniziale dell'articolazione. Muovendo opportunamente l'ottica è possibile spostarsi nel comparto posteriore.

Il portale prossimale mediale (poco usato per l'eccessiva vicinanza del nervo ulnare) è collocato 2 cm prossimalmente all'epicondilo mediale ed immediatamente anteriore al setto intermuscolare mediale. Tramite il portale prossimo mediale è possibile visualizzare il capitello radiale e le sue superfici articolari, la troclea e il processo coronoideo [9].

Per l'ispezione del comparto posteriore vengono utilizzati gli ingressi postero laterale e posteriore diretto o trans tricipitale. Le strutture visibili attraverso il portale postero laterale e trans-tricipitale sono la fossa olecranica, la parte distale della paletta omerale e l'apice dell'olecrano. L'accesso postero laterale (quello più usato) viene individuato lateralmente alla fossa olecranica e lo strumento viene inserito da laterale a mediale puntando vesso la fossa olecranica stessa. Il portale posteriore diretto è trans-tricipitale ed è situato circa 3 cm prossimalmente all'apice dell'olecrano. Esso permette un'ottima visualizzazione delle strutture posteriori. Come già detto il portale laterale diretto può essere usato anche per visionare il comparto posteriore.

Per quanto riguarda la posizione del paziente sul lettino operatorio, esistono sostanzialmente due posizioni del paziente per l'esecuzione della procedura: quella supina e quella prona [3-7, 9-11].

Per le caratteristiche anatomiche del gomito non vi è indicazione alla distrazione dell'articolazione, mentre è importante, in relazione alla posizione del paziente, l'eventuale sistema di sospensione dell'arto. La posizione supina è stata quella usata per le prime artroscopie di gomito, essa richiede normalmente la sospensione dell'arto con dispositivi di trazione (si può utilizzare il distrattore di spalla); tutto ciò limita i movimenti di flesso-estensione mentre la prono-supinazione è facilmente eseguibile. Il paziente viene posizionato con la scapola presso il bordo del letto, la spalla abdotta di 90° ed il gomito flesso a 90 ° con l'avambraccio sospeso ad un sistema a trazione cutanea (Fig. 1).

Questa posizione presenta il vantaggio di poter operare senza un assistente e di avere un facile accesso sia al portale mediale che a quello laterale. Vi è inoltre il vantaggio anestesiologico di non dovere girare il paziente dopo l'intubazione nelle anestesie generali ed è comunque una posizione più confortevole per il paziente con anestesia loco regionale. Infine con questa posizione è più immediata, per l'operatore, l'anatomia della regione anteriore del gomito. Il sistema a sospensione che viene spesso usato ha tuttavia l'inconveniente di avere un gomito "altalenante" e ciò può disturbare il chirurgo che opera da solo. In alternativa il braccio può essere appoggiato ad un supporto mentre un assistente sorregge l'avambraccio (ciò consente la flesso-estensione durante l'intervento).

L'operatore e l'assistente si posizionano dal lato del gomito da operare mentre il set televisivo viene posto dalla parte opposta (Fig. 2). Questa posizione permette un'ottima visualizzazione del comparto anteriore a patto che il gomito rimanga flesso a 90° al fine di avere la minima tensione sulle strutture neurovascolari della fossa ante cubitale.

Come già precedentemente accennato, utilizzando questa posizione gli ingressi più comunemente usati sono quello antero-laterale e antero-mediale

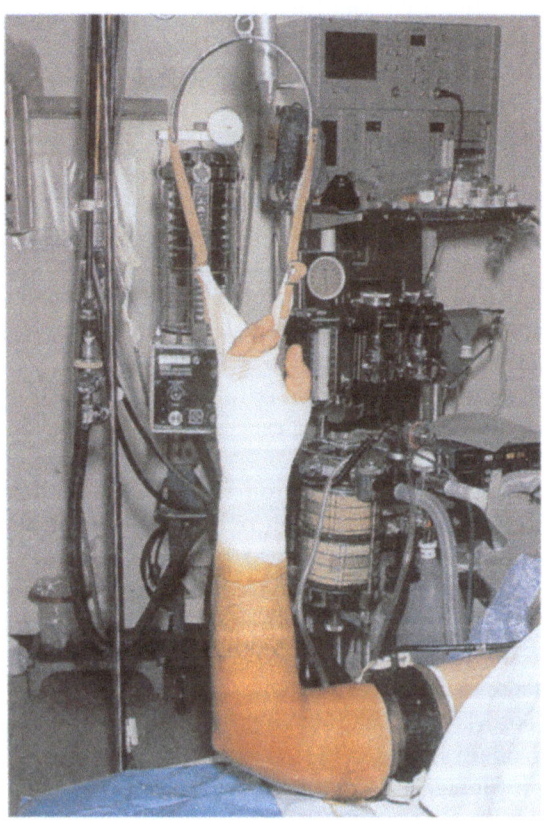

Fig. 1. Posizionamento supino del paziente con sistema di sospensione per l'arto

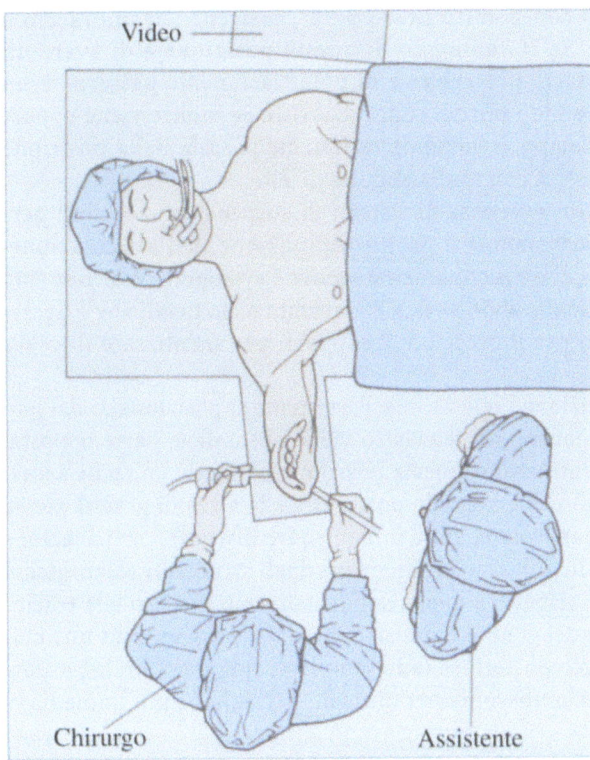

Fig. 2. Posizionamento degli operatori rispetto al paziente e al video

per la visualizzazione delle strutture anteriori: la membrana sinoviale, il capitello radiale e l'articolazione radio omerale, la coronoide e la troclea omerale. Il capitello radiale ed il processo coronoideo vengono visualizzati nella maniera ottimale attraverso il portale antero-mediale. Utilizzando il portale antero-laterale bisogna porre attenzione ai nervi cutanei laterale e posteriore dell'avambraccio, mentre il nervo radiale è, a capsula distesa, a più di un centimetro di distanza. Utilizzando il portale antero mediale bisoogna porre attenzione al nervo cutaneo mediale dell'avambraccio. Tramite questi portali in questa posizione è possibile eseguire sinovialectomie, rimozione di corpi mobili, resezione di osteofiti marginali, escissione del capitello radiale, artrolisi. Per quanto riguarda il comparto posteriore le strutture visibili attraverso il portale postero-laterale sono la fossa olecranica, la parte distale della paletta omerale e l'apice dell'olecrano. L'ispezione del comparto posteriore in questa posizione è tuttavia molto scomodo perché il chirurgo si trova ad operare in una posizione sfavorevole, dal basso verso l'alto, con l'anatomia del gomito "rovesciata" e con maggiore stravaso di fluidi.

Una variante della posizione supina sopra descritta è quella cosiddetta *over the chest* in cui la spalla è abdotta e anteposta di 90° mentre l'avambraccio è sospeso ad un supporto con gomito flesso a 90°, cosicché l'avambraccio è parallelo al torace (Fig. 3). Il vantaggio di questa posizione è di avere un migliore accesso al comparto posteriore e di poter facilmente passare da un comparto all'altro utilizzando i portali sopra descritti. Se inoltre viene opportunamente preparato il campo, è possibile facilmente passare dalla posizione *over the chest* a quella classica con spalla abdotta di 90°.

La posizione prona non necessita di sistemi di sospensione e quindi permette una facile flesso-estensione e prono-supinazione dell'articolazione. Necessita di un assistente che eventualmente muova l'avambraccio. Il paziente è posizionato prono con spalla abdotta di 90° e avambraccio pendente: è necessario quindi un supporto per il braccio e 2 supporti per stabilizzare il torace (Fig. 4).

Anche per questa posizione l'operatore e l'assistente si posizionano dal lato del gomito da operare mentre il set televisivo viene posto dalla parte opposta. Secondo gli autori che la utilizzano, questa posizione permette un facile accesso sia al comparto anteriore che a quello posteriore e la forza di gravità stessa associata al liquido endoarticolare, aiuta a mantenere distratta l'articolazione ed allontana le strutture neurovascolari anteriori dagli strumenti chirurgici. È una posizione più stabile rispetto a quella supina con arto sospeso alla trazione; l'estensione completa del gomito è più semplice ed il passaggio ad una chirurgia aperta del comparto posteriore (ad esempio se non è possibile l'asportazione di corpi mobili in artroscopia per difficoltà tecniche) è più immediato.

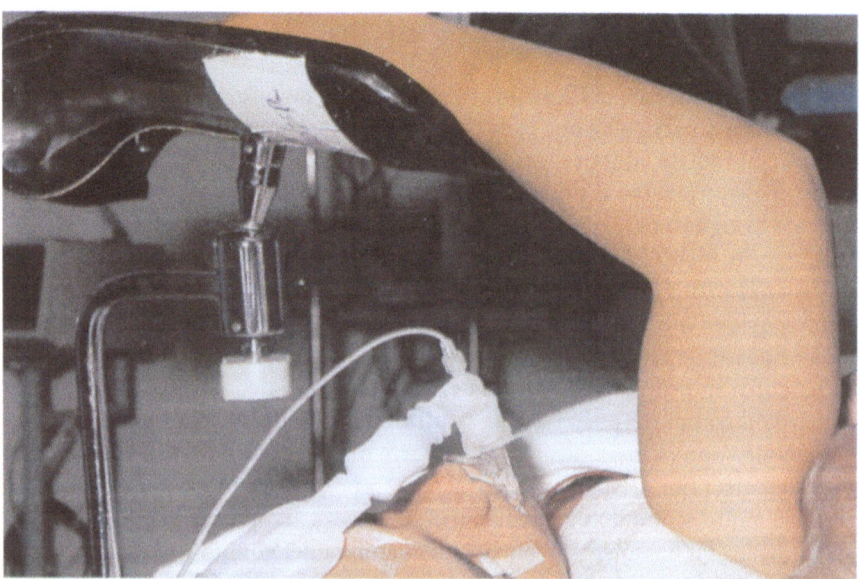

Fig. 3. Posizionamento "over the chest" dell'arto

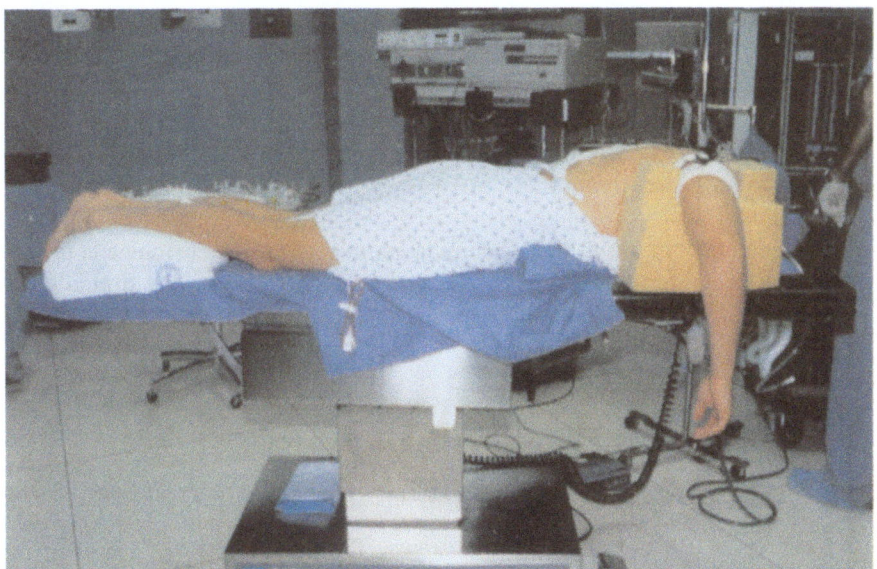

Fig. 4. Posizionamento prono del paziente

Il vantaggio comunque più evidente è il facile accesso alle strutture posteriori.

In questa posizione per la visualizzazione del comparto anteriore si utilizza il portale prossimale mediale (solitamente utilizzato per la telecamera) che presenta però il pericolo di una vicinanza eccessiva del nervo ulnare. Tramite il portale laterale diretto può essere visualizzato il comparto posteriore. Con l'utilizzo del portale trans-tricipitale è possibile eseguire la chirurgia di questo comparto. Utilizzando questi portali è possibile eseguire sinovialectomie, rimozione di corpi mobili, resezione di osteofiti marginali dalla fossa olecranica, artrolisi. Questa posizione sembra quindi offrire alcuni vantaggi per il trattamento delle patologie del comparto articolare posteriore. Per contro la visualizzazione del comparto anteriore è più indaginosa e l'ingresso prossimomediale è a rischio di interessamento del nervo ulnare.

È stata descritta infine la posizione in cui il paziente è in decubito laterale sul lato opposto a quello da operare, sostenuto da opportuni pressori anteriori e posteriori. L'arto da operare è sospeso con spalla abdotta di 90° e gomito flesso di 90°. Questa posizione avrebbe il vantaggio di una maggiore facilità di accesso al comparto posteriore ma viene usata raramente per la difficoltà nel posizionamento del paziente e perché non aggiunge reali vantaggi alle posizioni precedentemente descritte.

Conclusioni

Terminando possiamo quindi riassumere le posizioni possibili per l'artroscopia di gomito in:
- prona;
- supina senza sospensione;
- supina con sospensione;
- decubito laterale.

Le due posizioni più utilizzate sono la supina senza sospensione e la prona. Entrambe presentano vantaggi e svantaggi e la scelta fra le due dipende dal tipo di patologia da trattare e dall'esperienza del chirurgo.

Bibliografia

1. Watanabe M, Takeda S, Ikeuchi H (1979) Atlas of arthroscopy. Springer, Berlin Heidelberg New York
2. Andrews JR, Carson WG (1985) Arthroscopy of the elbow. Arthroscopy 1:97-107
3. Carson WG, Andrews JR (1982) Arthroscopy of the elbow. In: Zarin B (ed) Injury of the throwing arm. WB Saunders, Philadelphia, pp 221-227
4. Mc Ginty JB, Caspari RB, Jackson RW, Poheling GG (1996) Operative arthroscopy. Lippincott-Raven, Philadelphia New York
5. Parisien JS (1993) Techniques in therapeutic arthroscopy. Raven Press, New York
6. Whipple TL, Caspari RB (1986) Neurovascular anatomy and elbow arthroscopy: inherent risks. Arthroscopy 2:191-197
7. Poheling GG, Whipple TL, Sisco L (1989) Elbow arthroscopy: a new technique. Arthroscopy 5:222-224
8. Thomas MA, Fast A, Shapiro D (1987) Radial nerve damage as a complication of elbow arthroscopy. Clin Orthop 215:130-131
9. Lindelfen TN (1990) Medial approach in elbow arthroscopy. Am J Sports Med 18:413-417
10. Baker CL, Shalvoy RM (1991) The prone position for elbow arthroscopy. Clin Sports Med 10: 623-628
11. Guhl JF (1985) Arthroscopy and arthroscopic surgery of the elbow. Orthopedics 8:1290-1296

La diagnostica per immagini del gomito

C. Faletti, M. De Filippo, T. Robba

Lo studio per immagini del gomito rappresenta una "tappa" fondamentale nell'approccio diagnostico di tale articolazione. Ciascuna metodica presenta caratteristiche specifiche utili allo studio delle varie componenti ed è quindi importante formulare un iter diagnostico basato in primo luogo sul quesito clinico che deve essere il più mirato possibile.

La diagnostica per immagini del gomito è costituita in prima istanza dall'esame radiografico. Esso deve essere eseguito in modo corretto prevedendo i radiogrammi in proiezione antero-posteriore (AP) ad arto superiore esteso e in massima supinazione.

La proiezione laterale prevede un'angolazione dell'avambraccio di 90° rispetto al braccio, con arto sullo stesso piano e mano in posizione intermedia fra la pronazione e la supinazione [1, 2].

Tali semplici informazioni non sono sempre realizzabili per condizioni patologiche ed è quindi necessario, specie quando non si riesce ad ottenere la completa estensione, ricorrere a una doppia proiezione con obliquità del fascio radiante in modo che questo sia perpendicolare al braccio o all'avambraccio per avere una corretta rappresentazione del piano articolare [1, 2]. L'esistenza di proiezioni oblique deve essere tenuta sempre presente e l'applicazione è condizionata al miglioramento iconografico di aree di difficile individuazione o di alterazioni individuate all'esame standard.

L'esame ecografico del gomito è limitato allo studio delle strutture muscolo-tendinee periarticolari e trova quindi indicazione in particolari patologie inserzionali, ma è di saltuaria applicazione per la patologia endoarticolare.

La tomografia computerizzata (TC) spesso usata in passato seppur con notevoli difficoltà tecniche dovute alla particolare posizione e limitata dalla

---

Dipartimento di Diagnostica per Immagini, Azienda Ospedaliera C.T.O./C.R.F./ M. Adelaide, Torino visione in sola sezione assiale, trova oggi indicazione in alcune particolari patologie [3].

Recentemente grazie alla tecnica spirale e alla possibilità di eseguire delle ricostruzioni multiplanari specie con l'uso del contrasto endoarticolare può risultare utile nello studio della patologia osteocondrale.

L'esame di risonanza magnetica (RM) specie negli ultimi anni con i sistemi dedicati, se correttamente eseguito, si è rivelato di notevole utilità e in alcuni casi ha permesso l'identificazione di particolari patologie a volte non ben conosciute nella loro codificazione e nella loro espressione in immagine [4] sia a livello cartilagineo, sia a livello osseo e legamentoso. L'esame deve essere condotto nei tre piani ortogonali dello spazio con sequenza ad alto contrasto (T2 e FFE). In particolare si sono rivelate di estrema utilità le sequenze eseguite con la tecnica cosiddetta a soppressione del grasso che meglio individuano le aree reattive caratterizzate da produzione di edema e tessuto di granulazione.

Patologia traumatica

Le fratture di gomito sono ormai ben codificate sia come classificazione che come tecnica di acquisizione in radiologia tradizionale, sempre tenendo conto della corretta esecuzione specie quando la mancata estensione articolare deve prevedere radiogrammi mirati (Fig. 1) [1, 2, 5].

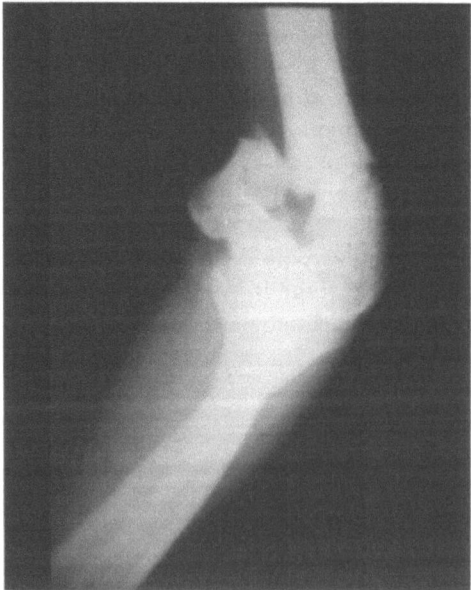

Fig. 1. Radiogramma antero-posteriore di gomito in parziale estensione eseguito in appoggio omerale: frattura pluriframmentaria della epifisi omerale distale

L'utilizzo di esami complementari è limitato per quanto riguarda la TC a casi di particolare difficoltà diagnostica quali ad esempio la valutazione dell'entità della scomposizione di una frattura pluriframmentaria del capitello radiale (Fig. 2) [6]. Per contro la RM può risultare utile in esiti di fratture anche di modesta entità, nel coinvolgimento delle strutture cartilaginee di rivestimento dei capi scheletrici, rappresentato da una fissurazione più o meno ampia della cartilagine corrispondente all'area di frattura (Fig. 3) [7].

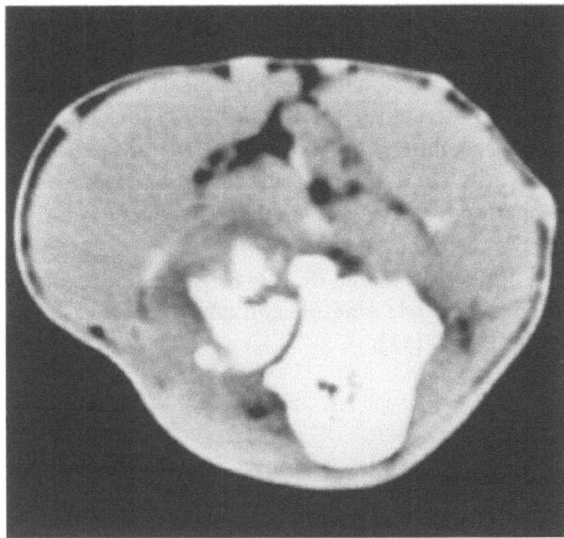

Fig. 2. Scansione assiale TC di gomito: frattura pluriframmentaria del capitello radiale

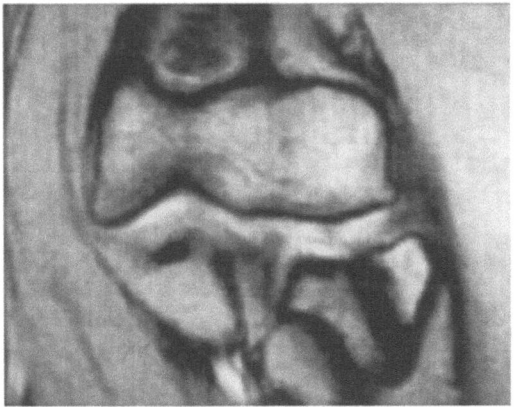

Fig. 3. Scansione coronale RM in gradient-echo: la frattura del capitello radiale raggiunge la corrispondente superficie cartilaginea

La patologia traumatica non è solo limitata al riconoscimento delle fratture scheletriche ma anche alla valutazione delle lesioni secondarie ad episodi di lussazione traumatica e soprattutto alla valutazione delle lesioni dovute a particolari sollecitazioni microtraumatiche collegate con la particolare morfologia anatomica del gomito e con la sua biomeccanica articolare. In particolare le strutture legamentose possono essere coinvolte a vari livelli e l'identificazione del danno articolare o la rappresentazione dell'instabilità secondaria deve necessariamente prevedere una documentazione in diagnostica per immagini.

Tralasciando l'esame funzionale, di solito eseguito con fluoroscopia [8], la cui funzione è soprattutto quella di documentare un'alterazione apprezzabile clinicamente, l'esame radiografico ci consente di sospettare la presenza di una alterazione di tali strutture legamentose solo quando è presente lungo il suo decorso o in sede inserzionale o pre-inserzionale una metaplasia ossicalcifica indice di lesione ad andamento cronicizzate [9], mentre la RM ha consentito di codificare in modo estremamente sensibile la presenza di alterazioni patologiche legamentose e in particolare a livello del gomito del fascio anteriore obliquo del legamento collaterale ulnare, più frequentemente coinvolto in tale tipo di alterazione [9-11]. Esso infatti è facilmente individuabile nel piano coronale con sequenze idonee (fat-sat) a dimostrare l'area di alterato segnale nel punto di lesione più frequente in sede inserzionale omerale con una tipica area focalizzata di iperintensità di segnale (Fig. 4) [12].

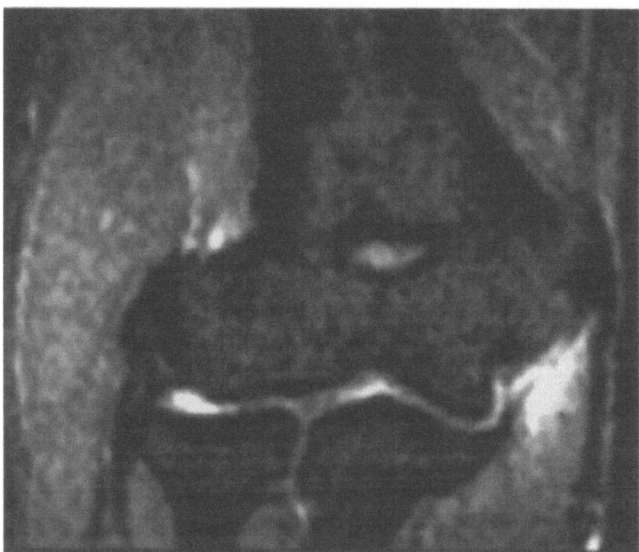

Fig. 4. Scansione coronale RM in fat-saturation: distacco dell'inserzione prossimale del legamento collaterale ulnare

Meno frequente e di più difficile studio sono le alterazioni che interessano l'inserzione ulnare di tale legamento. In questi casi è possibile esaminare il gomito sempre con RM ma associata all'uso del mezzo di contrasto (MDC) paramagnetico intra-articolare per dimostrare il tipico segno della T rovesciata, dovuto allo scollamento inserzionale del fascio profondo del legamento stesso [11].

Sul versante laterale la lesione legamentosa è più rara ma comunque di facile studio con RM [13]. Di solito essa si accompagna ad un interessamento anche della frangia sinoviale presente a tale livello con la caratteristica alterazione di segnale e associata a versamento articolare (Fig. 5).

Ancora inquadrabili nella patologia traumatica sono le lesioni da impatto dell'osso sottocorticale secondarie a contusioni ossee, presenti ad esempio nelle sollecitazioni articolari proprie di alcune attività sportive quali la ginnastica artistica specie in soggetti di giovane età. In queste patologie l'esame radiografico è sempre negativo mentre la RM, grazie alla sua sensibilità, è in grado di evidenziare le alterazioni di segnale con caratteristiche di iperintensità della spongiosa nella sede dell'impatto, di solito a livello del capitulum humeri (Fig. 6) [7].

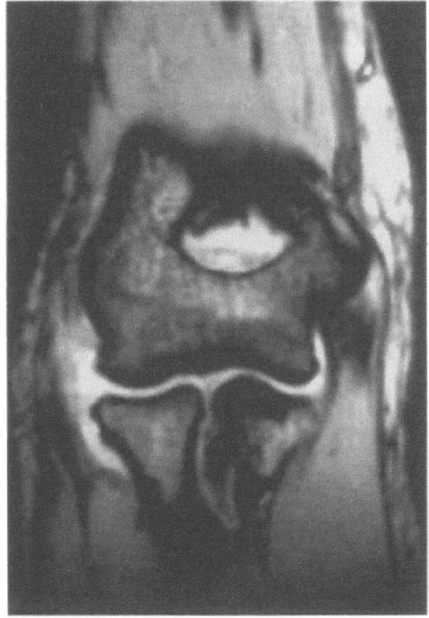

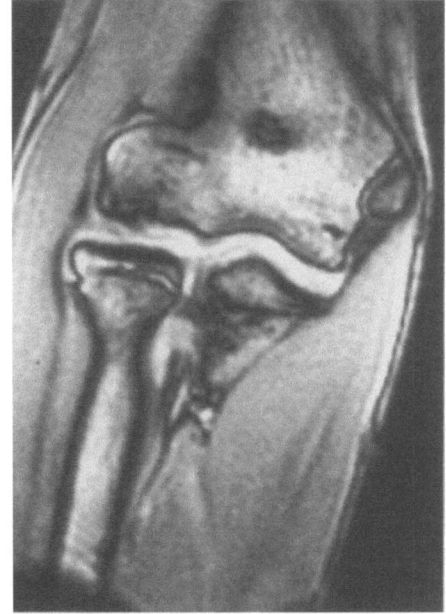

Fig. 5. Area di iperintensità per lesione del legamento collaterale radiale con interessamento della frangia sinoviale

Fig. 6. Scansione coronale RM in gradient-echo: ipointensità di segnale a livello del capitulum humeri per edema da impatto

Patologia osteocondrale

La patologia osteocondrale rappresenta un'evenienza non rara nell'articolazione del gomito [14]. L'esame radiografico è in grado di evidenziare tali alterazioni solo quando sia interessato l'osso sottocondrale con la classica rappresentazione di un'immagine di osteorarefazione, espressione dell'erosione ossea collegata alla patologia stessa. La nettezza dei margini con il sottile alone di sclerosi e l'aspetto di "nicchia" a partenza dal piano articolare sono elementi di certezza per questo tipo di diagnosi (Fig. 7) [3]. Ma se è necessario stabilire se tale lesione è stabile o se vi è un collegamento con lo spazio articolare attraverso una fissurazione più o meno ampia della cartilagine di rivestimento, l'esame di elezione è la RM che consente nei vari piani dello spazio e soprattutto in coronale, di apprezzare non solo la lesione nel contesto della struttura scheletrica ma anche la fissurazione, quando presente, della cartilagine (Fig. 8). Quando poi la lesione è limitata alla sola componente cartilaginea e la lesione scheletrica è estremamente limitata e ancora in fase iniziale, solo la sensibilità della metodica RM consente di individuare la sede e l'entità della lesione stessa in modo estremamente dettagliato [3]. Essa sarà rappresentata da un'alterazione del segnale della cartilagine ben evidente nelle sequenze ad alto contrasto

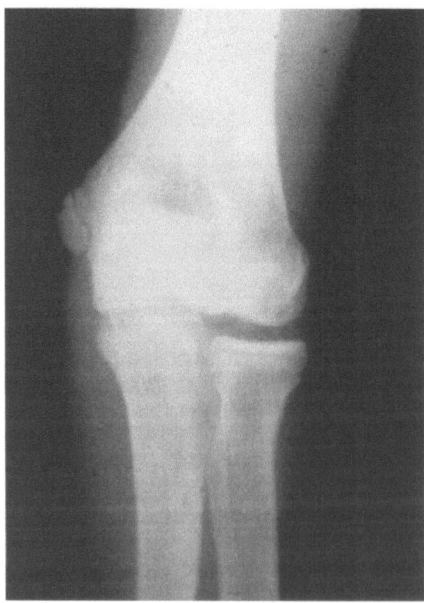

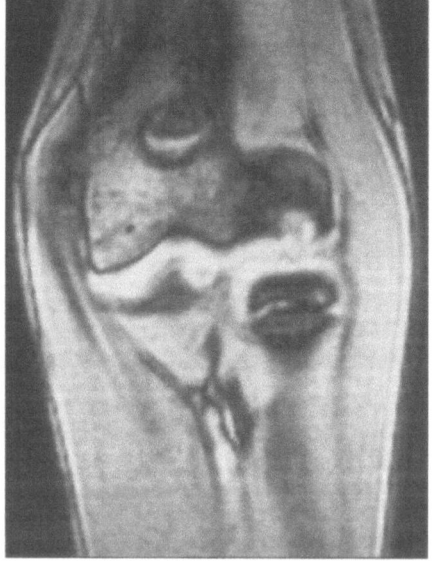

Fig. 7. Radiogramma in antero-posteriore del gomito: osteocondrosi del capitulum humeri

Fig. 8. Scansione coronale RM in gradiént-echo (stesso caso della Fig. 7): oltre alla lesione dell'osso subcondrale si apprezza l'irregolarità della superficie cartilaginea

intrinseco, come ad esempio le sequenze T2 pesate sia in spin echo che in echo di gradiente con caratteristiche di medio alta intensità di segnale, espressione dell'evoluzione malacica della cartilagine stessa con eventuale modesta reazione edematosa dell'osso sottocondrale (Fig. 9). E questo è ancor più vero quando la lesione osteocondrale è in sede di più difficile individuazione e studio, quale ad esempio il piano articolare olecranico. Anche in questi casi la RM nel piano sagittale con sequenza ad alto contrasto permette di evidenziare non solo la sede della lesione ma anche l'eventuale presenza di frammento isolato ma ancora in sede (Fig. 10).

In alcuni casi limitati la lesione condrale non è apprezzabile al solo esame RM tradizionale, in quanto la mancata presenza di versamento articolare impedisce l'individuazione del frammento isolato dalla lesione. In questi casi è possibile, tramite l'introduzione in sede intra-articolare di mezzo di contrasto paramagnetico in diluizione di 2.5 ml in 100 ml di liquido fisiologico, distendere la capsula articolare, disegnare il profilo cartilagineo e individuare il frammento condrale in sede intra-articolare che sarà rappresentato da una componente a bassa intensità di segnale nel contesto di una iperintensità del liquido di contrasto nella sequenza spin echo pesata in T1 (Fig. 11) [15, 16].

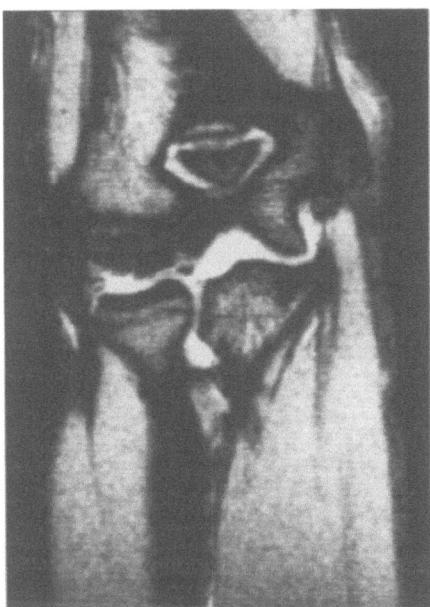

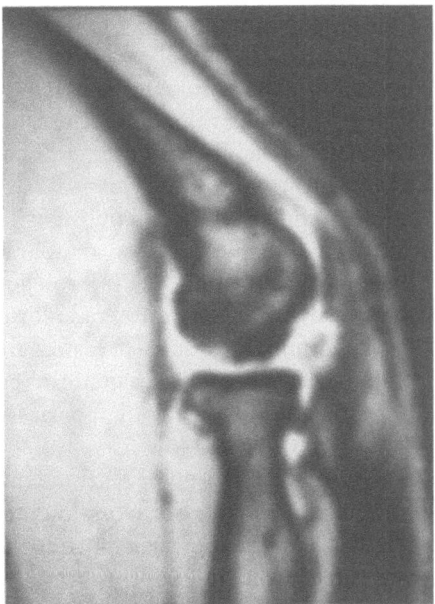

Fig. 9. Scansione coronale RM in gradient-echo: l'irregolarità della cartilagine articolare del capitulum humeri con edema subcondrale

Fig. 10. Scansione sagittale RM T1-pesata: lesione osteocondrale con frammento isolato ma ancora contenuto nella "nicchia" a livello olecranico

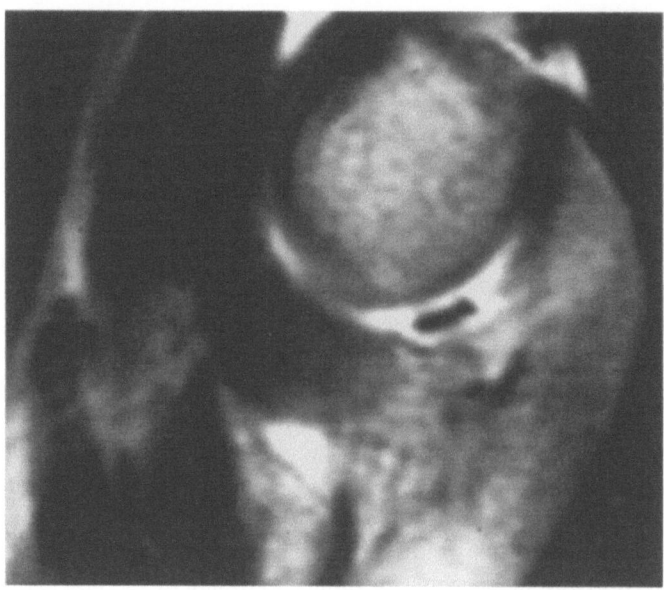

Fig. 11. Artro-RM (scansione sagittale T1-pesata): frammento libero osteocondrale nettamente ipointenso

Patologia sinoviale

Lo studio della patologia sinoviale è possibile con la radiologia tradizionale solo quando un'evoluzione in senso cronicizzate della produzione di liquido sinoviale porta alla formazione di corpi liberi calcifici che appaiono di solito situati in prossimità del piano articolare, anteriormente. Di vario aspetto e numero, sono di solito a tenue densità calcifica e profilo finemente irregolare a volte individuabili solo con radiogrammi in proiezione laterale per lo studio delle parti molli (Fig. 12) [3]. Anche in questi casi è utile ricorrere all'esame RM per definire con esattezza la loro sede e soprattutto l'interessamento articolare, dimostrato dalla presenza di versamento articolare con distensione delle pareti sinoviali di aspetto irregolare. Il versamento sarà di medio-alta intensità e le calcificazioni appariranno come piccoli frammenti ipointensi al suo interno (Fig. 13) [6].

Un particolare tipo di reazione infiammatoria può interessare la cosiddetta frangia sinoviale, posta lateralmente e posteriormente fra omero e capitello radiale. Presente con varia morfologia ed estensione in condizioni fisiologiche, tale frangia può, in casi di processi flogistici o a seguito di instabilità cronica dell'articolazione del gomito, essere interessata da fenomeni di iperplasia localizzata con tendenza alla sublussazione nei confronti del piano articolare e conseguente sintomatologia di scatti articolari e pseudoblocchi [17, 18].

L'individuazione di tale alterazione, individuabile con un esame radiologico

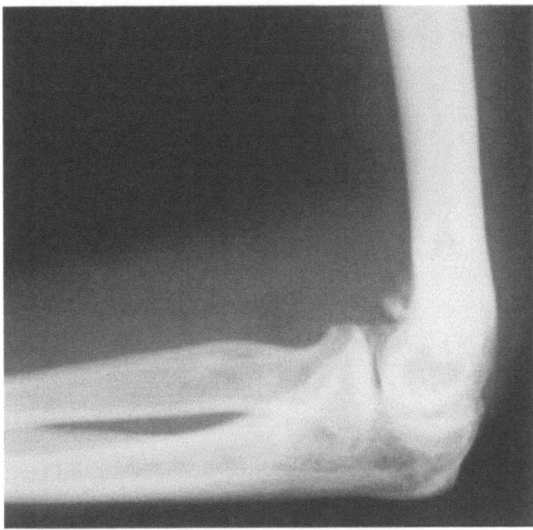

Fig.12. Radiogramma in laterale: multiple formazioni calcifiche proiettatisi nelle parti molli, anteriormente al piano articolare

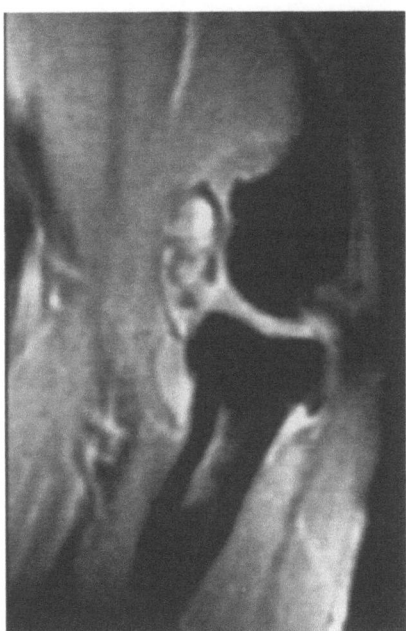

Fig. 13. Scansione assiale RM (stesso caso della Fig. 12): i corpi liberi appaiono come formazioni nettamente ipointense, contenute nel cavo articolare, disteso dal versamento che appare di intensità medio-bassa in questa sequenza T1-pesata

tradizionale solo quando è presente una calcificazione della frangia sinoviale stessa, è per contro possibile con esame artro-RM in sezione soprattutto sagittale. La frangia sinoviale apparirà come un'immagine triangolare a base inserzionale capsulare che nei casi patologici tenderà a perdere la sua regolare morfologia triangolare per associati fenomeni di reazione sinoviale con estroflessione dal piano articolare (Fig. 14) [18].

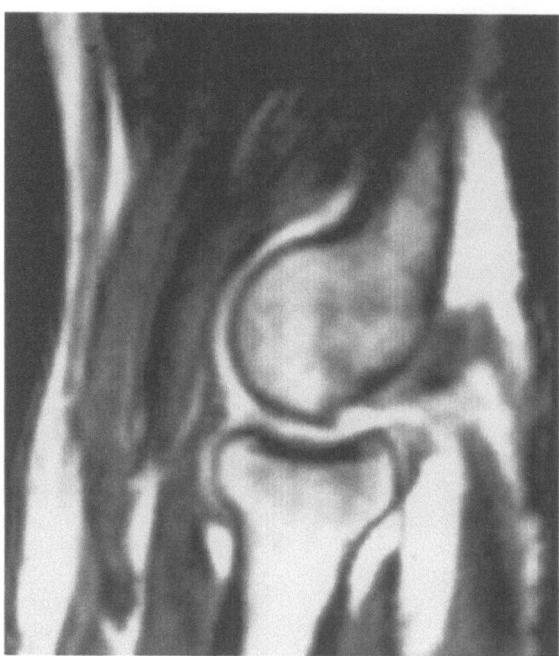

Fig. 14. Artro-RM (scansione sagittale T1-pesata): ipertrofia della frangia sinoviale omero-radiale

Bibliografia

1. Birkner R (1999) Anatomia radiologica e radiografie del gomito e dell'avambraccio con relative tecniche radiografiche. In: Birkner R (ed) L'esame radiografico dello scheletro. Tecnica, reperti normali e varianti nell'adulto e nel bambino. UTET, Torino, pp 245-250
2. Birkner R (1999) Fonti di errore e varietà del gomito e dell'avambraccio. In: Birkner R (ed) L'esame radiografico dello scheletro. Tecnica, reperti normali e varianti nell'adulto e nel bambino. UTET, Torino, pp 251-257
3. Miller TT (1999): Imaging of elbow disorders. Orthop Clin North Am 30:21-36
4. Rosenberg ZS (1997) The elbow. MRI Clin North Am 5:3
5. Kuntz DG, Baratz ME (1999) Fractures of the elbow. Orthop Clin North Am 30:37-61
6. Russel CF (1997) MR imaging of osteochondral and articular lesions. MRI Clin North Am 5:579-602
7. Berger PE, Ofstein RA, Jackson DW et al (1989) MRI demonstration of radiographically occult fractures: What have we been missing? Radiographics 9:407-436
8. O'Driscoll SW (1999) Instabilità di gomito. In: Norris TR (ed) Spalla e gomito. CIC Edizioni Internazionali, Roma, pp 353-362
9. Lee ML, Rosenwasser MP (1999) Chronic elbow instability. Orthop Clin North Am 30:81-89
10. Mirowitz SA, London SL (1992) Ulnar collateral ligament injury in baseball pitchers: MR imaging evaluation. Radiology 185:573-576
11. Timmerman LA, Schwartz ML, Andrews JR (1994) Preoperative evaluation of the ulnar collateral ligament by magnetic resonance imaging and computed tomography arthrography. Evaluation in 25 baseball players with surgical confirmation. Am J Sports Med 22:26-31

12. Cotten A, Jacobson J, Brossmann J et al (1997) Collateral ligaments of the elbow: conventional MR imaging and MR arthrography with coronal oblique plane and elbow flexion. Radiology 204:806-812
13. Potter HG, Weiland AJ, Schatz JA et al (1997) Posterolateral rotatory instability of the elbow: usefulness of MR imaging in diagnosis. Radiology 204:185-189
14. Bauer M, Jonsson K, Josefsson PO et al (1992) Osteochodritis dissecans of the elbow. A long term follow-up study. Clin Orthop 284:156-160
15. Kramer J, Stiglbauer R, Engel A et al (1992) MR contrast arthrography (MRA) in osteochondrosis dissecans. J Comput Assist Tomogr 16:254-260
16. Steinbach LS, Schwartz M (1998) Elbow arthrography. Radiol Clin North Am 36:635-649
17. Clarke RP (1988) Symptomatic, lateral synovial fringe (plica) of the elbow joint. Arthroscopy 4:112-116
18. Tos P, Battiston B, Faletti C et al (1998) Patologia del menisco omero-radiale come possibile causa di epicondilalgia. Riv Chir Riab Mano Arto Sup 35:207-212

Artroscopia di gomito: tecnica ed indicazioni

W.W. Curl, E.F. Ekman, G.G. Poehling

L'artroscopia di gomito si è sviluppata come metodica efficace per il trattamento mini-invasivo di alcune condizioni patologiche del gomito. Questo capitolo fornisce una visione completa della metodica dell'artroscopia di gomito, mettendo in evidenza la tecnica della posizione prona e l'esecuzione degli accessi. Saranno discusse inoltre le indicazioni dell'artroscopia di gomito e verranno fornite informazioni su come eseguire l'appropriata procedura artroscopica.

È passato diverso tempo da quando sono stati fatti i primi esperimenti con l'artroscopia di gomito. Ostacolati dalla iniziale convinzione che l'artroscopia di gomito fosse una tecnica rischiosa, gli artroscopisti per diversi decenni hanno lavorato poco in questo campo. Tuttavia, dalla fine degli anni settanta, numerosi autori hanno descritto tecniche sicure per il posizionamento degli accessi [1-6] e per la visualizzazione dell'articolazione. Queste tecniche, oltre alle innovazioni tecnologiche nello strumentario artroscopico, hanno reso la chirurgia artroscopica del gomito una valida alternativa per il trattamento di alcune condizioni patologiche.

Tecnica

Posizione prona

In origine l'artroscopia di gomito veniva eseguita con il paziente in posizione supina [7]. Questa tecnica ha ancora alcuni sostenitori. La posizione prona, introdotta da Poehling e coll. nel 1989 [6], ha diversi vantaggi: permette al chirurgo di eseguire l'artroscopia di gomito senza usare il sistema di sospensione

---

Department of Orthopaedic Surgery, Bowman Gray School of Medicine, Wake Forest University, Winston-Salem, North Carolina, USA

dell'arto e fornisce una miglior visualizzazione del compartimento posteriore del gomito.

Con l'utilizzo di supporti toracici, il paziente viene posto in posizione prona, con la spalla abdotta a 90° ed il gomito ipsilaterale in flessione sospeso su un reggi-braccio. Il reggi-braccio viene posizionato vicino e parallelo al bordo del tavolo (Fig. 1). L'assenza dello strumento per la trazione facilita il posizionamento degli accessi e permette al chirurgo di muovere il gomito lungo l'intero arco di movimento. Se viene utilizzato un sistema meccanico di irrigazione, di solito non è necessario il manicotto pneumatico.

L'importanza della padronanza dell'anatomia regionale del gomito non può essere sottovalutata. È utile disegnare con una penna dermografica i reperi anatomici: l'olecrano, la testa del radio, gli epicondili omerali ed il setto intermuscolare mediale. L'utilizzo della penna dermografica per disegnare il decorso delle strutture neurovascolari regionali può essere di aiuto. Per facilitare l'esecuzione degli accessi, l'articolazione viene dilatata con 30-50 ml di soluzione di Ringer lattato, che viene iniettata tramite un ago da 18-G nel triangolo anconeo. Vengono utilizzati 3 accessi standard: l'accesso prossimale mediale, l'accesso antero-laterale e l'accesso medio-laterale.

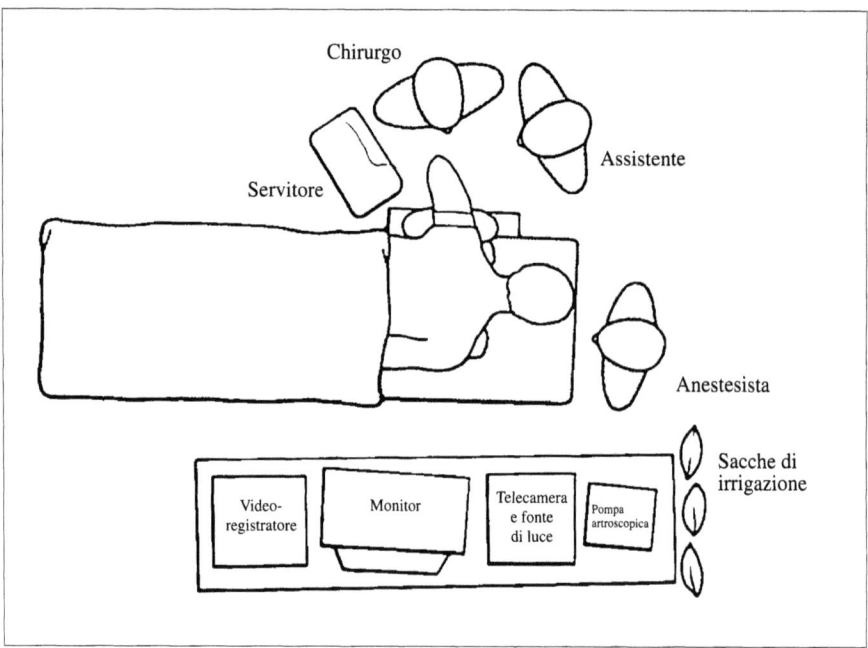

Fig. 1. Posizione del paziente ed allestimento della sala operatoria. Per il comfort e la stabilità, il paziente giace su supporti toracici, con la spalla abdotta e il gomito flesso su un reggi-braccio. Il reggi-braccio è posto parallelo al tavolo operatorio. Il personale e l'attrezzatura sono posizionati come mostrato

L'accesso prossimale mediale viene eseguito 2 cm prossimale all'epicondilo mediale e appena anteriore al setto intermuscolare [6] (Figg. 2, 3). La prima incisione è longitudinale e viene eseguita attraverso la sola cute, dal momento che un'incisione più profonda mette a rischio il nervo cutaneo mediale e il nervo cutaneo mediale dell'avambraccio.

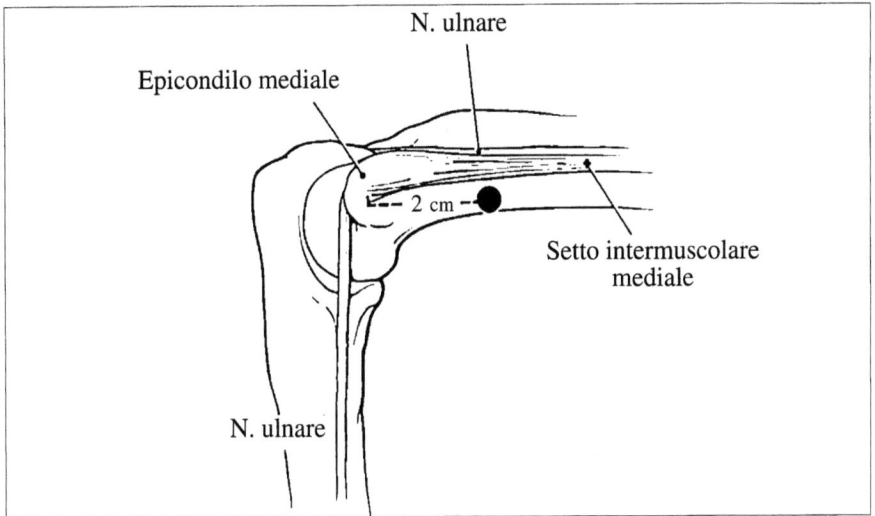

Fig. 2. Posizione anatomica dell'accesso mediale prossimale. Si osservi che l'accesso è separato dal nervo ulnare dal setto intermuscolare palpabile

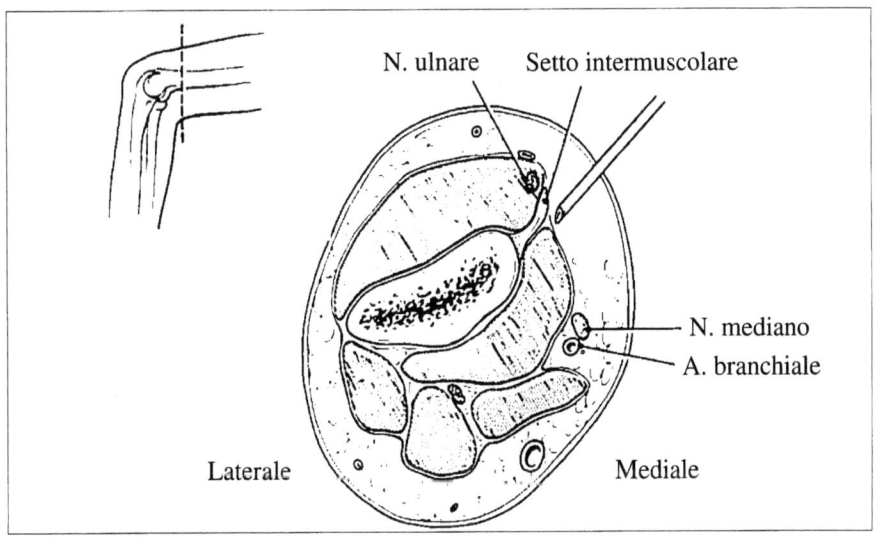

Fig. 3. Accesso mediale prossimale. Visione assiale del braccio 2 cm prossimale all'epicondilo mediale. Palpando il setto intermuscolare ed inserendo il trocar smusso anteriormente ad esso si protegge il nervo ulnare

Questa incisione dovrebbe essere diretta longitudinalmente. La camicia dell'ottica, montata su un trocar smusso per artroscopio da 4 mm, viene inserita appena anteriormente al setto intermuscolare mediale palpabile. Questo mantiene la camicia anteriormente al nervo ulnare e, mentre si pone la camicia a diretto contatto con l'omero, l'estremità del trocar viene diretta verso la testa del radio. L'utilizzo della superficie anteriore dell'omero distale come guida, previene lesioni all'arteria brachiale e al nervo mediano (Fig. 4). Poiché l'articolazione è stata precedentemente distesa, un po' di liquido fuoriuscirà quando la capsula del gomito verrà penetrata. Un artroscopio da 4 mm angolato a 30° viene poi posizionato attraverso la camicia per una prima visualizzazione delle strutture dell'articolazione anteriore. Le strutture visibili attraverso questo accesso sono la troclea, la coronoide, il condilo mediale, la testa del radio ed il capitulum humeri.

L'accesso medio-laterale viene eseguito nel triangolo anconeo, che è definito dall'olecrano, dalla testa del radio e dall'epicondilo laterale dell'omero (Fig. 5). Una cannula di deflusso con controllo pressorio può essere posizionata in questo accesso per fornire un'adeguata e consistente pressione durante l'intervento. L'accesso medio-laterale permette la visione della zona posteriore dell'articolazione del gomito, in particolare della fossa dell'olecrano e dell'apice dell'olecrano. Per introdurre l'artroscopio attraverso l'accesso medio-laterale è necessario spostare il sistema di controllo pressorio in un'altra posizione.

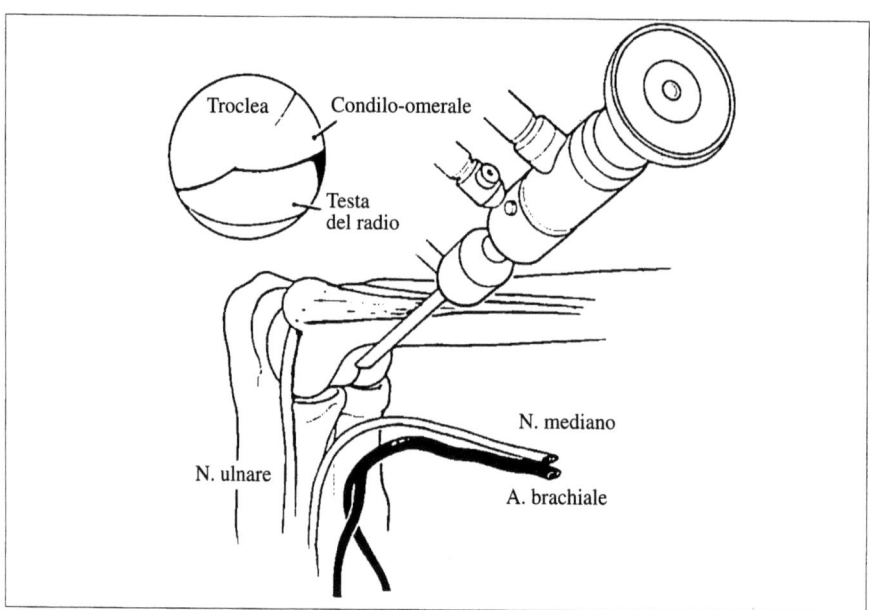

Fig. 4. Decorso dell'artroscopio nell'accesso mediale prossimale. Mantenendo il contatto tra il trocar e la superficie anteriore dell'omero, il nervo mediano e l'arteria brachiale sono protetti. Il riquadro dimostra la visione artroscopica da questa angolazione

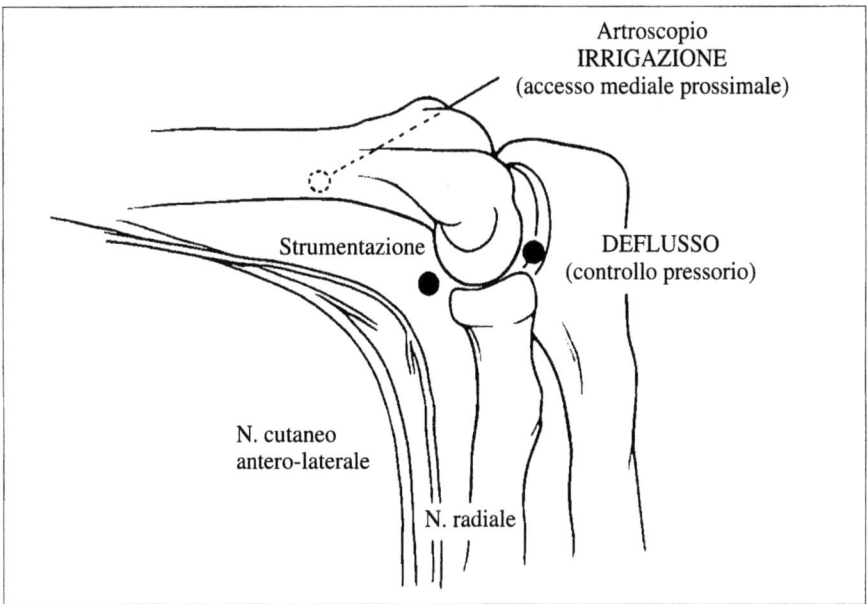

Fig. 5. Accessi laterali al gomito. L'accesso sulla sinistra della figura è l'accesso antero-laterale, comunemente usato per la strumentazione e la manipolazione intra-articolare. L'accesso sulla destra è il medio-laterale, usato per il deflusso ed il monitoraggio pressorio quando si esegue l'artroscopia della regione anteriore del gomito. Questo accesso serve anche come sede per l'introduzione dell'artroscopio nell'articolazione posteriore

L'accesso antero-laterale è il terzo accesso operativo essenziale per l'artroscopia di gomito [7]. Con il gomito flesso a 90°, l'accesso antero-laterale può essere eseguito 3 cm distale e 1 cm anteriore all'epicondilo omerale laterale. Con la tecnica dentro-fuori qui descritta, l'accesso antero-laterale viene eseguito immediatamente anteriore alla testa del radio e 1 cm distale all'articolazione radio-omerale (Fig. 5). Dopo la rimozione dell'artroscopio dall'accesso mediale prossimale, un'asta smussa viene inserita attraverso la camicia e diretta verso la testa del radio [8]. Per evitare lesioni al nervo interosseo posteriore, tale ingresso deve stare relativamente più laterale che anteriore alla testa del radio. L'asta viene fatta avanzare attraverso la capsula antero-laterale e nel tessuto sottocutaneo, tendendo la cute. Un bisturi da cute viene utilizzato per fare un'incisione sulla punta dell'asta, e poi una cannula può venir inserita sopra l'asta dalla parte laterale per eseguire l'accesso antero-laterale. Spesso, questo accesso viene utilizzato come accesso operativo, piuttosto che per l'inserimento dell'artroscopio. Oltre a questi tre accessi standard, gli autori utilizzano spesso un accesso posteriore diretto, eseguito attraverso un'incisione 1.5-2 cm prossimale all'apice dell'olecrano e direttamente attraverso il tendine del tricipite. Questo accesso è particolarmente utile per la strumentazione nella fossa olecranica.

Indicazioni

Le indicazioni per l'artroscopia di gomito sono ancora in evoluzione. Con lo sviluppo di nuovi strumentari e nuove tecniche artroscopiche, un artroscopista esperto è capace di affrontare un elevato numero di patologie del gomito. Certamente un'anamnesi meticolosa, l'esame obiettivo e una buona diagnosi preoperatoria devono precedere qualsiasi valutazione artroscopica.

Corpi mobili

I corpi mobili nel gomito possono essere trattati efficacemente con l'artroscopia [9-12]. Ogilvie-Harris e Schemitsch [11] hanno riportato con successo la rimozione di tali corpi mobili in 33 di 34 pazienti senza l'aiuto dell'artrotomia. Essi ed altri autori hanno riportato dopo l'intervento una diminuzione del dolore, della tumefazione, del blocco e inoltre miglioramenti nel movimento. I corpi mobili nel gomito possono essere secondari ad alcune altre patologie, includendo l'osteocondrosi dissecante, le fratture e le lussazioni, la malattia di Panner e l'artrosi.

Per trattare i corpi mobili nella zona anteriore dell'articolazione, l'artroscopio viene posizionato nell'accesso prossimale mediale (Fig. 6). Una pinza a basket aspirante o una pinza da presa di Slesinger può essere introdotta nel campo operatorio attraverso l'accesso antero-laterale. È necessaria un'effettiva capacità di triangolazione, dal momento che la zona di intervento non è parallela all'artroscopio. L'accesso postero-laterale (anconeo) viene utilizzato per l'irrigazione e per il monitoraggio della pressione. Per rimuovere i corpi mobili dalla zona posteriore del gomito, il sistema di irrigazione viene rimosso dall'accesso postero-laterale e posizionato in quello antero-laterale; l'artroscopio viene quindi introdotto nell'accesso postero-laterale (Fig. 7). Sotto visione diretta, si esegue un accesso posteriore e vi vengono introdotte le pinze. Sia che il corpo mobile si trovi anteriormente che posteriormente, alcuni artroscopisti trovano utile interrompere temporaneamente il flusso di liquido fino a quando il corpo mobile viene identificato. Ciò impedisce che il flusso di liquido spinga il corpo mobile fuori dal campo artroscopico.

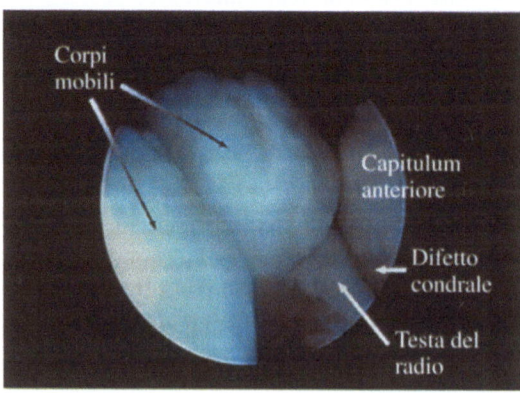

Fig. 6. Due grossi corpi mobili si possono osservare nella camera anteriore del gomito. Questa visione intra-articolare si ottiene con l'artroscopio posto nell'accesso mediale prossimale. Si può osservare un difetto condrale del capitulum humeri

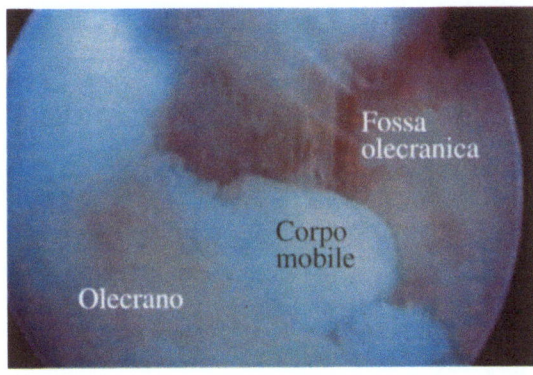

Fig. 7. Si osserva un corpo mobile nell'articolazione posteriore del gomito di un paziente con artrosi. Una significativa degenerazione articolare si può apprezzare sull'olecrano e nella fossa olecranica

Corpi estranei

È stata descritta anche la rimozione artroscopica dei corpi estranei dal gomito [13]. Sebbene i corpi estranei siano meno comuni dei corpi mobili endogeni, i principi e le strategie per la loro rimozione dovrebbero essere le stesse. A meno che il corpo estraneo non sia troppo grande, la rimozione non dovrebbe richiedere l'artrotomia.

Asportazione di osteofiti

Gli osteofiti possono essere particolarmente problematici in un certo numero di condizioni patologiche, in particolare, nell'artrosi. Ward e Anderson [12] hanno riportato buoni risultati con la rimozione artroscopica di osteofiti ("speroni") dal gomito, e Woods [14] ha riportato il trattamento artroscopico degli osteofiti post-traumatici.

L'artroscopista può rimuovere gli osteofiti marginali dall'articolazione utilizzando un bur. Quando una significativa porzione dell'apice dell'olecrano limita l'estensione, essa può essere rimossa (Fig. 8). Le radiografie preoperatorie sono, certamente, una parte cruciale del planning in questi casi. Con il paziente in posizione prona, si può muovere il gomito attraverso tutto l'arco di movimento, cosa che permette al chirurgo di vedere artroscopicamente ciò che, esattamente, sta limitando l'estensione. Per gli osteofiti nell'olecrano o nella fossa olecranica, il sistema di deflusso e controllo pressorio viene posizionato nell'accesso antero-laterale e l'artroscopio nell'accesso postero-laterale. Lo strumentario motorizzato viene introdotto nell'articolazione attraverso l'accesso posteriore diretto. Si può usare un bur piccolo o grande, a seconda della situazione operatoria. È importante sottolineare che usando il bur sull'osso si determina la formazione di una notevole quantità di detriti ossei, cosicché un'abbondante irrigazione dell'articolazione alla fine dell'intervento è necessaria per rimuovere questo materiale.

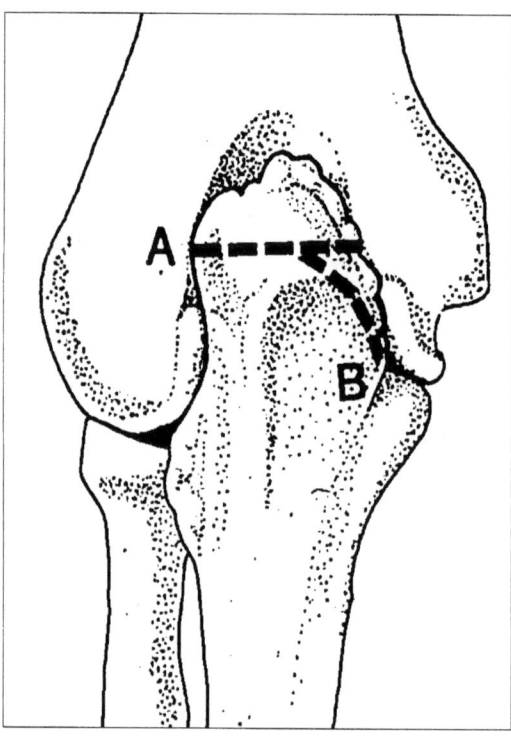

Fig. 8. Diagramma del gomito posteriore con significativa osteofitosi che limita l'estensione. Le linee *A* e *B* rappresentano il livello di resezione per migliorare la motilità. Con il bur nell'accesso posteriore diretto e l'artroscopio nell'accesso medio-laterale, questi osteofiti possono essere trattati efficacemente mediante tecnica artroscopica

Sinovialectomia

Le indicazioni per la sinovialectomia includono le sinoviti croniche dovute a traumi ripetitivi, le condromatosi sinoviali e l'artrite reumatoide. Le sinovialectomie parziali o quasi complete possono essere eseguite artroscopicamente, portando un considerevole sollievo al paziente. Per eseguire una sinovialectomia anteriore, l'artroscopio viene posizionato nell'accesso mediale prossimale e lo shaver nell'accesso antero-laterale o, quando indicato, possono essere invertiti. Il sistema di monitoraggio della pressione viene posizionato nell'accesso postero-laterale. Per eseguire la sinovialectomia posteriore, l'artroscopista deve spostare il monitor pressorio nell'accesso antero-laterale, posizionare l'artroscopio nell'accesso postero-laterale e inserire lo shaver attraverso l'accesso posteriore diretto. Gli accessi non vengono suturati alla fine dell'intervento, in modo che il sangue possa drenare spontaneamente dall'articolazione, diminuendo l'incidenza di emartro e le conseguenti complicanze [8]. Un altro processo che limita l'arco di movimento fisiologico del gomito è la contrattura capsulare, condizione anche questa che può essere trattata artroscopicamente [15]. La resezione con uno shaver della capsula posteriore/prossimale, a volte assieme al debridement della fossa olecranica, può migliorare la pronazione, la supinazione e la flessione. La sezione anteriore della capsula è stata eseguita nel nostro istituto per migliorare sia l'estensione attiva che passiva del gomito.

Escissione della testa del radio

L'escissione artroscopica della testa del radio è stata descritta in letteratura [8]. Il posizionamento dell'artroscopio nell'accesso prossimale mediale fornisce un'eccellente visione della testa del radio. Un bur introdotto nell'articolazione anteriore attraverso l'accesso antero-laterale viene utilizzato prima per rimuovere la cartilagine articolare della testa del radio e poi per rimuovere le sue parti ossee (Fig. 9). Da questo accesso si possono rimuovere anche due o tre millimetri di collo del radio. Mantenere l'integrità del legamento anulare è indispensabile per il mantenimento della stabilità dell'articolazione radio-ulnare prossimale. È necessario eseguire una valutazione artroscopica dinamica dell'articolazione, muovendo il gomito nella completa pronazione e supinazione mentre si visualizza la testa del radio, assicurando così un'adeguata escissione. Noi limitiamo il movimento del gomito per i tre giorni seguenti all'intervento con un semplice tutore posteriore. I movimenti attivi vengono consentiti più tardi.

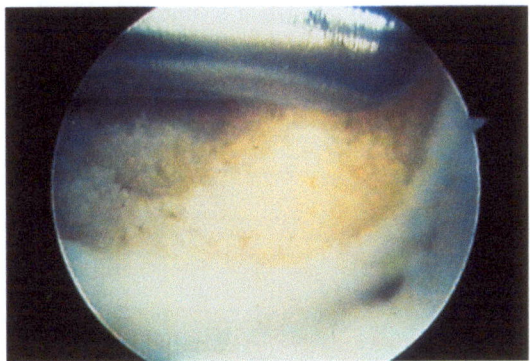

Fig. 9. Escissione artroscopica della testa del radio. Questa immagine artroscopica mostra un bur nella sede dell'escissione. Vengono rimossi la cartilagine articolare e da 2 a 3 mm del collo del radio

Discussione

L'artroscopia di gomito offre un appropriato trattamento per un numero di pazienti selezionati. Per esempio pazienti con osteoartrosi del gomito possono avere corpi mobili, osteofiti e degenerazione della testa del radio, patologie che possono essere trattate artroscopicamente. Redden e Stanley [16] hanno descritto la tecnica di fenestrazione artroscopica della fossa olecranica nel trattamento dell'artrosi. I pazienti con artrite reumatoide rispondono meglio alla sinovialectomia eseguita artroscopicamente per la sinovite ipertrofica. Alcuni autori [12, 17] hanno riportato buoni risultati con l'uso dell'artroscopia per il trattamento di lesioni del gomito nella maggior parte degli atleti per la diagnosi ed il trattamento della malattia di Panner, dei corpi mobili, degli osteofiti, della sinovite e delle anomalie della testa del radio e del capitulum humeri. Il trauma è un'altra situazione clinica nella quale l'artroscopia di gomito può essere d'aiuto: sono state riportate la diagnosi di microfratture, il trattamento di schegge di frattura della coronoide, e la rimozione di osteofiti post-traumatici e di corpi mobili [18, 19].

Infine, bisognerebbe fare un commento sull'utilizzo dell'artroscopia di gomito come mezzo diagnostico. Come nell'artroscopia di altre articolazioni, l'artroscopia di gomito fornisce al chirurgo informazioni su lesioni intra-articolari che non ci permette nessun altra tecnica. Il chirurgo può vedere la lesione in tempo reale, valutando sia la sua forma che i suoi effetti nella funzione del gomito. Questo ci aiuta nel trattamento e nella prognosi, così come nella diagnosi.

Conclusioni

L'artroscopia di gomito è, in una certa misura, una tecnica impegnativa. È essenziale una completa conoscenza dell'anatomia regionale del gomito. La competenza tecnica dell'artroscopista continua a migliorare ed i materiali impiegati sono sempre più sofisticati. Questo giustifica le nuove indicazioni dell'artroscopia di gomito. È ovvio che con la giusta misura riguardo alla selezione dei casi, con cautela, e con la posizione prona del paziente, l'artroscopia può effettivamente affrontare alcune condizioni patologiche del gomito in modo minimamente invasivo.

Bibliografia

1. Carson WG Jr (1988) Arthroscopy of the elbow. Instr Course Lect 37:195-201
2. Ito K (1980) Arthroscopy of the elbow joint - a cadaver study. Arthroscopy 5:9-22
3. Lindenfeld TN (1990) Medial approach in elbow arthroscopy. Am J Sports Med 18:413-417
4. Lynch GJ, Myers JF, Whipple TL et al (1986) Neurovascular anatomy and elbow arthroscopy: inherent risks. Arthroscopy 2:191-197
5. Maeda Y (1980) Arthroscopy of the elbow joint. Arthroscopy 5:5-8
6. Poehling GG, Whipple TL, Sisco L et al (1989) Elbow arthroscopy. A new technique. Arthroscopy 5:222-224
7. Andrews JR, Carson WG (1985) Arthroscopy of the elbow. Arthroscopy 1:97-107
8. Poehling GG, Ekman EF (1994) Elbow arthroscopy: Introduction and overview. In: Poehling GG (ed) Arthroscopy of the wrist and elbow. Raven Press, New York, pp 7-18 (*in press*)
9. Boe S (1986) Arthroscopy of the elbow: diagnosis and extraction of loose bodies. Acta Orthop Scand 57:52-53
10. O'Driscoll SW (1992) Elbow arthroscopy for loose bodies. Orthopaedics 15:855-859
11. Ogilvie-Harris DJ, Schemitsch E (1993) Arthroscopy of the elbow for removal of loose bodies. Arthroscopy 9:5-8
12. Ward WG, Anderson TE (1993) Elbow arthroscopy in a mostly athletic population. J Hand Surg Am 18:220-224

13. Cameron SE, Travis MT, Kruse RW (1993) Foreign body arthroscopically retrieved from the elbow. Arthroscopy 9:220-221
14. Woods WG (1987) Elbow arthroscopy. Clin Sports Med 6:557-564
15. Jones GS, Savoie FH III (1993) Arthroscopic capsular release of flexion contractures (arthrofibrosis) of the elbow. Arthroscopy 9:277-283
16. Redden JF, Stanley D (1993) Arthroscopic fenestration of the olecranon fossa in the treatment of osteoarthritis of the elbow. Arthroscopy 9:14-16
17. Ruch DS, Poehling GG (1991) Arthoscopic treatment of Panner's disease. Clin Sports Med 10:629-636
18. Andrews JR, St Pierre RK, Carson WG Jr (1986) Arthroscopy of the elbow. Clin Sports Med 5:653-662
19. Parisien GG, Ekman EF (1994) Arthroscopic surgery of the elbow. Bull Hosp Jt Dis Orthop Inst 48:149-158

Corpi mobili del gomito: trattamento artroscopico

S.M. Montgomery, C.L. Baker

L'artroscopia di gomito ha fatto notevoli passi avanti dal 1931 quando Burman [1] descrisse i suoi tentativi di introdurre un'artroscopio nel gomito.

Inizialmente Burman pensava che l'articolazione del gomito fosse troppo piccola per permettere una visione artroscopica e quindi non adatta all'artroscopia operativa. Più tardi, tuttavia, dopo aver eseguito diversi esperimenti sui cadaveri ha rivisto la sua opinione e ha riconosciuto che, sebbene l'articolazione del gomito sia serrata, non preclude una valutazione artroscopica [2].

Dopo il lavoro pionieristico di Burman, Watanabe [3], Ito [4] e Maeda [5] hanno ulteriormente migliorato l'artroscopia di gomito negli anni '70 e '80 utilizzando un'artroscopio da 1.7 mm. Nella letteratura europea, Hempfling [6] nel 1983 ha descritto la posizione prona del paziente, e nel 1985, Andrews e Carson [7] hanno descritto gli accessi mediale, laterale e posteriore comunemente utilizzati. Lynch e coll. [8] hanno descritto dettagliatamente l'anatomia neurovascolare e i rischi inerenti all'artroscopia di gomito. Poehling e coll. [9] sono stati i primi, nella letteratura americana, a descrivere la posizione prona del paziente e l'utilizzo dell'accesso mediale prossimale per l'artroscopia di gomito.

Dalla prima pubblicazione di Burman, il ruolo dell'artroscopia di gomito è stato allargato per includere la diagnosi e il trattamento di numerose patologie. L'artroscopia operativa si è rivelata certamente sicura ed efficace per il trattamento di una di queste patologie: i corpi mobili dell'articolazione del gomito [7, 9, 10-22].

The Hughston Clinic, P. C., Columbus, Georgia, USA

Anamnesi ed esame obiettivo

Come per altre patologie ortopediche, un'accurata ed attenta anamnesi ed esame obiettivo aiutano il medico a diagnosticare la presenza di corpi mobili nel gomito. Quando si raccoglie l'anamnesi del paziente, l'esaminatore deve accertarsi se c'è stato un trauma pregresso. Le fratture e le lussazioni del gomito possono causare la formazione di corpi mobili ossei o cartilaginei. Inoltre dovrebbe essere riconosciuta una storia di microtraumi ripetitivi, come per esempio nel caso di un lanciatore di baseball, di un lavoratore edile o di un elettricista. I sintomi tipici sono il blocco o lo pseudoblocco. I pazienti inoltre descrivono la necessità di muovere o ruotare il braccio per liberare l'articolazione. Il blocco causa frequentemente dolore e versamenti ricorrenti.

La fisiopatologia della formazione dei corpi mobili è stata ben descritta da Milgram [23]. I corpi mobili possono essere cartilaginei o osteo-cartilaginei. I corpi mobili cartilaginei possono essere causati da uno dei meccanismi traumatici descritti in precedenza. I corpi mobili osteo-cartilaginei sono più comuni, in quanto si formano in seguito a fratture osteocondrali o lesioni da compressione laterale. Le lesioni osteocondrosiche del condilo omerale si possono avere in seguito ad osteocondrosi, o malattia di Panner [24] o ad osteocondrosi dissecante nei lanciatori.

Ogni valutazione clinica del paziente dovrebbe essere eseguita in modo sistematico ed accurato. L'arco di movimento del gomito (la flessione, l'estensione, la pronazione e la supinazione) dovrebbero essere documentati. I pazienti che hanno un corpo mobile isolato di solito presentano un normale arco di movimento. Limitazioni specifiche, come il dolore nella massima estensione in un lanciatore di baseball o in un'atleta lanciatore, dovrebbe suggerire un impingement posteriore o una sindrome da sovraccarico in valgo estensione. Altre limitazioni nel movimento dovrebbero essere riferite a un processo artrosico.

Un corpo mobile può causare la sensazione di blocco o crepitio alla palpazione del gomito durante il movimento, anche se l'ipertrofia sinoviale o una plica possono causare sintomi simili. Clarke [25] ha riportato una casistica di pazienti nei quali i loro sintomi erano attribuiti ad una plica sinoviale sintomatica piuttosto che a un corpo mobile. La plica si presentava con sintomi quali dolore, rigidità, deficit intermittenti di movimento e blocchi. Due pazienti nella casistica di Boe [16] avevano una sinovite invece di corpi mobili.

La presenza di una sublussazione del nervo ulnare deve essere diagnosticata prima dell'intervento perché può interferire con l'esecuzione degli accessi nella parte mediale del gomito. È descritto che la frequenza di questo evento è maggiore del 16% [26].

La valutazione radiografica dei corpi mobili dovrebbe includere una proiezione antero-posteriore e laterale. Una proiezione assiale potrebbe inoltre essere necessaria per vedere i corpi mobili nella parte posteriore dell'articolazione omero-ulnare [15]. Oltre alla visione dei corpi mobili, le radiografie dovrebbero essere valutate per evidenziare l'artrosi o difetti osteocondrali.

Se la documentazione radiografica non fornisce informazioni sufficienti, possono essere necessarie procedure di imaging più avanzate. La tomografia computerizzata (TC) può essere di notevole aiuto nell'identificare frammenti ossei. Le scansioni TC possono fornire maggiori dettagli. Le immagini di risonanza magnetica con o senza contrasto forniscono informazioni circa le lesioni cartilaginee.

Studi scientifici hanno dimostrato vari gradi di associazione tra l'esame radiografico (Rx) e quadri operatori di corpi mobili. Sette di 23 pazienti dello studio di O'Driscoll e Morrey [20] avevano corpi mobili che non erano visibili nei radiogrammi preoperatori. Ward e coll. [27] hanno correlato le radiografie e le gli artrotomogrammi preoperatori con i quadri artroscopici e hanno trovato che gli artrotomogrammi avevano il 100% di sensibilità e il 71% di specificità.

Gli studi radiografici possono definitivamente fornire importanti informazioni nell'esame del paziente con sospetto di corpi mobili, ma in alcuni casi sono necessari studi avanzati. Tuttavia, se un paziente accusa sintomi abbastanza gravi da richiedere ulteriori studi, il medico dovrebbe considerare direttamente una valutazione artroscopica.

Tecnica chirurgica

Pianificazione pre-operatoria

Il medico dovrebbe esporre in modo chiaro i problemi al paziente quando discute il trattamento operatorio di sospetti corpi mobili. Innanzitutto, il numero di corpi mobili può essere maggiore o minore di quello anticipato preoperativamente. In secondo luogo è possibile che non siano affatto presenti. Dovrebbero essere considerate altre condizioni che possono simulare i corpi mobili, come un'artrosi, un'artrite infiammatoria, una plica sinoviale, una condromatosi sinoviale e fratture osteocondrali.

Posizione del paziente

L'artroscopia di gomito deve essere condotta con il paziente in posizione supina, in decubito laterale o posizione prona. O'Driscoll e Morrey [20] riportano che la maggior parte dei corpi mobili si trovano nel compartimento posteriore e raccomandano l'utilizzo della posizione laterale per l'artroscopia di gomito, citando la facilità di accesso alle vie aeree per l'anestesista. Altri, come Hempfling [6] nella letteratura tedesca, Poehling e coll. [9] e Baker e Shalvoy [28] nella letteratura americana, preferiscono la posizione prona per l'artroscopia di gomito.

Con il paziente in posizione prona (Fig. 1), il gomito è stabilizzato per evitare l'effetto pendolo che si può verificare quando il paziente è supino ed il braccio è sospeso [28]. In questa posizione, il chirurgo può estendere e flettere

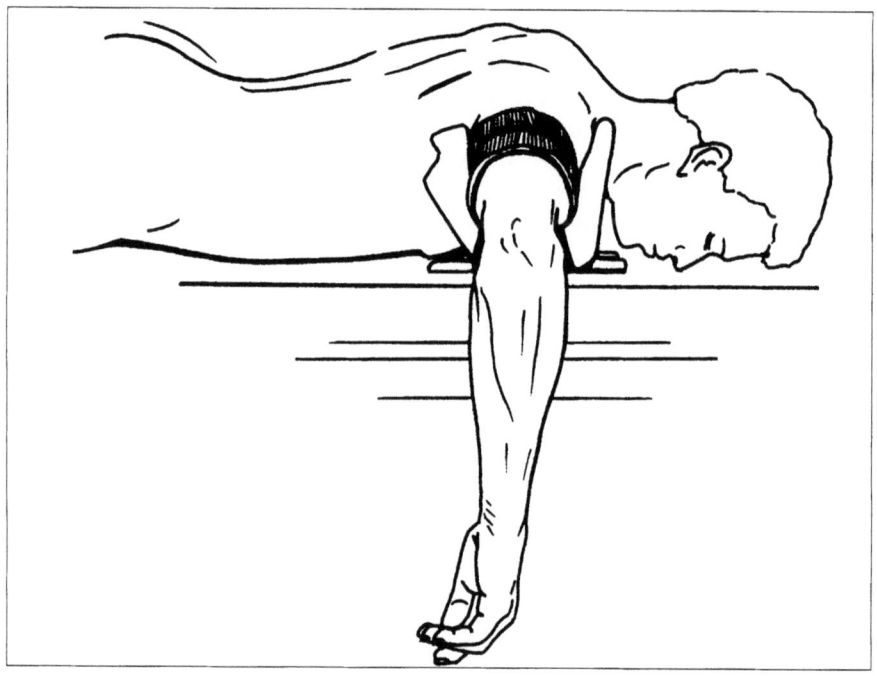

Fig. 1. Posizione prona. Il braccio del paziente viene stabilizzato con la spalla abdotta a 90° e il gomito flesso a 90°

il gomito senza difficoltà. La posizione prona colloca il compartimento posteriore sul lato superiore e pertanto si verifica meno stravaso di liquido quando il chirurgo sta lavorando nel compartimento posteriore. Facilitato dalla gravità, il liquido distende la fossa antecubitale. In questo modo si ha più facile accesso al compartimento posteriore e un miglior orientamento. Infine, se dovesse essere necessario il passaggio dalla procedura artroscopica a quella a cielo aperto, è più semplice con il paziente in posizione prona. Noi preferiamo la posizione prona per i vantaggi precedentemente menzionati; tuttavia ognuna delle posizioni può essere utilizzata in rapporto alla preferenza del chirurgo.

Esecuzione degli accessi

Dopo che il paziente è stato opportunamente posizionato sui supporti toracici, si gonfia il tourniquet e si eseguono gli accesi artroscopici. Gli accessi più comunemente utilizzati sono il laterale diretto, il mediale prossimale, l'antero-laterale, l'antero-mediale, il postero-laterale e l'accesso posteriore diretto.

Dopo che il tourniquet è stato gonfiato noi preferiamo distendere l'articolazione attraverso l'accesso laterale diretto, o medio-laterale, localizzato al centro del triangolo formato dall'epicondilo laterale, dall'olecrano e dalla testa del radio (Fig. 2). L'accesso mediale prossimale è utilizzato per l'ingresso in articolazione [9]. Quest'accesso è localizzato 2 cm prossimalmente all'epicondilo

Corpi mobili del gomito: trattamento artroscopico

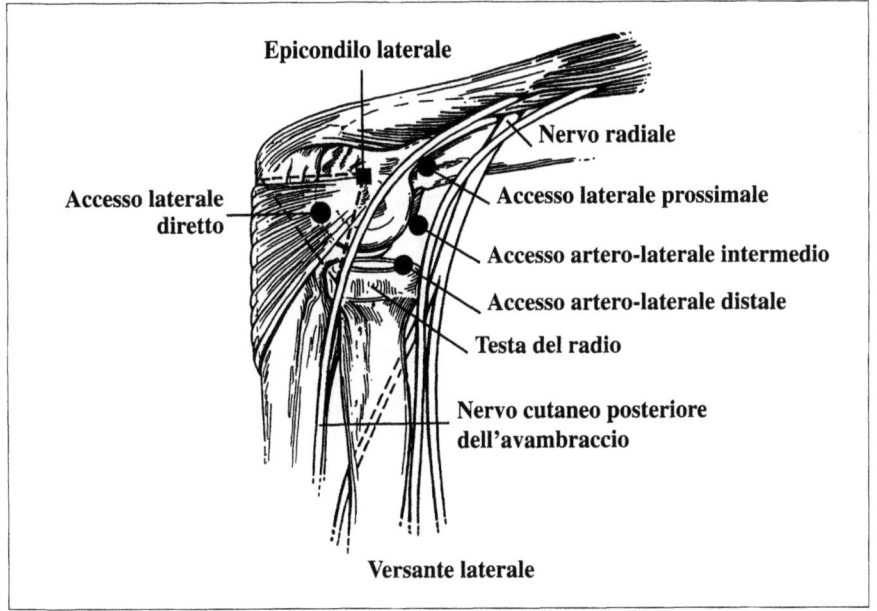

Fig. 2. L'accesso laterale diretto è localizzato al centro del triangolo formato dall'epicondilo omerale laterale, l'olecrano e le testa del radio e viene utilizzato per distendere l'articolazione. L'accesso laterale prossimale viene eseguito da 1 a 2 cm prossimalmente all'epicondilo laterale. L'accesso antero- laterale intermedio è immediatamente anteriore all'epicondilo laterale. L'accesso antero-laterale distale è 3 cm distale e 2 cm anteriore all'epicondilo omerale laterale e passa adiacente alla branca posteriore del nervo cutaneo laterale dell'avambraccio. I nervi interosseo posteriore e radiale sono a rischio

omerale mediale e poco anteriormente al setto intermuscolare mediale (Fig. 3). Noi riteniamo che quest'accesso sia sicuro poiché questa via è parallela al nervo mediano a distanza di sicurezza dallo stesso. Lindenfeld [29] ha confermato la sicurezza dell'accesso mediale in dissezioni di cadavere. Tali dissezioni si basavano su un accesso posto 1 cm prossimalmente ed 1 cm anteriormente all'epicondilo mediale. La distanza media dal nervo mediano era di circa 22 mm con l'articolazione distesa. Posizionando l'accesso 2 cm prossimalmente, come descritto da Poehling [9], la direzione della cannula è maggiormente parallela al nervo. Lindenfeld [29] ha osservato che il nervo radiale si trova mediamente a 3 mm dalla cannula. Per tale ragione, noi crediamo che utilizzare dapprima l'accesso prossimale mediale sia più sicuro rispetto all'accesso laterale. In questo modo si ottiene un'eccellente visione del compartimento anteriore, in particolare dell'articolazione omero-radiale. Come precedentemente detto con riferimento all'esame obiettivo, è importante accertarsi, prima di eseguire l'accesso prossimale mediale, che il nervo ulnare non sia sublussato, o non abbia subito una trasposizione anteriore. Bisogna fare attenzione a tenere il gomito in flessione a 90° o leggermente meno, al fine di minimizzare

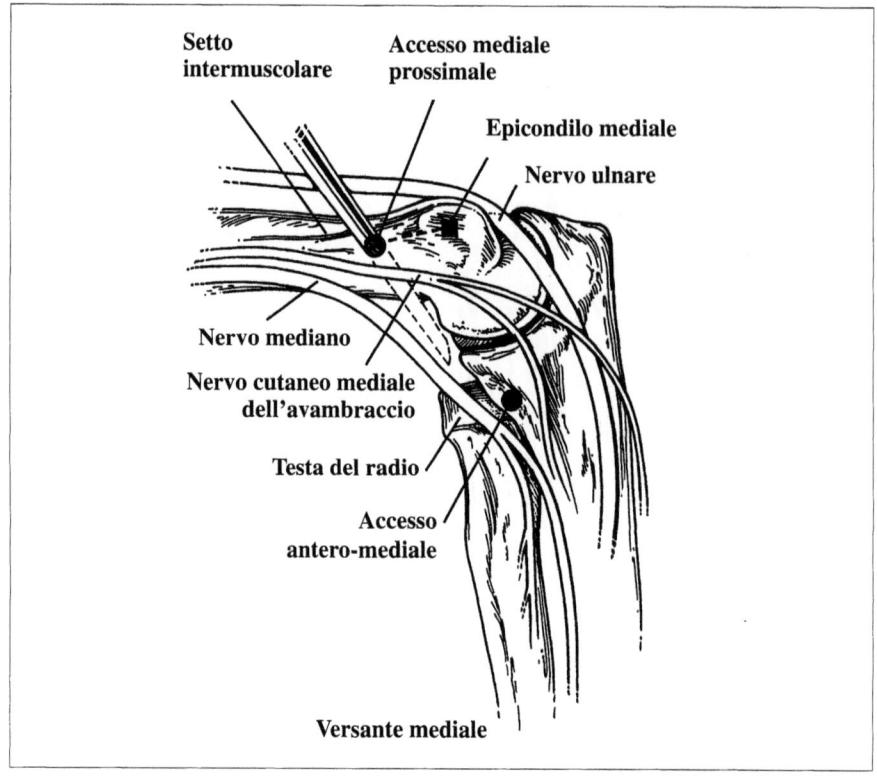

Fig. 3. L'accesso mediale prossimale si trova 2 cm prossimale all'epicondilo omerale mediale. Esso permette la visione del compartimento anteriore. L'accesso antero-mediale è 2 cm distale e 2 cm anteriore all'epicondilo mediale

la sublussazione del nervo. Inoltre tanto più si raggiungono i 90° di flessione tanto più si allontanano le strutture neurovascolari.

Successivamente si esegue un accesso operativo intermedio antero-laterale, utilizzando la tecnica out-in (Fig. 2). La posizione viene identificata con un ago da spinale e vengono introdotti una cannula ed il trocar. Questi due accessi, il prossimale mediale e l'antero-laterale intermedio, possono essere usati per visualizzare e ispezionare l'intero compartimento anteriore. Nella fase diagnostica della procedura è importante usare uno switching stick quando si trasferisce la cannula dal versante laterale al mediale.

Gli accessi posteriori utilizzati nella procedura sono l'accesso posteriore diretto, il postero-laterale e l'accesso laterale diretto (Fig. 4). Gli accessi postero-laterale e laterale diretto sono più spesso usati quali accessi visivi mentre si utilizza l'accesso posteriore diretto per strumenti operativi. La telecamera può essere posizionata nell'accesso posteriore diretto con gli strumenti negli altri accessi posteriori se è necessario l'accesso ad altre aree dell'articolazione.

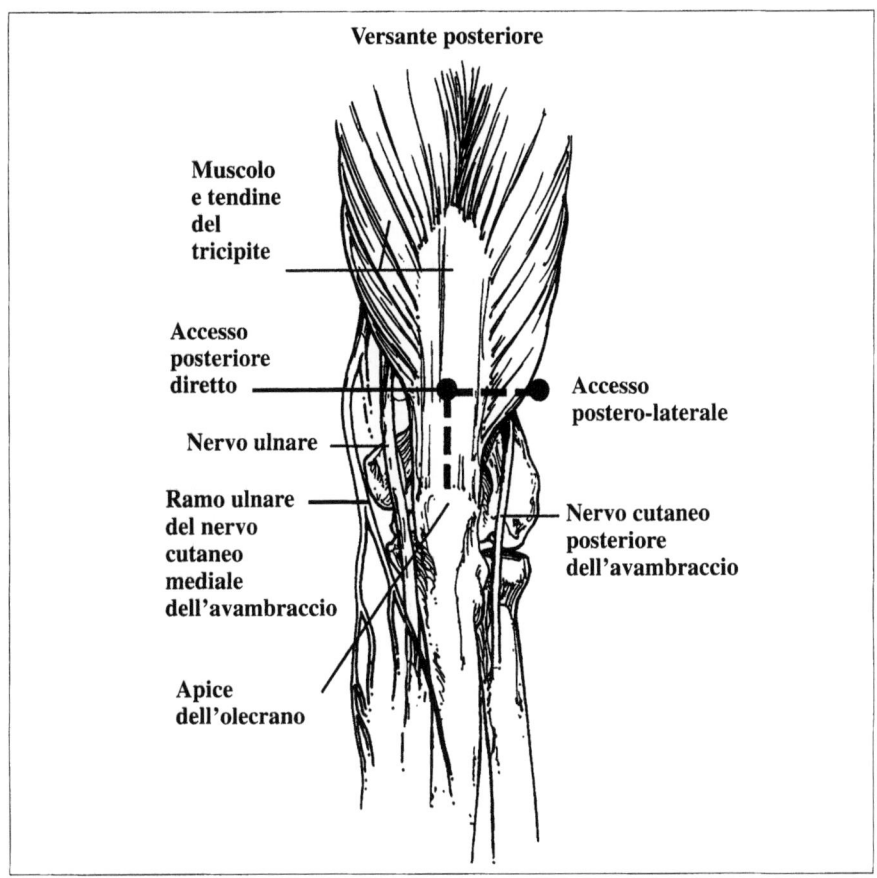

Fig. 4. L'accesso postero-laterale è localizzato da 2 a 3 cm prossimale all'apice dell'olecrano e permette la visione della fossa olecranica e della troclea posteriore. L'accesso posteriore diretto si trova 3 cm prossimale all'apice dell'olecrano

Tecnica artroscopica e rimozione di corpi mobili

Dopo aver scelto l'accesso per la visione ed aver creato gli accessi operativi si completa l'ispezione sistematica dell'articolazione. I corpi mobili vengono rilevati con maggior frequenza in aree di traumi pregressi. Per questa ragione la guancia laterale è il luogo più comune nel quale possono trovarsi i corpi mobili da fratture della testa del radio e lesioni laterali in caso di osteocondrosi dissecante. Il compartimento posteriore è la sede più comune per i corpi mobili, indipendentemente dalla loro origine (Fig. 5). Altre comuni localizzazioni sono la fossa coronoidea, la guancia postero-mediale (Fig. 6), e l'articolazione omero-radiale posteriore [10, 11, 14]. I corpi mobili possono essere liberi o essere parzialmente o completamente intrappolati nella sinoviale (Fig. 7). Le aree sospette dovrebbero essere saggiate con un palpatore o uno shaver.

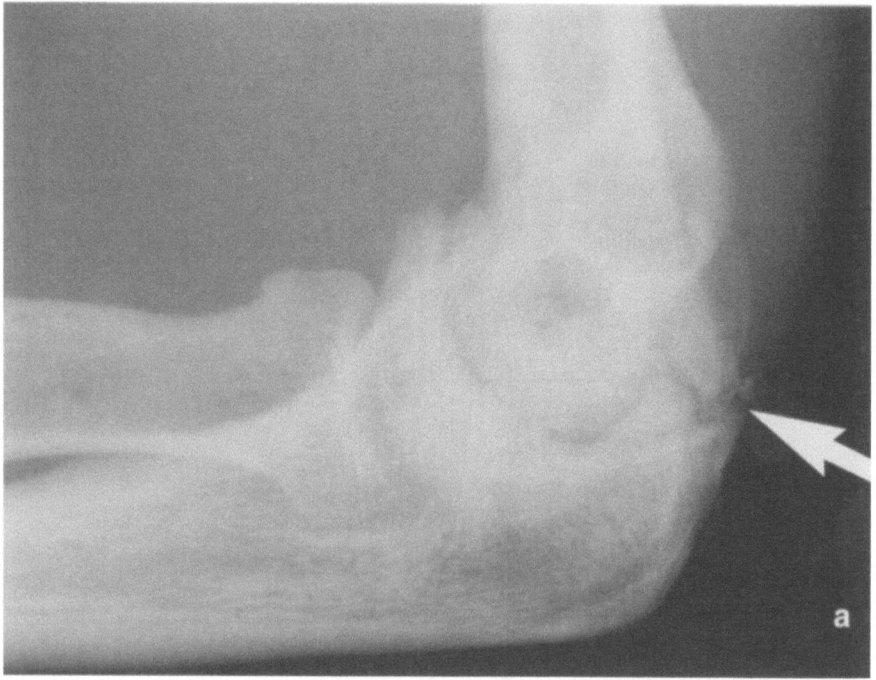

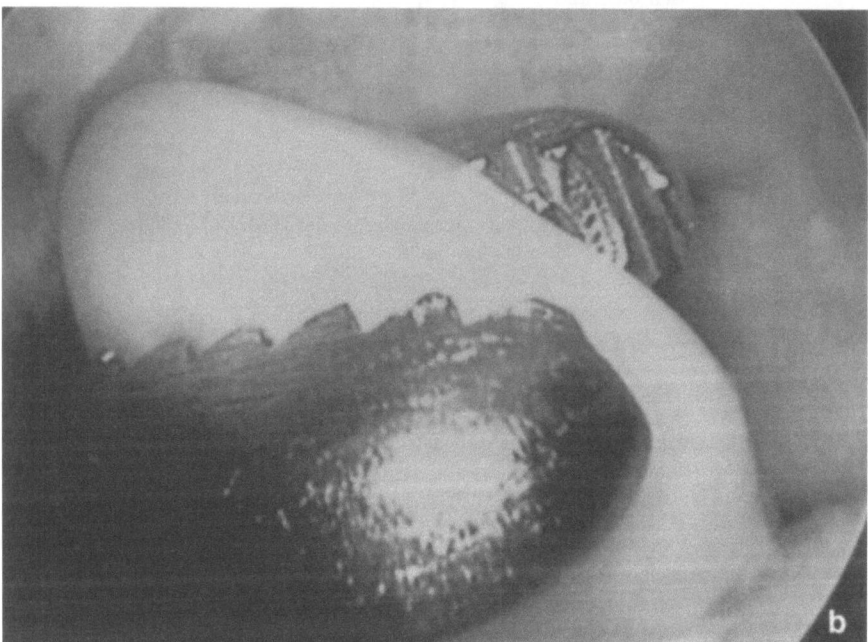

Fig. 5a,b. a Proiezione Rx laterale preoperatoria di un grosso corpo mobile. **b** Rimozione del corpo mobile dal compartimento posteriore con una pinza da presa

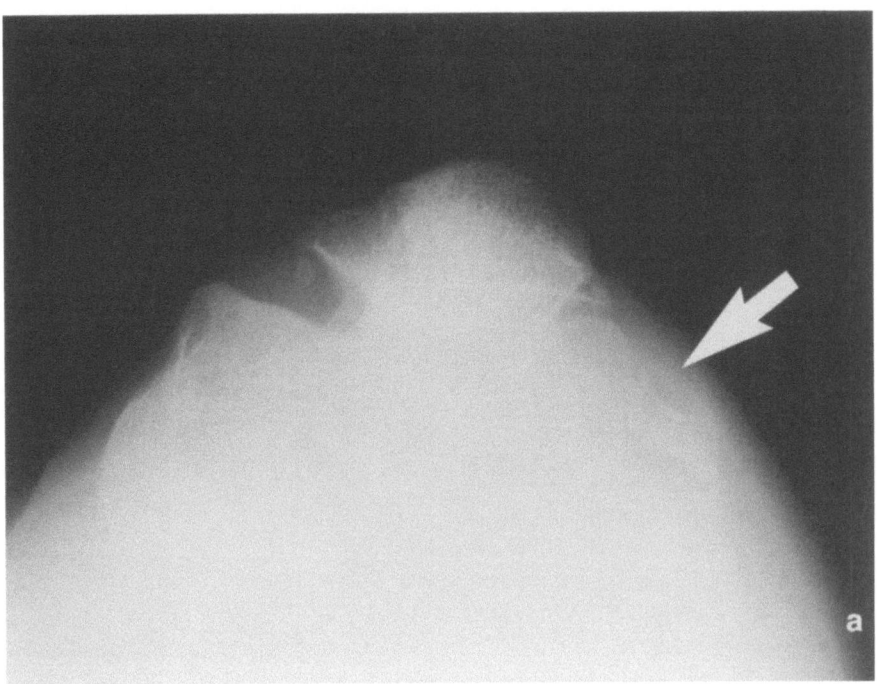

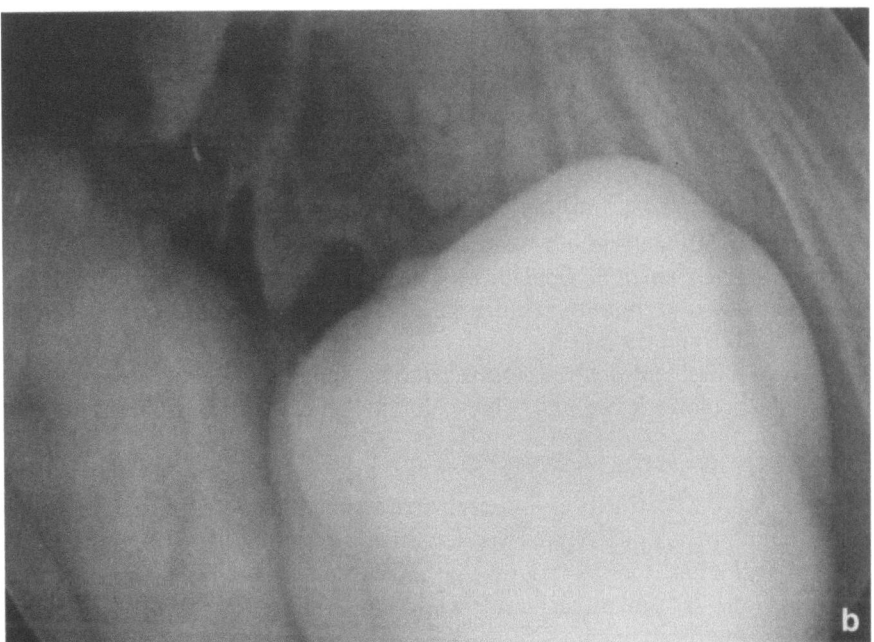

Fig. 6a,b. a Proiezione Rx assiale preoperatoria di un corpo mobile. b Corpo mobile nella guancia mediale. Il processo coronoideo può essere visto a sinistra della foto

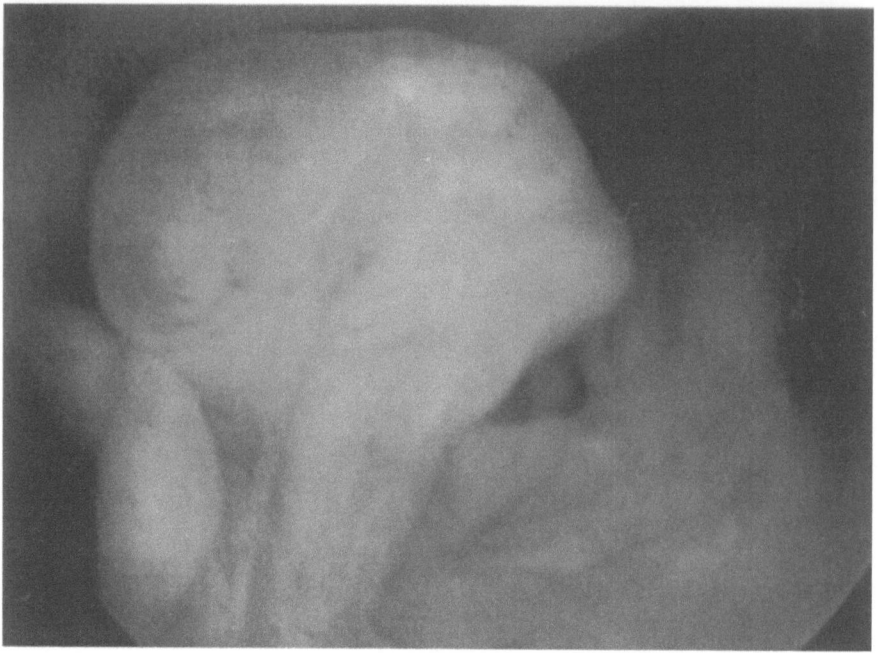

Fig. 7. Corpo mobile visto nel compartimento anteriore con inserzione sinoviale

Quando un corpo mobile è stato identificato, diverse tecniche possono essere utilizzate per la loro rimozione. Quando un corpo mobile viene evidenziato, il chirurgo dovrebbe tentare una rimozione immediata prima di ispezionare altre aree poiché potrebbe spostarsi durante tale procedura. Nel caso di un corpo mobile anteriore molto grande potrebbe essere necessario allargare l'accesso. Se la rimozione richiede un accesso così grande da causare un significativo stravaso di liquido, il chirurgo può decidere di completare l'artroscopia prima di rimuoverlo [12].

I corpi mobili che possono essere rimossi facilmente possono essere asportati dall'articolazione con uno Schlesinger o con un altro tipo di pinza da presa (Fig. 8).

La presa deve essere sicura per non lasciare i corpi mobili nei tessuti molli mentre vengono estratti. Essi dovrebbero essere completamente liberati dai tessuti molli prima di fare qualsiasi tentativo per rimuoverli. I corpi di dimensioni maggiori possono essere rimossi interi o possono essere frantumati utilizzando uno strumentario motorizzato. Se la rimozione di un frammento molto grande direttamente attraverso la pelle necessita della rimozione della cannula o dell'allargamento dell'accesso, il chirurgo dovrebbe mantenere l'accesso. Tuttavia, se l'accesso è perduto, l'artroscopio può essere fatto passare fuori dalla capsula articolare con la tecnica in-out e la cannula può essere

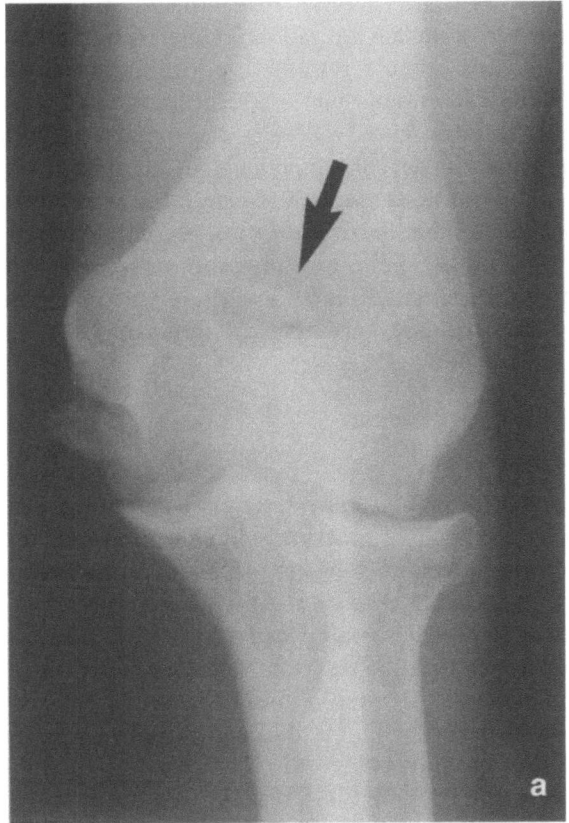

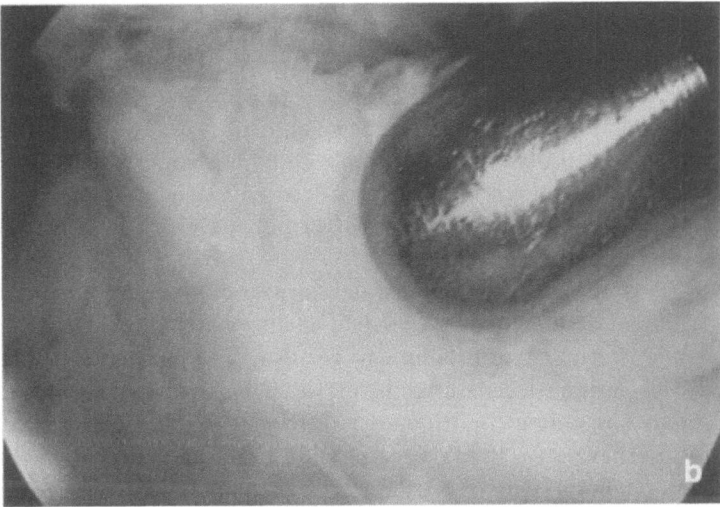

Fig. 8a,b. a Proiezione Rx antero-posteriore preoperatoria di un corpo mobile. **b** Pinza da presa che rimuove il corpo mobile dal processo olecranico posizionata sopra l'artroscopio per rifare l'accesso. I corpi mobili più piccoli possono essere indirizzati verso la cannula e aspirati direttamente. Infine, l'artroscopio può essere sganciato dalla cannula, retratto di pochi millimetri per prevenire danni alla lente, quindi la cannula può essere utilizzata per tener fermo il corpo mobile mentre la pinza viene utilizzata per rimuoverlo [18]. Questa tecnica può prevenire la perdita dei corpi mobili nei tessuti molli.

La rimozione dei corpi mobili può essere relativamente facile se si lavora rapidamente, se è sistematica, e se si prendono misure atte a prevenire l'intrappolamento dei corpi mobili nei tessuti molli. I corpi mobili possono essere rimossi quando individuati, ad eccezione di quelli grandi, la cui rimozione immediata complicherebbe eccessivamente il proseguo dell'intervento.

Risultati

L'artroscopia del gomito per i corpi mobili può essere una tecnica sicura ed efficace, ed i risultati della loro rimozione sono prevedibili nei pazienti con corpi mobili primari. Quando altre patologie vengono sospettate prima dell'intervento o vengono scoperte durante l'intervento, il paziente dovrebbe essere adeguatamente informato circa i probabili benefici dell'intervento. Andrews e Carson [7] ed O'Driscoll e Morrey [20] hanno riportato nelle loro casistiche un miglioramento dopo la rimozione di corpi mobili isolati in tutti i pazienti. Ward e Anderson [22] hanno riportato buoni risultati dal trattamento artroscopico in più del 90% dei loro pazienti con corpi mobili. Ogilvie-Harris e Schemitsch [21] hanno trovato che l'89% dei loro pazienti con corpi mobili avevano risultati soddisfacenti. Anche Greys e coll. [13] hanno avuto eccellenti risultati con corpi mobili.

Il trattamento artroscopico può essere eseguito con successo, anche se minore, quando utilizzato per trattare corpi mobili secondari a lesioni da osteocondrosi dissecante. O'Driscoll e Morrey [20] hanno riportato un miglioramento in tutti e quattro i loro pazienti che avevano corpi mobili associati ad osteocondrosi dissecante. Jackson e coll. [30] hanno notato un miglioramento della sintomatologia in ginnasti affetti da osteocondrosi dissecante, tuttavia solo un paziente nella loro casistica fu capace di continuare la ginnastica a livelli competitivi.

La rimozione artroscopica dei corpi mobili isolati è meno soddisfacente quando il corpo mobile è associato ad altre patologie. O'Driscoll e Morrey [20] hanno riferito sui loro fallimenti verificatisi in pazienti con artrosi post-traumatica, lesioni degenerative primarie dell'articolazione, contratture idiopatiche in flessione e condromatosi sinoviale. Ogilvie-Harris e Schemitsch [21] hanno rilevato che solo un terzo dei loro pazienti con contrattura in flessione sono migliorati dopo rimozione di un corpo mobile.

Complicanze

Numerose complicanze sono state riportate in seguito ad artroscopia di gomito [31]. Le più frequenti sono quelle che interessano la compromissione neurovascolare. Numerosi autori hanno descritto i rapporti delle maggiori strutture neurovascolari attorno al gomito in relazione al posizionamento degli accessi. Papillon e coll. [32] hanno riportato un caso di paralisi del nervo interosseo posteriore, e Thomas e coll. [33] hanno riportato un caso di lesione del nervo radiale secondaria ad artroscopia. Una paralisi transitoria del nervo radiale si è verificata nel 4% dei pazienti di O'Driscoll e Morrey [20] dopo iniezione intra-articolare di anestetico. Lynch e coll. [8] hanno riportato una paralisi transitoria del nervo radiale basso, ritenendo che fosse il risultato di una sovradistensione dell'articolazione; una transitoria paralisi del nervo mediano basso, ritenuta secondaria all'anestetico locale, ed un neuroma del nervo cutaneo mediale dell'avambraccio che ha richiesto la resezione.

Per prevenire queste complicanze noi raccomandiamo di eseguire tutti gli accessi dopo che l'articolazione è stata ben distesa. Bisognerebbe prestare molta attenzione nei pazienti con artrofibrosi. C'è un aumentato rischio di complicanze dovuto alla limitata capacità di distensione dell'articolazione fibrotica. In secondo luogo, noi dopo l'intervento infiltriamo solo l'accesso e non l'articolazione. Casscells [34] ha descritto un caso di lesione di nervo ulnare poi riparato, in seguito al posizionamento dello strumentario motorizzato. Sono state anche descritte altre lesioni del nervo mediano [8].

La secrezione dall'accesso e le infezioni superficiali hanno una percentuale che varia dal 1% al 4% [7, 16, 20, 21, 31]. Tutti i casi di infezione superficiale sono trattati con antibiotici. Noi suturiamo i nostri accessi dopo l'intervento con una semplice sutura in nylon. Lavorando rapidamente e riducendo al minimo lo stravaso di liquido si può inoltre ridurre la persistenza di secrezione dagli accessi.

La più probabile complicanza specifica della rimozione di corpi mobili è la mancata rimozione di tutti i corpi mobili e la loro perdita nei tessuti mobili. Noi pensiamo che utilizzando le tecniche sopra descritte, queste complicanze possano essere minimizzate.

Conclusioni

L'artroscopia è un metodo sicuro e pratico per il trattamento dei corpi mobili del gomito. Il risultato può essere prevedibile sulla base di un'attenta diagnosi pre-operatoria ed una valutazione intra-operatoria della patologia che ha causato il corpo mobile. Le complicanze possono essere diminuite se si segue una tecnica sicura e se viene rispettata l'anatomia neurovascolare.

Bibliografia

1. Burman MS (1931) Arthroscopy or the direct visualization of joints. J Bone Joint Surg Am 13:669-695
2. Burman MS (1932) Arthroscopy of the elbow joint. A cadaver study. J Bone Joint Surg Am 14:349-350
3. Watanabe M (1971) Arthroscopy of small joints. J Jpn Orthop Assoc 44:908
4. Ito K (1979) The arthroscopic anatomy of the elbow joint. Arthroscopy 4:2-9
5. Maeda Y (1980) Arthroscopy of the elbow joint. Arthroscopy 5:5-8
6. Hempfling H (1983) Die endoskopische Untersuchung des Ellenbogengelenkes vom dorsoradialen Zugang. Z Orthop Ihre Grenzgeb 121: 331
7. Andrews JR, Carson WG (1985) Arthroscopy of the elbow. Arthroscopy 1:97-107
8. Lynch GJ, Meyers JF, Whipple TL, Caspari RB (1986) Neurovascular anatomy and elbow arthroscopy: Inherent Risks. Arthroscopy 2:190-197
9. Poehling G, Whipple T, Sisco L, Goldman B (1989) Elbow arthroscopy: A new technique. Arthroscopy 5:222
10. Soffer SR, Andrews JR (1994) Arthroscopic Surgical Procedures of the Elbow: Common Cases. In: Andrews JR, Soffer SR (eds) Elbow Arthroscopy. Mosby, St. Louis, pp 59-61
11. Brooks AA, Baker CL (1998) Arthroscopy of the Elbow. In: Stanley D, Kay NRM (eds) Surgery of the Elbow: Practical and scientific aspects. Oxford University Press, New York, pp 71-82
12. Baker CL Jr (1993) Loose bodies. In: Whipple TL, Esch JC, Baker CL Jr (eds) Arthroscopic surgery: The shoulder and elbow. JB Lippincott, Philadelphia, pp 271-276
13. Greis PE, Halbrecht J, Plancher KD (1995) Arthroscopic removal of loose bodies of the elbow. Orthop Clin N Orth Am 26:679-689
14. Schengel D (1999) Management of loose bodies. In: Savoie FH, Field LD (eds) Arthroscopy of the elbow. Churchill Livingstone, New York, pp 51-60
15. Baker CL, Jones GL (1999) Arthroscopy of the elbow. Am J Sports Med 27:251-264
16. Boe S (1986) Arthroscopy of the elbow: Diagnosis and extraction of loose bodies. Acta Orthop Scand 57:52
17. Moscal M, Savoie FH, Field LD (1999) Elbow arthroscopy in trauma and reconstruction. Orthop Clin North Am 30:163-177
18. O'Driscoll SW (2000) Elbow Arthroscopy: Loose bodies. In: Morrey BF (ed) The elbow and its disorders. WB Saunders, Philadelphia, pp 510-514
19. O'Driscoll SW (1992) Elbow arthroscopy for loose bodies. Orthopedics 15:855
20. O'Driscoll SW, Morrey BF (1992) Arthroscopy of the elbow: Diagnostic and therapeutic benefits and hazards. J Bone Joint Surg Am 74:84-94
21. Ogilvie-Harris DJ, Schemitsch E (1993) Arthroscopy of the elbow for removal of loose bodies. Arthroscopy 9:5-8
22. Ward WG, Anderson TE (1993) Elbow arthroscopy in a mostly athletic population. J Hand Surg Am 18:220-224
23. Milgram JW (1977) The development of loose bodies in human joints. Clin Orthop 124: 292-303
24. Rush DS, Poehling GG (1991) Arthroscopic treatment of Panner's Disease. Clin Sports Med 10:629
25. Clarke RP (1988) Symptomatic, lateral synovial fringe (plica) of the elbow joint. Arthroscopy 4:112

26. Childless HM (1975) Recurrent ulnar nerve dislocation at the elbow. Clin Orthop 108:168
27. Ward WG, Belhobek GH, Anderson TE (1992) Arthroscopic elbow findings: Correlation with preoperative radiographic studies. Arthroscopy 8:498-502
28. Baker CL, Shalvoy RM (1991) The prone position for elbow arthroscopy. Clin Sports Med 10:623-629
29. Lindenfeld TN (1990) Medial approach in elbow arthroscopy. Am J Sports Med 18:413-417
30. Jackson D, Silvino N, Reiman P (1989) Osteochondritis dissecans in female gymnast's elbow. Arthroscopy 5:129-136
31. Small NC (1986) Complications in arthroscopy: The knee and other joints. Arthroscopy 2:253-258
32. Papillon J, Neff R, Shall L (1988) Compression neuropathy of the radial nerve as a complication of elbow arthroscopy: A case report and review of the literature. Arthroscopy 4:284-285
33. Thomas MA, Fast A, Shapiro D (1987) Radial nerve damage as a complication of elbow arthroscopy. Clin Orthop 215:130-131
34. Casscells SW (1987) Neurovascular anatomy and elbow arthroscopy: Inherent risks. Editor's comment. Arthroscopy 2:190

Patologia condrale ed osteocondrale del gomito: trattamento artroscopico

J.W. Uribe[1,2], A.E. Martinez[2]

Gli autori giapponesi sono stati i primi a sviluppare la chirurgia artroscopica. Anche l'artroscopia di gomito fu iniziata in Estremo Oriente ed apparentemente il primo chirurgo ad eseguire con successo un trattamento artroscopico di gomito è stato il Professor Watanabe [1]. Nel 1979, Ito [2] ha descritto l'anatomia artroscopica dell'articolazione del gomito. Nella letteratura occidentale, il primo articolo è stato scritto da Johnson [3] nel 1981, e successivamente da Andrews e Morrey [4, 5], rispettivamente nel 1985 e nel 1986.

L'artroscopia di gomito è diventata estremamente preziosa non solo per la diagnosi ma anche per il trattamento di numerose patologie articolari. Inizialmente c'era confusione su tale procedura, soprattutto a causa delle differenti sedi degli accessi così come della sequenza di esecuzione degli stessi. Studi anatomici orientati specificamente nel determinare le strutture a rischio e gli accessi più convenienti per permettere una completa valutazione e accessibilità delle differenti strutture, hanno fatto luce sui metodi che oggi utilizziamo correntemente [6-12]. Lo strumentario moderno e la miglior comprensione della patologia diagnosticata artroscopicamente hanno permesso ai chirurghi di estendere le indicazioni dell'artroscopia di gomito e inoltre ne hanno migliorato i risultati [13-15].

Considerazioni anatomiche specifiche sugli accessi

Le strutture vulnerabili attorno all'articolazione del gomito sono localizzate soprattutto nel compartimento anteriore. La sola struttura localizzata nel com-

---

[1]Department of Orthopaedics and Rehabilitation, University of Miami, Coral Gables, Florida, USA; [2]UHZ Sports Medicine Institute, University of Miami, Coral Gables, Florida, USA

partimento posteriore che potrebbe essere suscettibile di lesione è il nervo ulnare, che è a rischio se l'accesso antero-mediale superiore viene eseguito con scivolamento del trocar posteriormente al setto intermuscolare. Quindi bisogna prestare molta attenzione quando si eseguono gli accessi anteriori. Noi ci concentreremo su quegli accessi che consideriamo necessari per la maggior parte delle tecniche artroscopiche diagnostiche e operative.

Accesso prossimale mediale. Questo accesso è approssimativamente 2 cm prossimale all'epicondilo mediale secondo la descrizione di Poehling [12]. La palpazione del setto intermuscolare a questo livello è di solito facilmente eseguibile anche in soggetti muscolosi. Il nervo cutaneo mediale dell'avambraccio o uno dei suoi rami può trovarsi da 0 a 9 mm, in accordo con numerosi studi su cadavere [6, 9, 16]. Il nervo mediano passa approssimativamente da 7 a 20 mm anteriormente all'accesso quando il gomito è in flessione. Questa distanza diminuisce in estensione. Sono state descritte lesioni al nervo mediano e alla sua branca interossea anteriore [4, 17]. Il nervo ulnare è posteriore al setto intermuscolare e rimane protetto tenendosi anteriori alla cresta mediale della regione sovracondiloidea dell'omero. La sua distanza dalla traiettoria della cannula è approssimativamente 12 mm. Sono stati riportati casi di lesioni di tutte le strutture nervose sopracitate [4, 17, 18]. L'arteria brachiale si trova approssimativamente a 18 mm dalla traiettoria della cannula e non è stata descritta nessuna lesione durante l'artroscopia (Fig. 1).

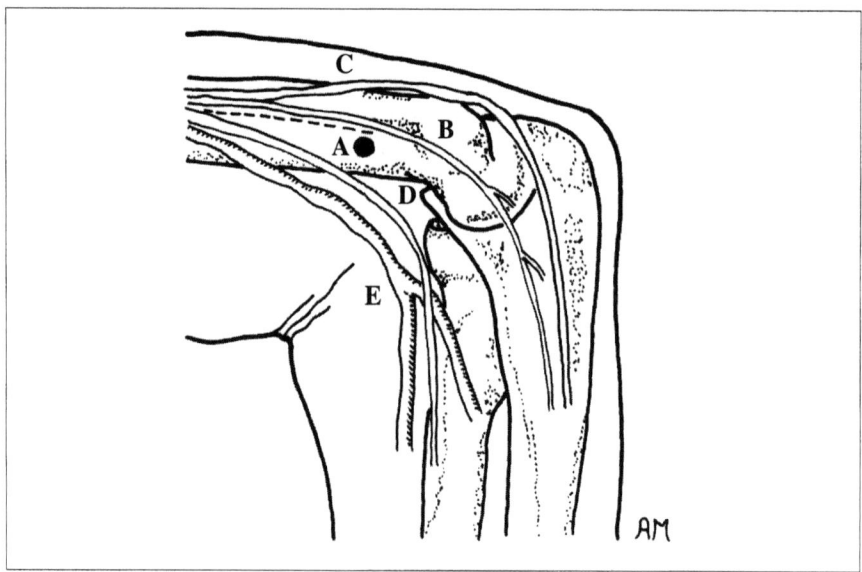

Fig. 1. Disegno schematico della localizzazione dell'accesso supero-mediale *(A)*. Nota la vicinanza al nervo cutaneo mediale dell'avambraccio *(B)*. Sono disegnati anche il nervo ulnare *(C)*, il nervo mediano *(D)* e l'arteria brachiale *(E)*. Il setto intermuscolare è rappresentato con una linea punteggiata

Accesso laterale intermedio. Questo accesso è anche conosciuto come accesso "soft-spot" e la sua localizzazione è stata indicata come il punto preferito per l'aspirazione o l'infiltrazione intra-articolare del gomito. Esso è localizzato nel mezzo di un'area formata da un triangolo tra l'epicondilo laterale, la faccia posteriore della testa del radio e l'olecrano. Non è stato riportato in associazione a nessuna lesione nervosa (Fig. 2).

Accesso postero-laterale. L'accesso è approssimativamente da 2 a 3 cm prossimale all'apice dell'olecrano e si trova subito lateralmente al tendine del muscolo tricipite, che può essere palpato manualmente (Fig. 3). Fra i nervi localizzati vicino a questo accesso, vi sono il cutaneo mediale del braccio, il cutaneo posteriore dell'avambraccio ed il nervo ulnare, ma si trovano alla distanza minima di 2.5 cm dalla cannula.

Accesso posteriore diretto. È localizzato nella porzione media del tendine tricipite e dovrebbe essere posizionato subito al di sopra della linea che congiunge entrambi gli epicondili (Fig. 3). Questo accesso è localizzato più vicino al nervo ulnare rispetto all'accesso postero-laterale e si trova da 15 a 20 mm da esso.

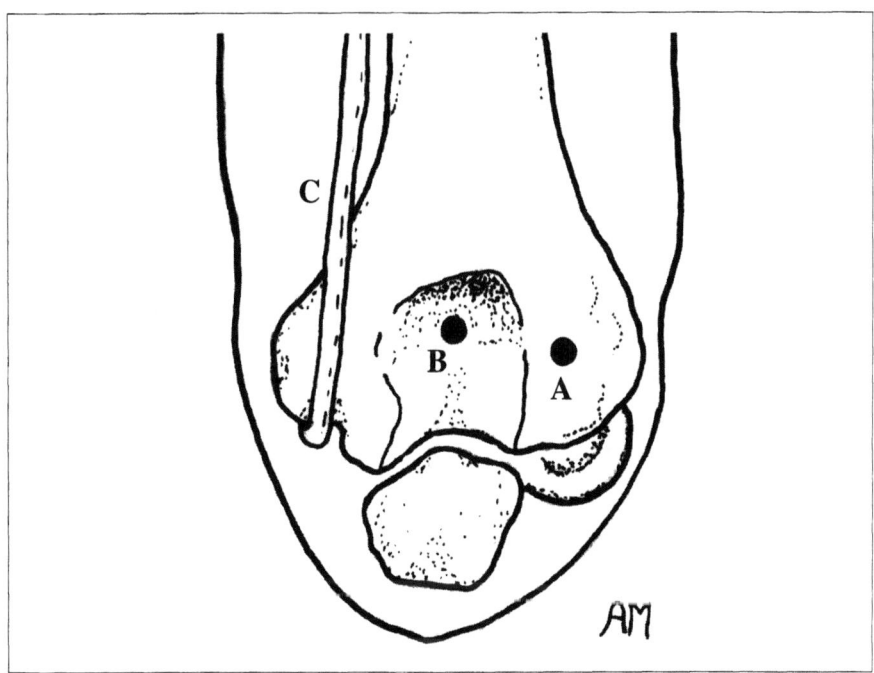

Fig. 3. Disegno schematico che mostra il posizionamento dell'accesso postero-laterale *(A)* e posteriore diretto *(B)*. È riportato anche il nervo ulnare *(C)*

Accesso antero-laterale. L'accesso antero-laterale è stato descritto da vari autori in differenti posizioni rispetto ai punti di repere ossei [4, 19, 20]. Noi riteniamo che la misurazione fatta dall'epicondilo laterale può essere estremamente variabile secondo la taglia del paziente, e il differente grado di sviluppo muscolare nei pazienti può alterare il corrispondente punto d'ingresso dell'accesso nella capsula anteriore. Noi preferiamo utilizzare la testa del radio come punto di repere osseo, eseguendo l'accesso in posizione strettamente anteriore ad essa. Superficialmente il nervo cutaneo posteriore dell'avambraccio si trova molto vicino al punto d'entrata di questo accesso. La cannula perfora sia il muscolo estensore radiale del carpo che il muscolo supinatore, prima di entrare nella capsula. La sua posizione è molto vicina al ramo profondo del nervo radiale (nervo interosseo posteriore) con una distanza che varia da 1 a 10 mm con una media di 6 mm. Il nervo radiale è localizzato a maggiore distanza dalla cannula, con una media di 15 mm (Fig. 2). Lesioni del nervo radiale, soprattutto del suo ramo profondo, sono state riportate in precedenza [4, 21-23]. Altri accessi anteriori comprendono l'antero-mediale e il laterale prossimale. Noi crediamo che non sia necessario utilizzarli nella normale artroscopia di gomito diagnostica o chirurgica.

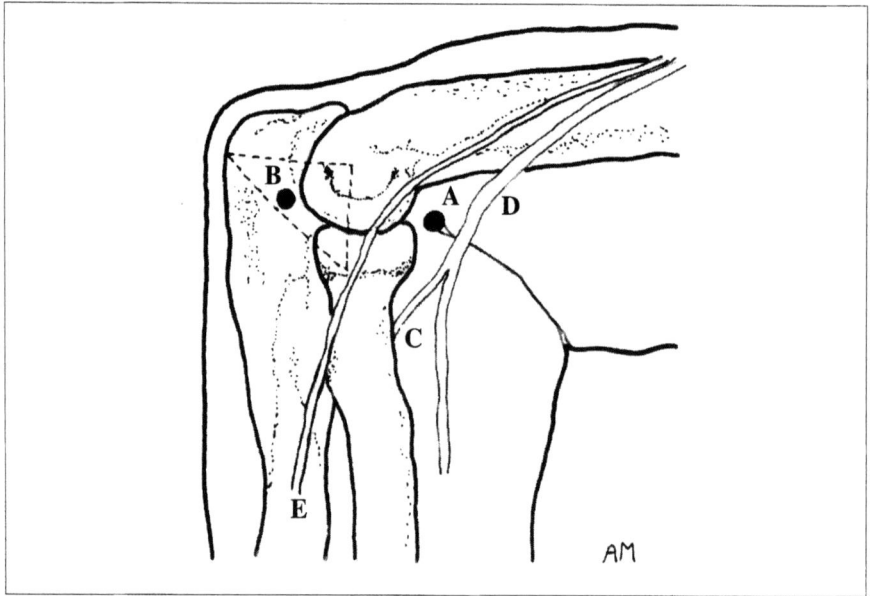

Fig.2. Disegno schematico dell'anatomia del versante laterale del gomito che dimostra la posizione degli accessi antero-laterale *(A)* e laterale intermedio *(B)*. Da notare la vicinanza dell'accesso antero-laterale *(A)* con il ramo interosseo posteriore *(C)* del nervo radiale *(D)*. Superficialmente è anche in stretta vicinanza al nervo cutaneo laterale dell'avambraccio *(E)*. L'accesso laterale intermedio *(B)* è situato nel triangolo formato dall'epicondilo laterale, dalla testa del radio e dall'olecrano

Indicazioni

Senza ombra di dubbio, storicamente l'indicazione più importante per l'artroscopia di gomito è stata la rimozione dei corpi mobili [4, 19, 24]. La capacità di visualizzare tutte le cavità dell'articolazione, la rende ideale per questo scopo.

Possono essere ricordate molte altre indicazioni, e noi cercheremo di elencare quelle che crediamo abbiano dimostrato di essere vantaggiose quando paragonate alle tecniche a cielo aperto. Il trattamento delle lesioni condrali dell'articolazione, che possono essere il risultato di numerose condizioni patologiche, è un importante indicazione. Queste lesioni includono l'osteocondrosi dissecante del condilo omerale, la condromalacia post-traumatica della testa del radio, i processi degenerativi artrosici che molto spesso sono associati con frammenti condrali liberi e le lesioni condrali che si hanno in seguito ad attività che causano stress ripetuti, specialmente negli atleti lanciatori. Le altre indicazioni risultano dalle patologie dei tessuti molli dell'articolazione. La sinovite e l'artrofibrosi sono le più rappresentative di questa categoria.

La rimozione degli osteofiti, in particolare dall'olecrano, può essere di beneficio sia negli atleti che in alcuni pazienti con alterazioni degenerative dell'articolazione. Gli osteofiti associati a stress da sovraccarico in valgo possono essere trattati artroscopicamente. In altri casi i vizi di consolidazione delle fratture della testa del radio possono produrre un blocco o l'erosione meccanica del condilo omerale a causa della protrusione dei frammenti ossei; questi pazienti miglioreranno notevolmente in seguito al debridement del frammento osseo anormale.

Le condizioni traumatiche acute possono trarre beneficio dall'artroscopia diagnostica o terapeutica, soprattutto le fratture della testa del radio e le fratture del condilo omerale. Sono stati raccomandati numerosi trattamenti per l'artrite settica del gomito, ma noi crediamo che il drenaggio chirurgico sia il più indicato. In questo caso l'artroscopia è la tecnica migliore in quanto permette il debridement della maggior parte delle cavità dell'articolazione. Infine, noi raccomandiamo l'artroscopia per quelle condizioni dolorose croniche non diagnosticate che, prima dell'intervento, si dimostrano essere di natura intra-articolare tramite un'iniezione intra-articolare di anestetico.

Ci sono delle condizioni in cui l'artroscopia dovrebbe essere evitata. Queste includono alcuni casi nei quali l'anatomia dell'articolazione è stata distorta a causa di malformazioni congenite, deformità post-traumatiche o precedenti interventi come nei pazienti con una trasposizione del nervo ulnare.

Tecnica preferita dagli autori

L'artroscopia di gomito è di routine eseguita in day hospital. Quando l'intervento deve essere associato alla tecnica a cielo aperto, noi preferiamo trattenere il paziente durante la notte. Anche se l'utilizzo profilattico di antibiotici nella chirurgia artroscopica rimane controverso, noi utilizziamo correntemente una cefalosporina di prima generazione (cefalotina o cefazolina) somministrata un'ora prima dell'intervento. Se il paziente resta ospedalizzato, vengono somministrate per via endovenosa altre due dosi ad intervalli di 8 ore. L'anestesia generale è preferita al blocco regionale del plesso brachiale perché abbiamo rilevato che il paziente ha una migliore tolleranza dell'intervento.

Prima di posizionare il paziente, il gomito viene esaminato sotto anestesia per determinare l'arco di movimento e la stabilità. Il paziente viene poi posto in decubito laterale su un materasso ad aspirazione con l'arto affetto posizionato superiormente. Il plesso brachiale controlaterale è protetto con un rotolo ascellare messo sotto il torace prossimale che è posizionato il più vicino possibile al margine del tavolo dalla parte del chirurgo. L'arto affetto viene quindi posto in un supporto imbottito con il braccio approssimativamente a 90° di flessione e rotazione interna della spalla, e il gomito ugualmente flesso all'estremità del supporto. Il gomito dovrebbe essere posizionato in modo che sia possibile la completa estensione e che sia possibile la flessione oltre i 90° (Fig. 4). Noi crediamo che con questa tecnica il gomito sia in una posizione stabile e che possa essere accessibile in un modo simile a quello del ginocchio. L'accesso alla zona posteriore del gomito è facilitato. Al contrario di alcuni autori, noi non crediamo che sia necessaria alcuna trazione [25]. Raccomandiamo l'uso di un tourniquet sterile, che permette un campo chirurgico più largo, diminuen-

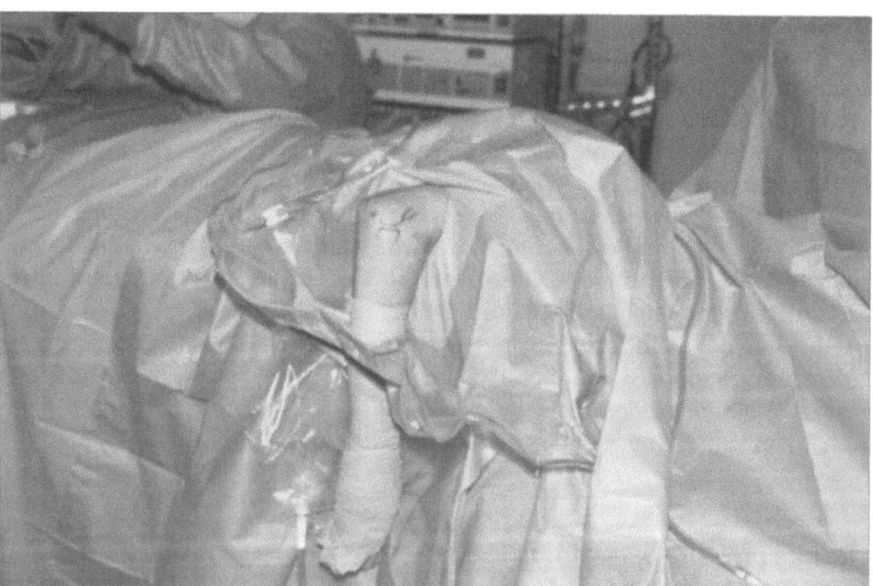

Fig. 4. Visione dall'alto del posizionamento del paziente in decubito laterale dopo il posizionamento dei teli sterili. Il gomito è appoggiato liberamente sul supporto che permette la flessione e l'estensione. L'anatomia è disegnata sulla cute del paziente per l'esecuzione degli accessi

mantenendo il contatto permanente con il margine anteriore dell'omero. Quando la capsula viene perforata, può essere avvertito un tipico cambio di resistenza. Esso viene confermato dal reflusso di liquido attraverso la cannula. Viene introdotto l'artroscopio e viene eseguita l'ispezione del compartimento anteriore. Si può ottenere un'adeguata visualizzazione della testa del radio, del legamento anulare, del condilo omerale, della capsula anteriore, della coronoide e della fossa coronoidea (Fig. 6). La pronazione e la supinazione dell'avambraccio permettono la valutazione di una maggior area della testa del radio. Successivamente il chirurgo dovrebbe palpare l'area dell'accesso antero-laterale. In questa posizione con l'artroscopio potrebbe essere visualizzata un'indentatura della capsula. Un ago da spinale 18 G viene introdotto nell'area dell'accesso nell'articolazione (Fig. 7). Piccole modifiche nella posizione di ingresso dell'accesso possono essere provate a seconda della necessità di ciascun intervento. La posizione dell'ago inoltre aiuta il chirurgo ad orientare la cannula durante la sua introduzione. Il trocar viene introdotto con una tecnica sicura e può essere utilizzato per palpare la cartilagine e le altre strutture. È importante considerare la possibilità di introdurre la cannula nell'accesso antero-laterale con il gomito in posizione neutra o in pronazione perché in questa posizione il nervo radiale ed il suo ramo interosseo posteriore sono situati più anteriormente. Per completare la valutazione del compartimento anteriore, l'artroscopio dovrebbe essere spostato nell'accesso antero-laterale, e la palpazione eseguita dal versante supero-mediale.

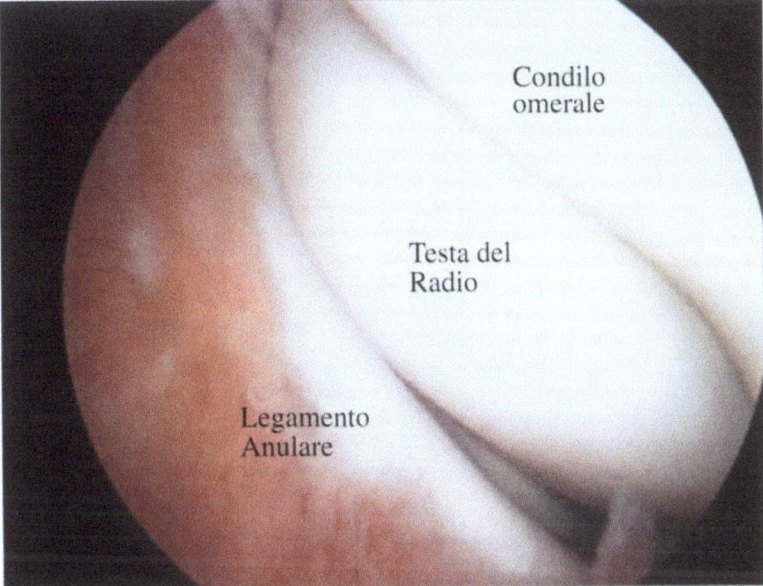

Fig. 6. Visione artroscopica del condilo omerale, della testa del radio e del legamento anulare visti dall'accesso supero-mediale

do lo spazio morto causato dal telo sopra il tourniquet non sterile. Dopo aver eseguito la preparazione sterile e il posizionamento dei teli, viene disegnata l'anatomia sulla cute. I reperi importanti comprendono l'epicondilo, l'olecrano, la testa del radio e il nervo ulnare che può essere palpato facilmente. L'articolazione del gomito viene poi iniettata con circa 30 cc di soluzione salina normale nell'area dell'accesso laterale intermedio (vedi sopra). Durante l'iniezione, ci potrebbe essere un ritorno del liquido, e potrebbe essere osservato qualche grado di supinazione dell'avambraccio dalla posizione neutra. La distensione della capsula aumenta la distanza delle strutture nervose dalla cannula nella maggior parte degli accessi.

L'artroscopia può essere eseguita sia con un artroscopio convenzionale da 4.0 mm a 30°, sia con un set per piccole articolazioni da 2.7 mm. Preferiamo inoltre l'utilizzo di una pompa artroscopica a infusione per mantenere la distensione durante l'intervento, ma può essere sufficiente anche il flusso gravitario. L'intervento viene iniziato con l'accesso mediale prossimale, che è più sicuro dell'accesso antero-laterale [10, 12]. Utilizziamo una tecnica d'accesso sicura, che consiste in un'incisione longitudinale della cute seguita da una dissezione smussa del tessuto sottocutaneo, penetrando a livello della capsula (Fig. 5). Il trocar smusso e la cannula sono poi posizionati immediatamente davanti al setto intermuscolare mediale, e diretti verso il processo coronoideo

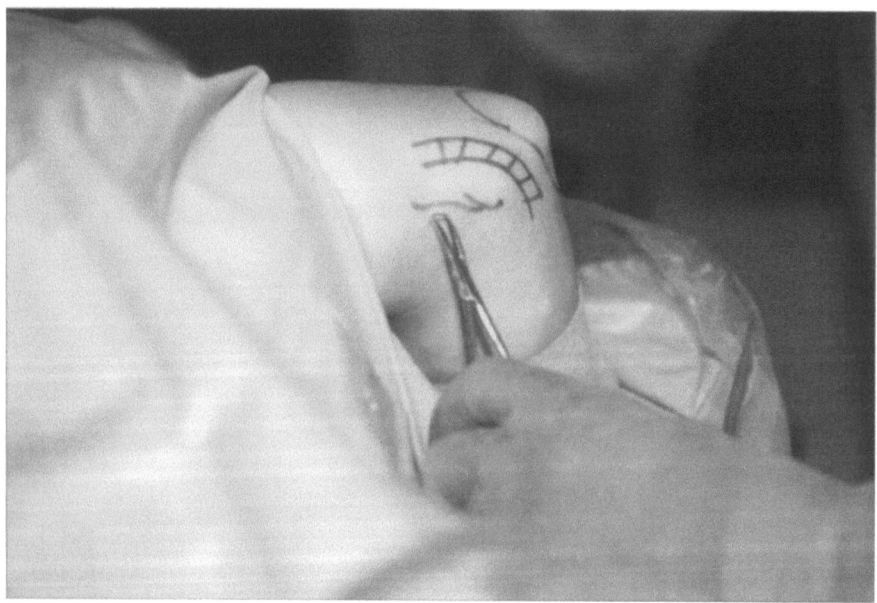

Fig. 5. Fotografia che dimostra la dissezione per via smussa del tessuto sottocutaneo nell'accesso supero-mediale. Il nervo ulnare giace posteriormente alla sua posizione come disegnato sulla cute dopo la palpazione

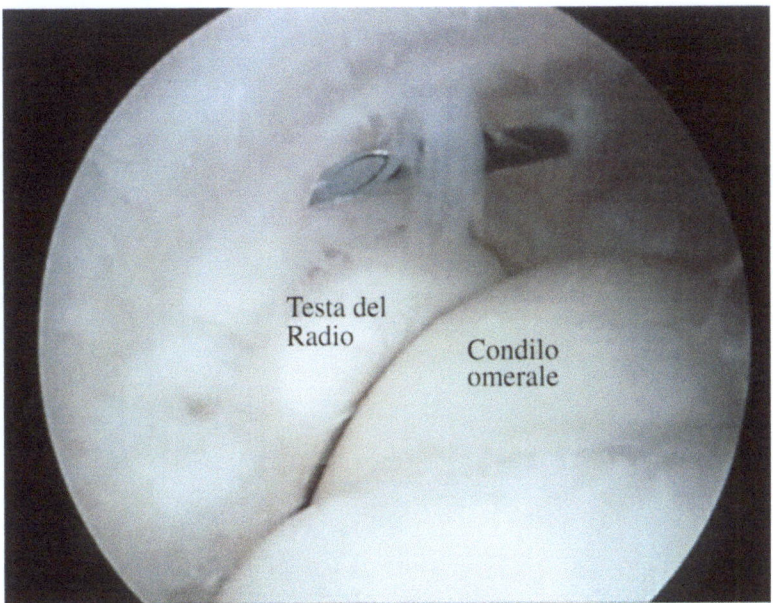

Fig. 7. Visione dell'ago 18 G che entra nella capsula anteriormente alla testa del radio mentre si esegue l'accesso antero-laterale

Dall'accesso antero-laterale può essere acquisita una miglior visualizzazione della troclea, della coronoide e del recesso mediale (Fig. 8). Durante l'esplorazione artroscopica del compartimento anteriore, il gomito dovrebbe inoltre essere flesso ed esteso per valutare la condizione della fossa coronoidea e per escludere la presenza di osteofiti in essa o nel processo coronoideo.

È importante ricordare a questo punto l'importanza di utilizzare una cannula in tutte le fasi durante l'artroscopia del gomito. L'artroscopio e gli strumenti dovrebbero sempre essere introdotti attraverso una cannula posizionata precedentemente. Questo è particolarmente importante nel compartimento anteriore per evitare la distensione dei tessuti molli e diminuire la possibilità di lesioni nervose.

L'artroscopia del compartimento posteriore viene iniziata dall'accesso laterale intermedio. Questo accesso permette la visualizzazione dell'articolazione radio-ulnare prossimale e del versante posteriore del condilo omerale e della testa del radio (Fig. 9). Con l'estensione del gomito l'artroscopio può essere diretto lungo la faccia laterale dell'olecrano superiormente verso la sua parte prossimale visualizzando la fossa dell'olecrano. A questo punto può essere eseguito un accesso postero-laterale. Un ago da spinale 18 G può essere utilizzato per valutare la direzione desiderata della cannula prima del suo inserimento. Dall'interscambio dell'artroscopio e degli strumenti attraverso questi due accessi, tutta la patologia postero-laterale può essere valutata. Con l'artroscopio attraverso l'accesso postero-laterale può essere esaminata la fossa dell'olecrano

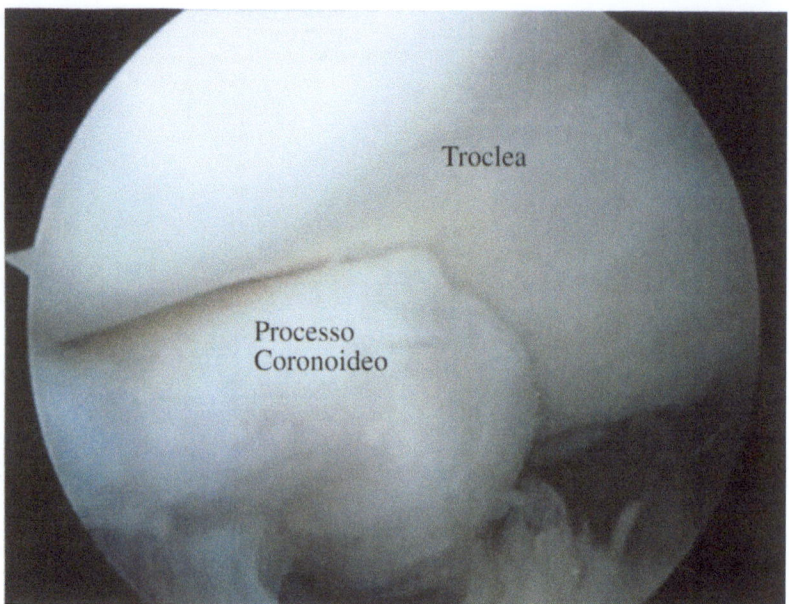

Fig. 8. Visione artroscopica della coronoide e della troclea visti dall'accesso antero-laterale

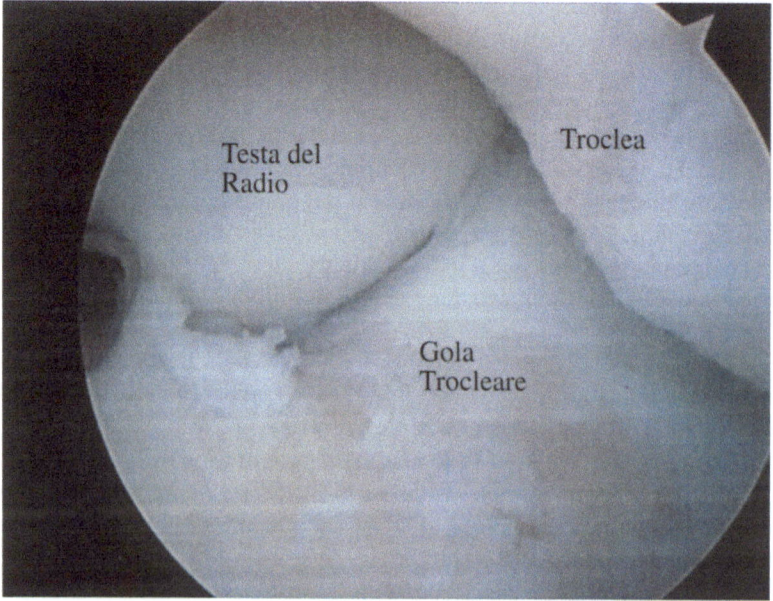

Fig. 9. Visione artroscopica dall'accesso laterale intermedio. Si vedono la testa del radio, l'articolazione radio-ulnare prossimale e la gola trocleare

e la guancia mediale (Fig. 10). Se è necessario intervenire su alcune di queste strutture viene eseguito un accesso posteriore diretto utilizzato come accesso operativo mentre si guarda attraverso l'accesso postero-laterale (Fig. 11). Questo completa la valutazione di tutta l'articolazione e permette il trattamento

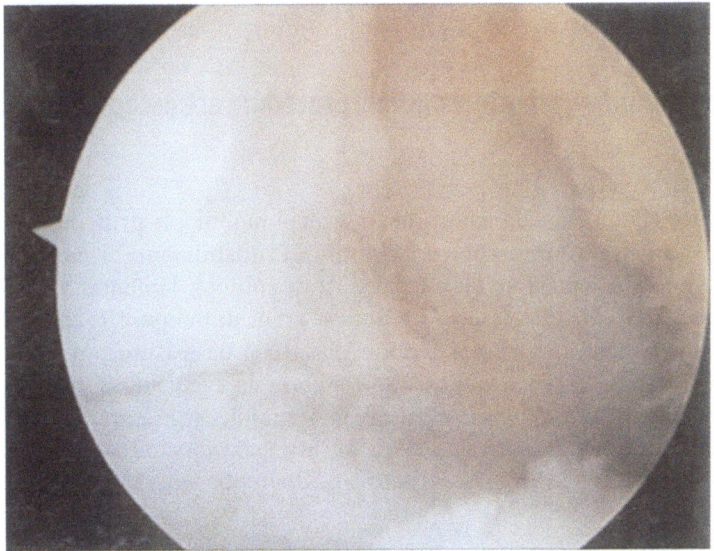

Fig. 10. Visione artroscopica della guancia postero-mediale vista dall'accesso postero-laterale

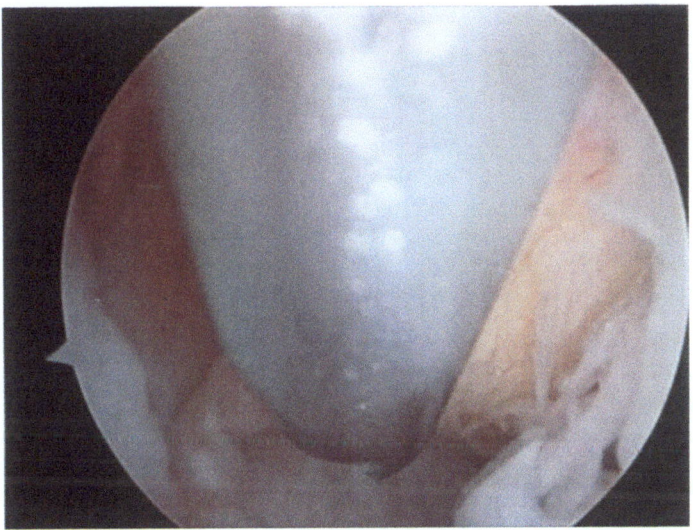

Fig. 11. Visione artroscopica dall'accesso postero-laterale mentre lo strumento motorizzato esegue il debridement della membrana sinoviale dall'accesso posteriore diretto

della maggior parte delle condizioni per cui è indicata l'artroscopia di gomito. Dopo aver terminato l'intervento noi preferiamo suturare la pelle con nylon 4-0 piuttosto che con graffette, per eseguire una sutura molto superficiale. Non raccomandiamo l'utilizzo di anestetico intra-articolare per controllare il dolore post-operatorio perché potrebbe infiltrarsi attraverso l'accesso raggiungendo i nervi, producendo una paresi post-operatoria.

Patologie condrali ed osteocondrali: procedure artroscopiche specifiche

Corpi mobili

Come ricordato prima, la rimozione dei corpi mobili è la principale indicazione della chirurgia artroscopica di gomito. Probabilmente il motivo è che si ottiene un eccellente risultato. I pazienti di solito si lamentano di blocchi o scatti dell'articolazione associati a diversi gradi di dolore. I corpi mobili possono essere di diversa composizione, che varia da tessuto molle condrale o fibroso a tessuto osseo. Essi possono risultare da eventi traumatici, osteocondrosi, artrosi e condromatosi sinoviale. Quando si esegue l'artroscopia, è necessaria una minuziosa valutazione di tutti i compartimenti dell'articolazione e delle sue cavità (Fig. 12). L'attenzione dovrebbe essere inoltre diretta all'i-

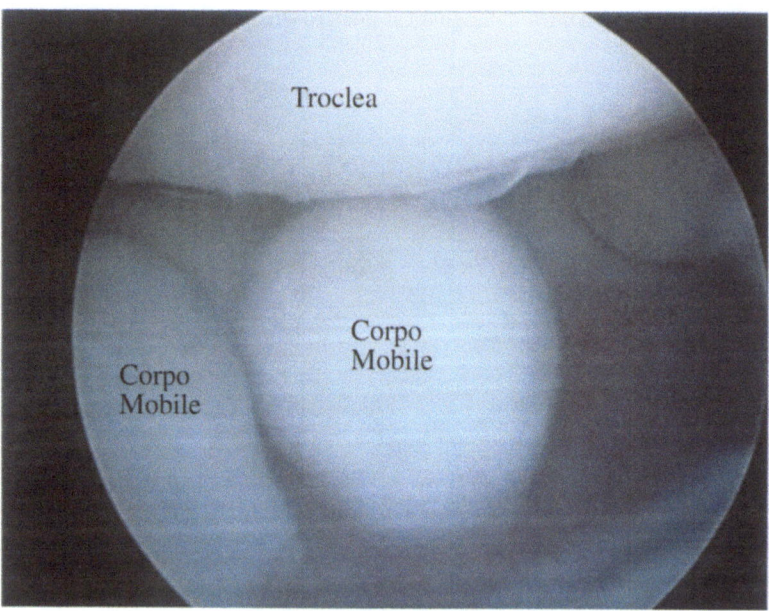

Fig. 12. Visione artroscopica di corpi mobili osteocondrali visti dall'accesso laterale intermedio

spezione di possibili fonti per i corpi mobili. Nel gomito i corpi mobili tendono ad essere relativamente grandi rispetto agli strumenti utilizzati in artroscopia, quindi la loro estrazione può essere difficoltosa. In questo caso il corpo mobile può essere frammentato all'interno dell'articolazione per evitare di allargare l'accesso. Questo si può ottenere con uno shaver utilizzando una lama full-radius o in caso di frammenti cartilaginei con pinze artroscopiche. In alcuni casi, quando il frammento non può essere ridotto di dimensione, la resezione può essere eseguita con una pinza e la dilatazione smussa dell'accesso con un piccolo emostato. Un importante aspetto tecnico è che il corpo mobile dovrebbe essere afferrato lungo il suo asse maggiore facilitando il passaggio attraverso l'accesso.

Lesioni condrali

Queste possono risultare da lesioni traumatiche acute o ripetitive, come nel caso della condromalacia dell'olecrano osservata nei lanciatori, o secondaria ad abrasioni causate da corpi mobili o sinovite. Di solito l'area può essere abrasa con una lama full-radius per ottenere un margine stabile. Più recentemente è stato dimostrato che questo risultato può essere ottenuto con l'utilizzo di strumenti a radiofrequenza [26].

Anche l'osteocondrosi dissecante giovanile, detta anche malattia di Panner, fa parte di questa categoria. Si pensa che sia il risultato di traumi ripetitivi nei lanciatori nei quali gli stress sulla parte laterale dell'articolazione omeroradiale causa una lesione alla cartilagine e all'osso subcondrale. La diagnosi non è un'indicazione assoluta per il trattamento chirurgico e questo tipo di trattamento dovrebbe essere riservato ai casi nei quali il trattamento conservativo non ha avuto successo. Alcuni pazienti manifestano sintomi meccanici che possono essere dovuti alla presenza di slaminamento della cartilagine o a veri corpi mobili osteocondrali, nel qual caso noi raccomandiamo un immediato trattamento chirurgico. Al contrario dell'osteocondrosi dissecante del ginocchio, la lesione del gomito tende ad essere più superficiale e non suscettibile di fissazione. Può essere eseguito il debridement dei frammenti instabili. Si possono eseguire tecniche tipo l'abrasione o le microfratture con un chiodo di Steinmann. La perforazione, in quest'ultima tecnica, dovrebbe essere eseguita tramite la percussione del chiodo con un martello, per evitare la possibilità di necrosi termica o coagulativa che si verifica in seguito al calore causato dall'attrito.

Osteofiti

Gli osteofiti possono essere secondari a un processo degenerativo o a forze anomale applicate al gomito. Inoltre le fratture possono dar origine alla formazione di osteofiti se c'è incongruenza. Un'importante indicazione per la rimozione degli osteofiti si ha in caso di stress da sovraccarico in valgo in atleti che praticano sport di lancio. Tale condizione si verifica più frequentemente in atleti lanciatori che presentano un'estensione limitata dolorosa e dolore allo stress in valgo durante l'esame fisico. La formazione di osteofiti si verifica nella zona prossimale mediale dell'olecrano e nella zona mediale della fossa olecranica. Gli osteofiti possono essere rimossi artroscopicamente con un abrader o direttamente con un osteotomo attraverso l'accesso posteriore diretto. Di solito si ottiene una significativa riduzione del dolore.

In caso di condizioni degenerative artrosiche, si può eseguire la rimozione degli osteofiti dall'olecrano o dal processo coronoideo. Noi preferiamo farlo in associazione al debridement artroscopico o all'escissione della parete della fossa dell'olecrano con un carotatore. Questa tecnica è simile a quella descritta da Savoie e coll. [27] come modifica dell'intervento di Outerbridge-Kaschiwagi.

Vizi di consolidazione post-traumatici della testa del radio

Nei pazienti con fratture della testa del radio trattate non chirurgicamente o con diversi metodi di fissazione, può essere presente un'incongruenza articolare. In questi pazienti l'artroscopia può essere di beneficio nel diminuire la possibilità di erosione del condilo omerale se la risonanza magnetica nucleare (RMN) o la tomografia computerizzata (TC) confermano la presenza di una vera irregolarità della superficie. In molti casi il trattamento indicato è l'abrasione del frammento che protrude. Se l'incongruenza è cronica, con un paziente che ha dolore ricorrente, versamenti ed artrosi omero-radiale, è indicata la resezione della testa del radio. La tecnica è stata riportata inizialmente da Menth-Chiari, Poehling e Ruch nel 1999 [28]. La resezione completa può essere eseguita con un abrader utilizzando soprattutto come accessi operativi l'antero-laterale e il laterale intermedio e, come accesso per la telecamera, il supero-mediale.

Trattamento post-operatorio

A causa della propensione del gomito alla rigidità post-traumatica, la maggior parte dei pazienti dovrebbe essere sottoposta precocemente alla mobilizzazione attiva e passiva. I movimenti di supinazione e pronazione sono importanti come la flessione e l'estensione e dovrebbero essere eseguiti simultaneamente. I movimenti attivi del polso e della mano così come quelli della spalla dovrebbero essere eseguiti a partire dal primo giorno dopo l'intervento. La mobilizzazione precoce è essenziale nei pazienti dopo la condroplastica, la rimozione di corpi liberi, la sinovialectomia e la rimozione di osteofiti. Gli esercizi di potenziamento dovrebbero essere iniziati dopo che l'arco di movimento è completo. A questo punto l'esame sotto anestesia è estremamente importante per determinare i risultati che si possono ottenere in termini di mobilità.

I pazienti nei quali sono state eseguite le perforazioni (microfratture) o la condroabrasione dovrebbero evitare gli esercizi di potenziamento per sei settimane per proteggere il tessuto di rigenerazione che si sta formando. Gli atleti possono tornare ad allenarsi non appena l'arco di movimento è completo e la forza di tutti i gruppi muscolari è buona all'esame clinico. Il ritorno al livello di attività pre-sintomatico negli atleti lanciatori è graduale e varia in accordo alle esigenze del paziente.

Complicanze

Le complicanze maggiormente riportate sono le lesioni nervose. Il nervo radiale ed il ramo interosseo posteriore sono quelli per i quali sono state descritte più lesioni [21, 23]. Sono state descritte anche lesioni del nervo mediano e ulnare [7, 17, 18, 29].

Le lesioni si possono evitare con una tecnica scrupolosa e con la conoscenza dell'anatomia. Le considerazioni che sono fondamentali e che aiutano a diminuire la possibilità di danni neurovascolari includono: la distensione dell'articolazione, l'esecuzione degli accessi col gomito in flessione, una tecnica di dissezione sicura per l'accesso, e la pronazione dell'avambraccio durante l'esecuzione dell'accesso antero-laterale. Gli accessi posteriori non danno un rischio significativo di lesione nervosa a meno che non si esegua un accesso postero-mediale: questo accesso non è consigliato.

Le infezioni sono complicanze non riportate nella maggior parte delle pubblicazioni, ma in definitiva come in ogni intervento artroscopico c'è un rischio latente. Una tecnica sicuramente asettica e la profilassi antibiotica pre-operatoria sono di estrema importanza. Infine c'è un caso descritto da Baker e Brooks [20], su una casistica che comprende più di 200 artroscopie di gomito, di formazione di osso eterotopico dopo un'artroscopia per un debridement di artrofibrosi.

Bibliografia

1. Watanabe M (1971) Arthroscopy of small joint. J Jpn Orthop Assoc 45:908
2. Ito K (1979) The arthroscopic anatomy of the elbow joint. Arthroscopy 4:2
3. Johnson LL (1981) Elbow arthroscopy. In: Johnson LL (Ed) Arthroscopic surgery: principles and practice. Mosby, St Louis, pp 390-399
4. Andrews JR, Carson WG (1985) Arthroscopy of the elbow. Arthroscopy 1:97-107
5. Morrey BF (1986) Arthroscopy of the elbow. Instr Course Lect 35:102-107
6. Stothers K, Day B, Regan WR (1995) Arthroscopy of the elbow: anatomy, portal sites, and a description of the proximal lateral portal. Arthroscopy 11:449-457
7. Miller CD, Jobe CM, Wright MH (1995) Neuroanatomy in elbow arhtroscopy. J Shoulder Elbow Surg 4:168-174
8. Gallay SH, Richards RR, O'Driscoll SW (1993) Intraarticular capacity and compliance of stiff and normal elbows. Arthroscopy 9:9-13
9. Marshall PD, Fairclough JA, Johnson SR, Evans EJ (1993) Avoiding nerve damage during elbow arthroscopy. J Bone Joint Surg Br 75:129-131
10. Verhaar J, van Mameren H, Brandsma A (1991) Risks of neurovascular injury in elbow arthroscopy: starting anteromedially or anterolaterally? Arthroscopy 7:287-290

11. Lindenfeld TN (1990) Medial approach in elbow arthroscopy. Am J Sports Med 18:413-417
12. Poehling GG, Whipple TL, Sisco L, Goldman B (1989) Elbow arthroscopy: a new technique. Arthroscopy 5:222-224
13. Robla J, Hechtman KS, Uribe JW, Phillipon MS (1996) Chondromalacia of the trochlear notch in athletes who throw. J Shoulder Elbow Surg 5:69-72
14. Day B (1996) Elbow arthroscopy in the athlete. Clin Sports Med 15:785-797
15. Moskal MJ, Savoie FH 3rd, Field LD (1999) Elbow arthroscopy in trauma and reconstruction. Orthop Clin North Am 30:163-177
16. Adolfsson L (1994) Arthroscopy of the elbow joint: A cadaveric study of portal placement. J Shoulder Elbow Surg 3:53
17. Ruch DS, Poehling GG (1997) Anterior interosseus nerve injury following elbow arthroscopy. Arthroscopy 13:756-758
18. Casscells SW (1987) Neurovascular anatomy and elbow arthroscopy: Inherent risks, editors' comments. Arthroscopy 2:190
19. O'Driscoll SW, Morrey BF (1993) Arthroscopy of the elbow. In: Morrey BF (Ed) The elbow and its disorders. WB Saunders, Philadelphia, pp 120-130
20. Baker CL, Brooks AA (1996) Arthroscopy of the Elbow. Clin Sports Med 15:261-281
21. Lynch G, Meyers J, Whipple T, Caspari R (1986) Neurovascular anatomy and elbow arthroscopy: inherent risks. Arthroscopy 2:191-197
22. Thomas MA, Fast A, Shapiro D (1987) Radial nerve damage as a complication of elbow arthroscopy. Clin Orthop 215:130-131
23. Papilion JD, Neff RS, Shall LM (1988) Compression neuropathy of the radial nerve as a complication of elbow arthroscopy: a case report and review of the literature. Arthroscopy 4:284-286
24. Carson WG, Meyers JF (1996) Diagnostic arthroscopy of the elbow: Supine position surgical technique, arthroscopic and portal anatomy. In: McGinty (ed) Operative arthroscopy. Lippincott-Raven, Philadelphia New York, pp 851-868
25. Takahashi T, Iai H, Hirose D et al (2000) Distraction in the lateral position in elbow arthroscopy. Arthroscopy 16:221-225
26. Kaplan L, Uribe JW (2000) The acute effects of radiofrequency energy in articular cartilage: an in vitro study. Arthroscopy 16:2-5
27. Savoie FH III, Nunley PD, Field LD (1999) Arthroscopic management of the arthritic elbow: indications, technique, and results. J Shoulder Elbow Surg 8:214-219
28. Menth-Chiari WA, Poehling GG, Ruch DS (1999) Arthroscopic resection of the radial head. Arthroscopy 15:226-230
29. Hahn M, Grossman JA (1998) Ulnar nerve laceration as a result of elbow arthroscopy. J Hand Surg Br 23:109

Gomito rigido: cause e soluzioni artroscopiche

R. Minola, N. Markopoulos, L. Maradei, D. Ricci

Cos'è la rigidità di gomito?

Il gomito è una delle articolazioni che più frequentemente sviluppano rigidità. Questa limitazione articolare incide sulla funzionalità di tutto l'arto superiore. Una riduzione del 50% del movimento del gomito riduce del 80% la funzionalità [1]. La American Accademy of Orthopaedic Surgeons (ASES) [2] definisce normale una flesso-estensione di 145°-0°. Morrey e coll. [3, 4] hanno eseguito uno studio sulla funzionalità articolare di gomito in pazienti sani ed hanno concluso che la maggior parte delle attività quotidiane possano essere compiute in un arco di movimento compreso tra i 130° e 30° di flesso-estensione e 100° di prono-supinazione. Attività lavorative e sport non erano compresi nello studio. Possiamo quindi definire la rigidità di gomito come una limitazione della flesso-estensione con un arco di movimento inferiore a 130°-30°. La prono-supinazione non viene considerata perché non è correlata con la contrattura ma piuttosto con la rotazione dell'avambraccio [1].

Eziologia

Le contratture di gomito sono secondarie a varie condizioni patologiche (Tab. 1). Esse spesso sono il risultato di un evento traumatico che ha procurato una frattura o lussazione. Sembra che circa il 5% dei gomiti sia affetto da rigidità post-traumatica. Le fratture maggiormente responsabili sono quelle del capitello radiale, le fratture inter-condiloidee e dei condili omerali e le fratture che interessano l'apice olecranico e la coronoide; frequenti sono le fratture-lussa-

Unità Operativa di Ortopedia, Istituto Clinico Humanitas, Rozzano (Milano)

Tabella 1. Gomito rigido: eziopatogenesi

Post-traumatico
- Fratture, lussazioni:
  - a) alterazioni ossee
  - b) osteofitosi
  - c) trauma tessuti molli/fibrosi
  - d) immobilizzazione protratta

Esito di patologie note
- AR, artriti sieronegative:
  - a) alterazioni sinoviali
  - b) usura delle cartilagini
  - c) fibrosi dei tessuti molli
- Emofilia:
  - a) usura delle cartilagini
  - b) fibrosi dei tessuti molli
- Neurologiche (ictus cerebrale, trauma cranico):
  - a) ossificazione eterotopica
  - b) contrattura muscolare
- Ustioni:
  - a) retrazione dei tessuti molli
  - b) ossificazione eterotopica
- Congenite (artrogriposi, lussazione congenita capitello radiale):
  - a) contrattura muscolare
  - b) alterazioni ossee
- Artrosico (da sovraccarico funzionale)

zioni. La frattura provoca l'alterazione dei monconi ossei con conseguente incongruità delle superfici articolari. Inoltre l'evento traumatico ai tessuti molli e l'ematoma che viene a formarsi sono responsabili della stimolazione di tessuto fibroso con retrazione capsulare, legamentosa e muscolare. L'immobilizzazione protratta che spesso segue un trauma può aggravare questo processo.

Un altro gruppo di contratture può essere il risultato di malattie come l'artrite reumatoide, le artriti siero-negative, l'emofilia o le infezioni, tutte affezioni che provocano infiammazione sinoviale, degenerazione della cartilagine articolare, fibrosi ed ipertrofia capsulare.

L'artrosi da sovraccarico funzionale, soprattutto in pazienti sportivi, può interessare la cartilagine articolare con degenerazione e formazione di corpi mobili cartilaginei. I corpi mobili sono presenti anche nella osteocondromatosi, metaplasia del tessuto sinoviale che si differenzia in cartilagine.

Il gomito rigido può essere l'esito di patologie neurologiche (traumi cranici o ictus cerebrali) o ustioni, responsabili di retrazione dei tessuti molli e formazione di osso eterotopico. Una contrattura può essere infine congenita da artrogriposi o lussazione congenita del capitello radiale.

Una buona classificazione è indispensabile per la programmazione del trattamento e della rieducazione post-operatoria. Sojbjerg [1] ha suddiviso le forme di rigidità in base alle alterazioni patologiche in intrinsecche o intra-articolari (deformità ossee, artriti, sinoviti, corpi mobili) ed estrinsecche o extra-articolari (contratture capsulari e legamentose, ossificazioni eterotopiche, spasticità muscolari, aderenze da ustioni). L'artroscopia è valida nel trattamento delle rigidità da cause intra-articolari o da retrazione capsulare mentre per le contratture estrinsecche da retrazione muscolare o ossificazione eterotopica il trattamento di scelta è artrotomico.

Trattamento artroscopico vs trattamento artrotomico

Nel passato sono state proposte diverse opzioni di trattamento. La terapia conservativa con chinesiterapia passiva ed attiva e l'immobilizzazione dinamica sono ancora utilizzate nelle contratture lievi insorte da breve tempo. La terapia chirurgica, a cielo aperto o artroscopica, viene intrapresa per quadri più gravi che resistono al trattamento incruento. Urbaniak [5] ha descritto una tecnica con mini capsulotomia anteriore per trattare le contratture in flessione da retrazione capsulare. Sojbjerg [1] utilizzò un approccio postero-laterale per il release capsulare mentre Husband e Hastings [6] hanno trattato casi di rigidità post-traumatica con l'approccio laterale che consentiva una esposizione sia anteriore che posteriore per la lisi articolare. Morrey [7] riportò dei casi trattati con release artrotomico e distrazione. Infine in pazienti anziani con un quadro artrosico avanzato, la sostituzione protesica può essere una valida soluzione.

Il gomito rigido viene ormai considerato una indicazione al trattamento artroscopico [8-15] ma in letteratura appaiono ancora pochi studi al riguardo. Jones e Savoie [9] hanno riportato risultati positivi in 12 pazienti con gomito rigido, trattati artroscopicamente. Tutti i loro pazienti avevano un minimo arco di movimento di 125°-20°. Il loro follow up era da 15 a 32 mesi. Phillips e Strasburger [12] hanno avuto un miglioramento sintomatico in tutti i pazienti con incremento dell'arco di movimento in media di 41°. Ogilvie-Harris e Schemitsche [11] hanno trattato artroscopicamente 34 pazienti con rigidità da corpi mobili ottenendo l'89% di successo. Timmerman e Andrews [15] hanno mostrato buoni risultati nel 79% dei pazienti trattati per rigidità post-traumatica con miglioramento della flessione media da 123° a 134° e riduzione del deficit di estensione media da 29° a 11°. Infine Cohen e coll. [16] hanno eseguito uno studio comparativo dei risultati ottenuti artroscopicamente e con il trattamento artrotomico in casi di gomito rigido artrosico. Le due metodiche erano entrambe efficienti per quanto riguarda il dolore e la soddisfazione soggettiva dei pazienti mentre l'incremento articolare post-operatorio era lievemente più basso nell'artroscopia.

Come dimostrato dalla letteratura i risultati ottenuti con il trattamento artroscopico sono sovrapponibili a quelli artrotomici. A differenza del trattamento a cielo aperto, l'artroscopia offre un completo esame dell'articolazione del gomito e permette di trattare le rigidità intrinseche e da retrazione capsulare con un minor impatto traumatico ai tessuti molli e quindi meno dolore nel post-operatorio e ridotto rischio di contratture recidivanti, evenienza questa assai frequente della chirurgia aperta. Inoltre la terapia riabilitativa può essere intrapresa più precocemente. In ogni caso la vicinanza a strutture neurovascolari impone una grossa esperienza da parte del chirurgo.

Tecnica artroscopica

Nel gomito rigido come nelle altre affezioni del gomito trattate artroscopicamente, il paziente può essere posizionato supino o prono a discrezione del chirurgo. Noi preferiamo la tecnica descritta da Poehling [13] con paziente in posizione prona, perché in questo modo siamo favoriti nelle manovre artroscopiche e nella manipolazione dell'arto ed abbiamo una più completa ispezione dell'intra-articolare, in particolare del comparto posteriore. Inoltre, non è necessaria la trazione dell'arto (Fig. 1).

Si posiziona il laccio emostatico a 220-250 mmHg e si distende il gomito con insufflazione di 30-50 cc di soluzione fisiologica attraverso l'accesso laterale diretto o soft spot che si trova al centro di un triangolo formato dall'apice olecranico, la testa del radio e l'epicondilo. Si crea quindi il portale antero-mediale prossimale 2 cm anteriormente e prossimalmente all'epitroclea per l'introduzione dell'artroscopio (Fig. 2). Bisogna sempre tenere presente in questa fase la vicinanza del nervo ulnare. Per evitare una sua lesione è indispensa-

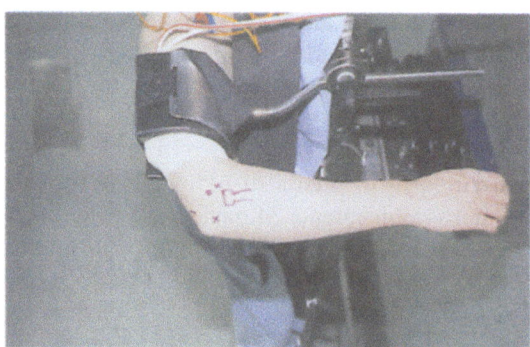

Fig. 1. Il paziente è posto in posizione prona con il laccio emostatico alla radice dell'arto ed il gomito appoggiato su un sostegno

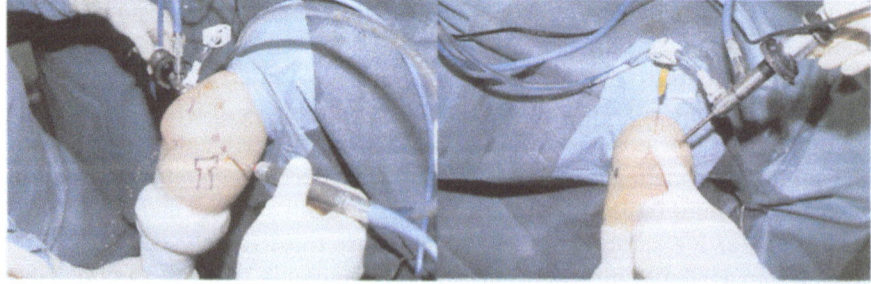

Fig. 2. Accessi antero-mediale ed antero-laterale ed accessi posteriori

bile apprezzare il setto intermuscolare mediale e tenersi con il trocar anteriormente ad esso. A questo punto con metodo in-out e mediante un Wissinger rod, viene creato l'accesso antero-laterale prossimalmente ed anteriormente a 2 cm dall'epicondilo. Il Wissinger rod dovrebbe passare appena al di sopra del capitello radiale, per evitare un danno al nervo interosseo posteriore che distalmente decorre adiacente alla capsula anteriore. Noi preferiamo questo portale rispetto a quello antero-laterale descritto da Andrews e Soffer [8] perché passa più lontano dal nervo radiale [10, 2]. Con uno shaver da 5.5 mm dal portale antero-laterale prossimale, eseguiamo una pulizia del comparto anteriore con asportazione di tessuto fibrotico dalla capsula, dalla coronoide e dalla testa radiale (Fig. 3, 4). Se necessario possono essere resecati eventuali osteofiti dalla

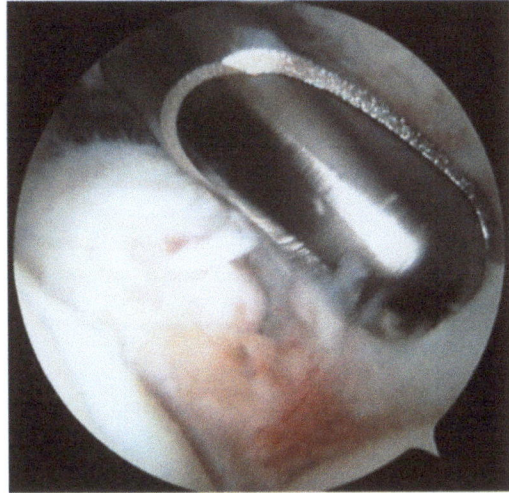

Fig. 3. Debridement sinoviale del comparto anteriore

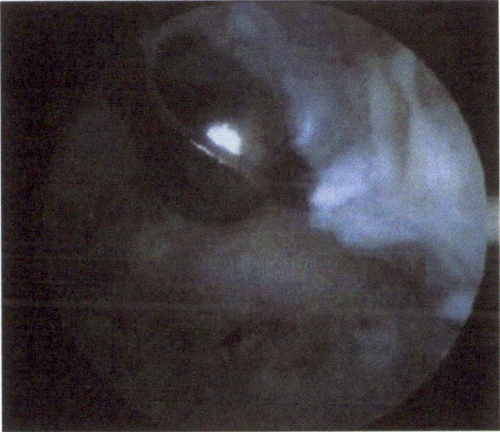

Fig. 4. Regolarizzazione del capitello radiale

coronoide o dalla paletta omerale (Fig. 5). In seguito viene iniziato il release della porzione prossimale della capsula anteriore (Fig. 6). È importante tenersi sempre adesi all'osso omerale per non ledere le strutture vasculo-nervose (arteria brachiale, nervo mediano e nervo radiale) che si trovano anteriormente a questo livello. Un altro vantaggio della posizione prona consiste nel mantenere queste strutture, per effetto della gravità, più lontane dall'osso. La capsulotomia si conclude dall'accesso antero-mediale. Completato il release capsulare, si creano due portali per il comparto posteriore: il posteriore diretto ed il postero-laterale, corrispettivamente trans-tendineo a 3 cm prossimale all'apice olecranico e laterale al margine del tendine tricipitale a 2 cm supe-

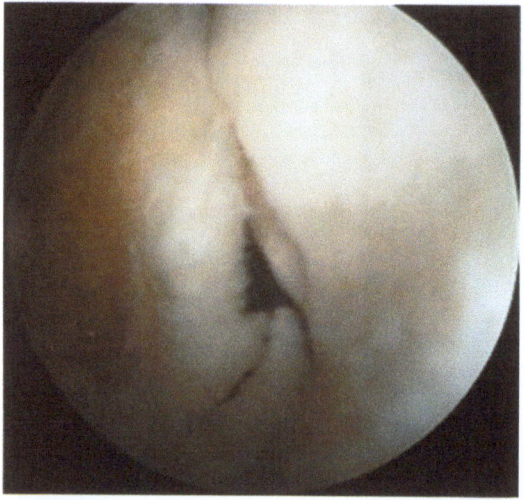

Fig. 5. Osteofitosi a livello della coronoide

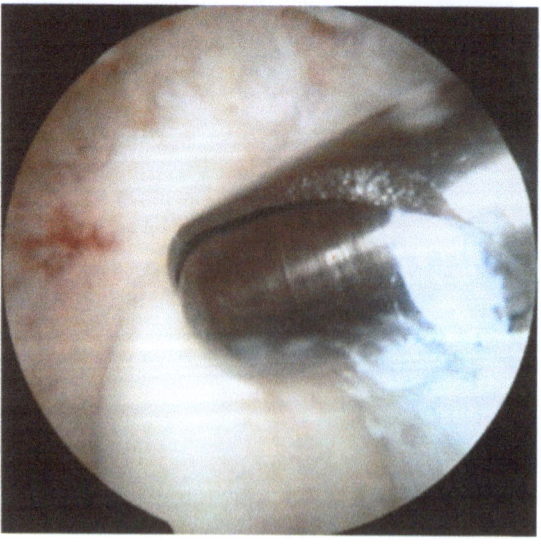

Fig. 6. Release capsulare anteriore

riormente all'apice (Fig. 2). Con l'artroscopio postero-laterale e lo strumento motorizzato dall'accesso posteriore, si rimuovono le aderenze e gli eventuali corpi mobili (Fig. 7) e si esegue la resezione degli osteofiti dall'olecrano per ottenere il miglioramento dell'estensione del gomito (Fig. 8). Se necessario, la fossa olecranica può essere resa più profonda con l'ausilio di una fresa da osso. Per ultimo rimane il release dei comparti mediale e laterale dal portale postero-laterale. Attenzione al nervo ulnare che passa in prossimità della guancia mediale. Al termine viene posizionato un drenaggio attraverso l'accesso posteriore.

Redden e Stanley [17] hanno descritto una tecnica artroscopica con fenestrazione della fossa olecranica mediante un drill osseo. Questa procedura permette la pulizia di entrambi i compartimenti, posteriore ed anteriore.

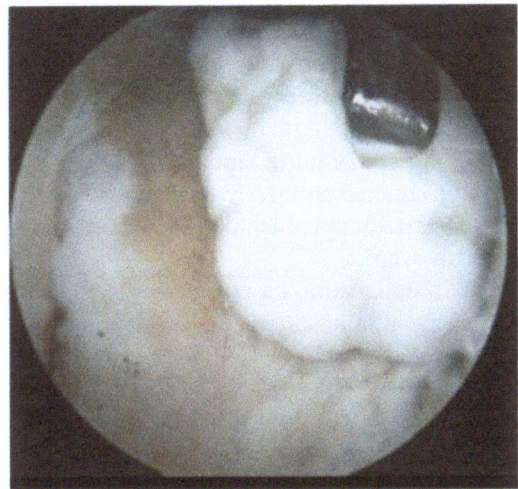

Fig. 7. Asportazione dei corpi mobili

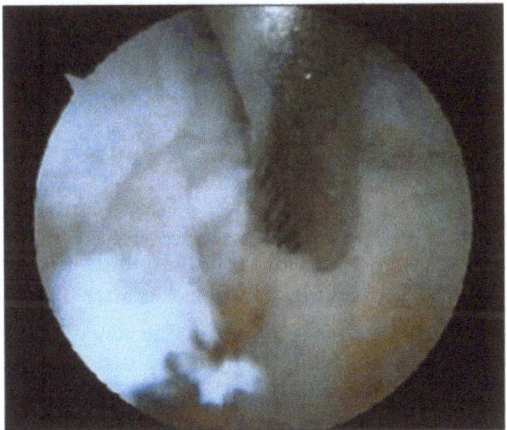

Fig. 8. Debridement dell'apice olecranico

Trattamento post-operatorio

All'uscita della sala operatoria il paziente indossa un tutore posizionato in massima estensione nei limiti del dolore, che terrà durante la notte e negli intervalli di riposo. Durante il giorno il gomito viene tenuto col tutore in massima flessione. Dal 1° giorno post-operatorio il paziente viene mobilizzato passivamente col kinetec per 30 minuti 2 volte al giorno con arco di movimento crescente nei limiti del dolore. Contemporaneamente inizia il trattamento fisioterapico per la motilità passiva ed attiva. La terapia con indometacina da 50 mg nei primi 7 giorni dall'intervento dovrebbe prevenire la formazione di calcificazioni ed una recidiva della rigidità.

Complicanze

La vicinanza a strutture neuro-vascolari impone una grossa esperienza da parte del chirurgo. In letteratura sono state riportate varie complicanze neurovascolari con interessamento transitorio del nervo radiale [3, 19, 20] e del nervo interosseo posteriore [19, 21], sezione del nervo interosseo posteriore [2], un neuroma del nervo cutaneo antibrachiale mediale [19] ed un danno irreparabile del nervo ulnare [22]. Sono stati inoltre riportati [8, 19] danni transitori al nervo mediano ed al nervo cutaneo antibrachiale mediale.

Altre complicanze comuni a tutte le artroscopie includono infezioni, danni articolari o rotture degli strumenti artroscopici.

È possibile che l'intervento artroscopico non sia risolutivo. Il paziente dovrebbe essere ben informato su tale eventualità che richiederebbe un secondo intervento artroscopico o a cielo aperto.

Nostra esperienza

Nel nostro studio abbiamo valutato 20 pazienti per un totale di 22 gomiti con un follow up da 8 a 46 mesi. I nostri risultati ci trovano d'accordo con gli altri autori anche se non siamo riusciti ad ottenere le stesse percentuali di successo. I pazienti da noi operati sono stati contenti dell'intervento chirurgico e dei suoi risultati nel 72% dei casi. La flessione è incrementata di 19° (da 105° a 124°) e la limitazione in estensione si è ridotta da 27° a 16°. L'arco di movimento ha raggiunto nel post-operatorio mediamente i 103° da un iniziale di 83° (incremento di 20°). I nostri valori postoperatori sono leggermente più bassi perché abbiamo operato pazienti che presentavano una sintomatologia cronica (> 2 anni) e con alterazioni radiologiche maggiori (Tab. 2). Un altro fattore prognostico negativo è stata la gravità della rigidità. Limitazioni articolari di grado medio-lieve (nel nostro studio con un arco di movimento pre-operatorio superiore a 60°) hanno avuto i risultati migliori (Tab. 3).

Tabella 2. Relazione tra durata dei sintomi e risultati

	Casi	Soddisfazione	ROM	Dolore
< 1 anno	4	100 %	91° ⇨ 112°	6 ⇨ 3.2
1-2 anni	9	100 %	72° ⇨ 100°	7 ⇨ 4.5
> 2 anni	9	33 %	81° ⇨ 96°	6 ⇨ 4.7

Tabella 3. Entità della rigidità pre-operatoria secondo la classificazione di Esteve-Debourge [22] e risultati

		Casi	ROMpre	ROMpost	Soddisfazione
Grado I	(ROM > 90°)	7	103°	122°	100%
Grado II	(ROM: 61-90°)	12	80°	104°	67%
Grado III	(ROM: 31-60°)	3	51°	80°	33%
Grado IV	(ROM: 0-30°)	-	-	-	-

Nella nostra casistica non ci sono state complicanze peri- o post-operatorie. In un caso è stato necessario un secondo intervento artroscopico dopo i parziali risultati ottenuti con il primo intervento. A 10 mesi di distanza dalla seconda operazione il paziente ha ottenuto ottimi risultati soggettivi ed oggettivi.

Conclusioni

L'artroscopia rappresenta una valida alternativa al trattamento artrotomico nelle rigidità intrinsecche o da retrazione capsulare. Per ottimizzare i risultati è necessaria un'accurata selezione del paziente in base alla gravità della rigidità ed al tempo intercorso dall'inizio della sintomatologia e quindi in base alle alterazioni ossee e dei tessuti molli. Le rigidità di breve data e di grado medio o lieve rappresentano delle precise indicazioni all'artroscopia. Un altro fattore da considerare nella selezione del paziente sono le sue aspettative. I pazienti sportivi necessitano di un range funzionale maggiore per cui l'artroscopia può non essere sempre indicata. Il paziente dovrebbe essere ben informato sui limiti del trattamento artroscopico e sull'eventualità di un secondo intervento.

Infine precedenti interventi artrotomici e concomitanti sofferenze neurologiche possono influenzare negativamente il risultato finale e l'alterata anatomia delle strutture neuro-vascolari può metterle in serio pericolo durante la creazione degli accessi e l'introduzione degli strumenti artroscopici.

L'artroscopia consente un trattamento sequenziale dei danni con una ridotta percentuale di complicanze e con un'elevata percentuale di successi. I ristretti spazi articolari e la vicinanza di strutture neuro-vascolari, impongono una tecnica chirurgica sicura e riproducibile, un'accurata conoscenza dell'anatomia ed una attenta selezione del paziente.

Bibliografia

1. Sojbjerg JO (1996) The stiff elbow. Acta Orthop Scand 67:626-631
2. Savoie FH, Jones GS (1996) Arthroscopic management of arthrofibrosis of the elbow. In: McGinty JB, Caspari RB (eds) Operative Arthroscopy. Lippincott-Raven, Philadelphia, pp 887-896
3. Morrey BF (1985) The elbow and its disorders. WB Saunders, Philadelphia
4. Morrey BF (1981) A biomechanical study of normal functional elbow motion. J Bone Joint Surg Am 63:872-877
5. Urbaniak JR, Hansen PE, Beissinger ST, Aitken MS (1985) Correction of post-traumatic flexion contracture of the elbow by anterior capsulotomy. J Bone Joint Surg Am 67:1160-1164
6. Husband JB, Hastings H (1990) The lateral approach for operative release of post-traumatic contracture of the elbow. J Bone Joint Surg Am 72:1353-1358
7. Morrey BF (1990) Post-traumatic contracture of the elbow: operative treatment including distraction arthroplasty. J Bone Joint Surg Am 72:413-417
8. Andrews JR, Soffer SR (1994) Elbow arthroscopy. Mosby-Year Book, St. Louis
9. Jones SG, Savoie FH (1993) Arthroscopic Capsular release of flexion contractures of the elbow. Arthroscopy 3:277-282
10. Moskal MJ, Savoie FH, Field LD (1999) Elbow arthroscopy in trauma and reconstruction. Orthop Clin North Am 1:163-177
11. Ogilvie-Harris DJ, Schemitsch E (1993) Arthroscopy of the elbow for removal of loose bodies. Arthroscopy 9:5-8
12. Phillips BB, Strasburger S (1998) Arthroscopic treatment of arthrofibrosis of the elbow joint. Arthroscopy 1:38-44
13. Poehling GG (1994) Arthroscopy of the elbow. J Bone Joint Surg Am 76:1265-1271
14. Poetzl W, Ritsch M, Bakemeier EM, Steinbeck J (2000) Ergebnisse nach operativer Therapie bewegungseingeschraenkter Ellenbogengelenke. Z Orthop 138:118-122
15. Timmerman LA, Andrews JR (1994) Arthroscopic treatment of post-traumatic elbow pain and stiffness. Am J Sports Med 22:230-235
16. Cohen AP, Redden JF, Stanley D (2000) Treatment of osteoarthritis of the elbow: A comparison of open and arthroscopic debridement. Arthroscopy 7:701-706
17. Redden JF, Stanley D (1993) Arthroscopic fenestration of the olecranon fossa in the treatment of osteoarthritis of the elbow. Arthroscopy 9:14-16
18. Esteve P, Valentin P, Debourge A, Kerboull M (1971) Raideurs et ankyloses post-traumatiques du coucle. Rev Clin Orthop 57:26-86
19. Lynch GJ, Meyers JF, Whipple TL, Caspari RB (1986) Neurovascular anatomy and elbow arthroscopy; Inherent risks. Arthroscopy 2:191-197
20. Papilion JD, Neff RS, Shall LM (1988) Compression neuropathy of the radial nerve as a complication of elbow arthroscopy: A case report and review of the literature. Arthroscopy 4:284-286
21. Nowicki KD, Shall LM (1992) Arthroscopic release of a posttraumatic flexion contracture of the elbow: a case report and a review of the literature. Arthroscopy 8:544-547
22. Cascells SW (1986) Neurovascular anatomy and elbow arthtoscopy: Inherent risks. Arthroscopy 2:190

Trattamento chirurgico della rigidità di gomito

P. MANSAT

Una delle complicanze meglio conosciute e potenzialmente devastanti dei traumi del gomito è la rigidità post-traumatica. Questa complicanza era un tempo considerata inevitabile e quasi incurabile, ma un approccio più energico al problema ha cambiato questa opinione negli ultimi anni. Oltre alla forma post-traumatrica, la rigidità può anche presentarsi in associazione a patologie congenite o della crescita, artrosi o artriti infiammatorie, ustioni o traumi cranici.

Eziopatogenesi

Lo sviluppo della rigidità post-traumatica del gomito è spesso direttamente correlato alla gravità del trauma. Mohan [1] ha studiato 200 casi di rigidità post-traumatica ed ha riportato che il 20% era correlato a fratture sovracondiloidee, a T o monocondiliche, il 20% a una lussazione di gomito e il 38% a frattura-lussazione dell'articolazione. Le fratture della testa del radio giustificano il 10% dei casi. Il gomito è particolarmente incline a sviluppare una rigidità come conseguenza dell'alto grado di congruenza dell'articolazione, la stretta vicinanza dei muscoli alla capsula, la propensione a fratture comminute e alla reazione eccessiva della capsula articolare al trauma.

Classificazione

Classificare il tipo e la gravità della rigidità è molto importante per la pianificazione pre-operatoria e per la valutazione della prognosi. Morrey [2] ha descritto due tipi di contratture: extra-articolare o contrattura estrinseca e intra-articolare o intrinseca.

Service d'Orthopédie et Traumatologie, Hôpital Universitaire de Toulouse-Purpan, Toulouse, France

La contrattura estrinseca coinvolge tipicamente i tessuti molli periarticolari senza interessare la superficie articolare. La contrattura può coinvolgere le strutture capsulo-legamentose o il tessuto muscolare. Anche l'ossificazione ectopica conseguente al trauma, le ustioni o i traumi cranici sono considerate condizioni estrinseche. L'osso può attraversare l'articolazione o formarsi nella capsula o nel muscolo incrociando l'articolazione. Il trauma è la causa maggiore della rigidità estrinseca dei tessuti molli, specialmente la lussazione di gomito con o senza frattura. Il muscolo brachiale, che attraversa la capsula anteriore, si lacera con la lussazione sviluppando, durante la guarigione, tessuto cicatriziale o osso ectopico, spesso associato con la contrattura della capsula. Anche la contrattura del legamento collaterale contribuisce alla rigidità del gomito ed anche l'immobilizzazione prolungata è stata riconosciuta come uno dei maggiori fattori che contribuiscono alla contrattura post-lesionale. Nell'artrosi, una moderata sinovite infiammatoria si associa a fibrosi periarticolare e a neoformazione ossea osteofitaria. La superficie articolare dell'articolazione è intatta ma sono presenti degli osteofiti sull'apice dell'olecrano e del processo coronoideo. La rigidità congenita è rara ed è spesso associata a malformazione ossea, come a displasia dei tessuti molli.

Le contratture intra-articolari o intrinsceche, coinvolgono l'articolazione mediante una lesione della superficie cartilaginea o aderenze intra-articolari in fase di rimodellamento. Una grave distorsione dell'articolazione risultante da un'inadeguata o fallita riduzione di una frattura intra-articolare è un'altra causa di contrattura intrinseca. Infine le fratture intra-articolari sono tipicamente associate a qualche grado di fibrosi cicatriziale articolare. Quando entrambe queste cause contribuiscono alla perdita della mobilità si considera un processo misto che presagisce una prognosi più infelice. L'importanza funzionale della perdita della mobilità dipende dall'estensione e dalla posizione specifica dell'arco di movimento che è stato colpito. Noi abbiamo trovato utile un'ulteriore suddivisione della rigidità in molto grave, grave, moderata e minima a seconda del grado di flessione. La rigidità è considerata molto grave quando l'arco totale è minore o pari a 30°, grave quando l'arco totale è tra i 31° e 61°, moderata con l'arco totale tra i 61° e i 90°, e minima quando l'arco totale è maggiore di 90° [3]. Basandosi sull'arco funzionale di movimento descritto da Morrey [4] riferibile all'arco funzionale 30°-130°, Allieu [5] ha classificato la distribuzione delle contratture in quattro gruppi: all'interno dell'arco funzionale di movimento, in flessione, in estensione o rigidità combinata.

Quadro clinico

La contrattura post-traumatica del gomito può avvenire a tutte le età, ma riguarda solitamente i pazienti giovani e attivi intorno ai 40 anni, con elevate richieste funzionali. D'altra parte l'artrosi interessa pazienti sui 50 anni, e prevalentemente di sesso maschile. Nelle contratture estrinseche, il primo sintomo di cui il paziente si accorge è solitamente quello della perdita dell'estensione completa, senza limitazioni della loro attività. Il primo disturbo è il dolore nell'estensione terminale; solitamente l'arco intermedio di movimento non è doloroso, confermando le caratteristiche estrinseche della rigidità. Raramente la completa flessione causa dolore, e la contrattura in flessione può svilupparsi progressivamente. D'altra parte la contrattura estrinseca è spesso legata a fratture intra-articolari. Il paziente presenta solitamente dolore lungo tutto l'arco di movimento con limitazione del movimento del gomito.

Diagnosi

La diagnosi di contrattura non è difficile e solitamente si basa su un'anamnesi caratteristica e sull'esame obiettivo. L'interessamento articolare è confermato dalla radiografia standard. L'esame radiografico antero-posteriore dà una buona visualizzazione della rima articolare, ma la radiografia laterale mostra gli osteofiti sulla coronoide e sull'apice dell'olecrano anche quando lo spazio articolare si presenta in buono stato. I particolari dell'estensione del danno si possono meglio vedere con una tomografia computerizzata (TC). A volte una ricostruzione tridimensionale (TC 3D) del gomito localizza in modo preciso la formazione di ossificazioni eterotopiche e dà inoltre informazioni accurate riguardo allo stato delle superfici articolari. Nella nostra esperienza l'esame di risonanza magnetica (RM) non aggiunge alcuna informazione per una diagnosi o una pianificazione preoperatoria.

Trattamento conservativo

Lo scopo di curare il gomito rigido è quello di dare al paziente un gomito indolore, funzionale e stabile. Molti Autori hanno riportato dei buoni risultati con un trattamento a cielo chiuso del gomito rigido. Questi trattamenti non operativi includono la fisioterapia, la manipolazione e l'immobilizzazione statica e dinamica. Dopo il trauma o la frattura del gomito, è particolarmente importante ravvisare se il paziente sta riacquistando la mobilità prevista. Se il paziente progredisce lentamente, consigliamo caldamente l'utilizzo di tutori regolabili per ripristinare la flessione, l'estensione o entrambe. Sono disponibili diversi tipi di tutori: tutori statici, tutori cernierati, tutori dinamici e tutori statico regolabile (dispositivo tenditore). Noi utilizziamo solitamente il tutore statico-regolabili perché riteniamo che si abbia una minor infiammazione con questo dispositivo che col tutore dinamico [6]. Il paziente deve indossare sempre il tutore, e questo deve essere regolato in modo che causi fastidio ma non dolore. Man mano che la mobilità aumenta, sono spesso necessari due tutori, uno per la flessione (Fig. 1a), l'altro per l'estensione (Fig. 1b). La contrattura più grave è corretta di notte, mentre il tutore opposto viene indossato di giorno.

    I concetti più importanti sono che il paziente regoli il tutore in modo da poter dormire la notte senza inutili disagi e eviti infiammazioni con agenti

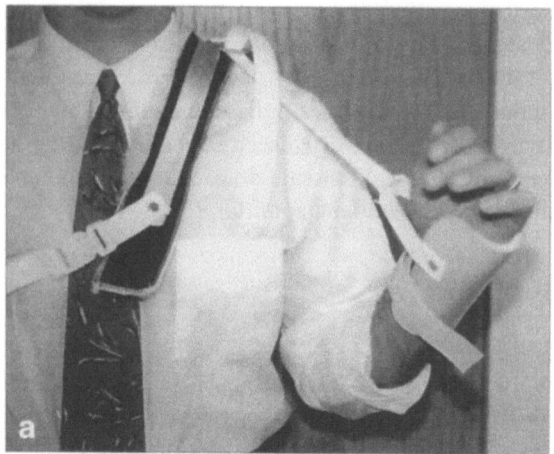

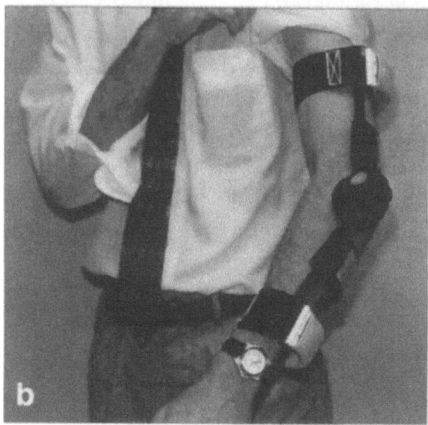

Fig. 1a,b. Tutori di gomito per la flessione (a) e l'estensione (b)

anti-infiammatori e ghiaccio. La mattina si usa il calore per rilassare l'articolazione dopo l'applicazione, nella direzione necessaria, del tutore durante la notte. Dopo l'applicazione del calore si può togliere il tutore per un'ora dalla mattina a mezzogiorno. Da mezzogiorno a circa le 6.00 p.m. si procura con il tutore una direzione del movimento opposta, concedendo poi un'ora senza questo dispositivo. Durante la sera, si riapplica il tutore come durante la mattina e opposto a quello utilizzato durante la notte. Infine si utilizza il tutore notturno dopo applicazione di calore per 15 minuti, se l'articolazione è molto rigida. L'applicazione di ghiaccio è utilizzata se l'articolazione appare gonfia o infiammata. Vengono prescritti agenti anti-infiammatori. Il trattamento con i tutori si mantiene per un minimo di 6 settimane, e spesso fino a 3 mesi. La durata di mantenimento dei tutori diminuisce progressivamente durante il giorno, ma continua durante la notte per almeno 3 mesi. Sono stati riportati diversi studi sui risultati di questo sistema [7-9]. Sono stati ottenuti risultati migliori per la rigidità estrinseca moderata o di breve durata.

Lisi capsulare

Indicazioni

Il processo è considerato cronico o insensibile ad un trattamento non operatorio dai 6 ai 12 mesi dopo la lesione. Le indicazioni per la lisi capsulare sono individuali e dipendono dalle necessità e dall'attività del paziente. In generale, la lisi capsulare si considera indicata in presenza di una contrattura in flessione maggiore di 40° e di una flessione minore di 110°. L'intervento chirurgico viene eseguito solo dopo un'accurata discussione sui rischi e benefici dell'operazione. Si illustrano attentamente le probabilità che la procedura possa soddisfare le necessità specifiche del paziente. Si discute anche sulla possibilità di migliorare la mobilità a spese della stabilità, della forza e del dolore.

Lisi artroscopica

Se fallisce il trattamento conservativo può essere indicata una lisi chirurgica. È apparso recentemente qualche studio su questo trattamento eseguito mediante procedura artroscopica [10-14]. La lisi capsulare artroscopica delle contratture in flessione del gomito è una procedura che, in pazienti opportunamente selezionati, permette al chirurgo di trattare le contratture capsulari estrinseche e del legamento collaterale così come le patologie intrinseche dell'articolazione. Tuttavia, essa è una procedura tecnicamente complessa, che richiede un'attenzione meticolosa e una vasta esperienza nell'artroscopia di gomito, per evitare complicanze [15]. La diminuzione del volume capsulare con le contratture del gomito riduce la possibilità di distensione capsulare per spostare le strutture neurovascolari dagli accessi artroscopici, aumentando il rischio di lesioni nervose [16].

O'Driscoll e Morrey [17] hanno consigliato la lisi capsulare della capsula dall'inserzione omerale usando uno scolla-periostio smusso o uno strumento simile. Norberg e coll. [18] preferiscono eseguire una lisi artroscopica da 1 a 2 cm prossimalmente all'origine omerale della capsula anteriore. Dopo che la capsula anteriore è stata liberata, si rimuovono dalla fossa dell'olecrano il tessuto cicatriziale e le aderenze utilizzando una lama tipo full-radius per tessuti molli. Si continua la resezione dell'olecrano finché non si ottiene l'estensione completa. L'ultima parte della lisi è realizzata liberando le guance mediale e laterale dal tessuto cicatriziale e dalle aderenze. Il debridement della guancia mediale dovrebbe essere compiuto con una lama protetta in punta così che la parte coperta della lama sia sempre diretta verso il nervo ulnare. Recentemente Redden e Stanley [19] hanno consigliato la perforazione della fossa dell'olecrano. Essi hanno riportato un sollievo del dolore da buono a eccellente in pazienti con artrosi, ma nessun miglioramento per quanto riguarda la mobilità.

Savoie [10] ha riportato la più vasta serie di artrolisi artroscopiche del gomito con 53 pazienti trattati. Ha ottenuto un miglioramento medio di 41° di estensione e 42° in flessione. In un caso ha avuto la lesione del nervo interosseo posteriore. Altre casistiche hanno riportato risultati simili ma con miglioramenti inferiori (Tab. 1). In due casi c'è stata una paralisi transitoria del nervo mediano. Ancora più recentemente è stata riportata una completa sezione del nervo mediano e radiale durante lisi artroscopica di una contrattura post-traumatica del giunto [20] così come una lacerazione del nervo ulnare [21].

Savoie e coll. [22] hanno studiato 24 pazienti sottoposti ad artroplastica artroscopica omero-ulnare, con buoni risultati. Ventirè dei 24 pazienti erano soddisfatti della procedura da due a cinque anni dopo l'intervento. L'arco totale medio di movimento del gomito è migliorato dai 50° prima dell'intervento ai 131° postoperatori. La resezione della testa del radio è stata eseguita in 18 dei 24 casi. Non sono state riscontrate complicanze neurovascolari.

Si è concluso che l'artrolisi artroscopica non è consigliata in caso di gravi fibrosi o anchilosi ossea. Questa procedura ha una limitata utilità in pazienti con evidenza radiografica di grave artrosi post-traumatica e deve essere destinata a pazienti con contrazione capsulare estrinseca così come a limitate alterazioni osteofitarie dell'articolazione. Tuttavia l'artroscopia del gomito artrosico può essere un'alternativa preziosa, grazie alla rimozione dei detriti intra-articolari, del liquido sinoviale addensato e della sinoviale infiammata. La rimozione di speroni ossei e di corpi mobili può alleviare il dolore e ripristinare la mobilità e la funzionalità, permettendo una riabilitazione più rapida.

Tabella 1. Revisione della letteratura sui risultati della lisi artroscopica per il trattamento del gomito rigido

	n (F/u)	Estensione (preop/postop)	Flessione (preop/postop)	Arco (preop/postop)	Complicanze
Savoie [10]	53	46/5 (+41)	96/138 (+42)	50/133 (+83)	1 NIOP
Philipps [11]	25 (18M)	31.5/6.8 (+24.7)	118.2/134.6 (+16.4)	87.2/128.2 (+41.1)	0
Kim [12]	25 (25M)	21/14 (+7)	113/130 (+17)	92/116 (+24)	2 Mediano
Timmerman [13]	19 (29M)	29/11 (+18)	123/134 (+11)	94/123 (+29)	0
Byrd [14]	5 (24M)	41/11 (+30)	124/138 (+14)	83/127 (+44)	0

Lisi a cielo aperto (Tecnica della colonna)

Generalmente si utilizza una tecnica a cielo aperto per trattare il gomito rigido. L'approccio deve essere individualizzato per trattare tutte le patologie di rilievo, sulla base dell'esame obiettivo preoperatorio, della diagnostica per immagini e dei reperti intraoperatori. Le contratture estrinseche coinvolgono quasi sempre la capsula anteriore e meno frequentemente la capsula posteriore e l'apparato estensore. Prima dell'intervento si decide se tentare un approccio alla capsula dal lato mediale o laterale. Se bisogna isolare il nervo ulnare o se c'è un'artrosi estesa, mediale o coronoidea, è utile l'approccio mediale. Se è coinvolta l'articolazione omero-radiale o se è necessaria una semplice lisi (la situazione più comune) si esegue la "tecnica della colonna" laterale.

La tecnica della colonna consiste in un'artrolisi aperta del gomito attraverso un approccio laterale circoscritto in modo da liberare la capsula anteriore senza pericoli, e in modo che si possa liberare l'inserzione del tricipite e della capsula posteriore se necessario. L'esposizione è anche sufficiente a rimuovere osteofiti coronoidei e dell'olecrano, se necessario (Fig. 2). Si esegue la metà prossimale dell'incisione di Kocher se non sono presenti pregresse incisioni e se non ci sono sintomi del nervo ulnare. L'origine muscolare dell'estensore radiale lungo del carpo, e le fibre distali del brachioradiale sono liberate dall'omero. La capsula viene poi sezionata anteriormente. Il muscolo brachiale è sol-

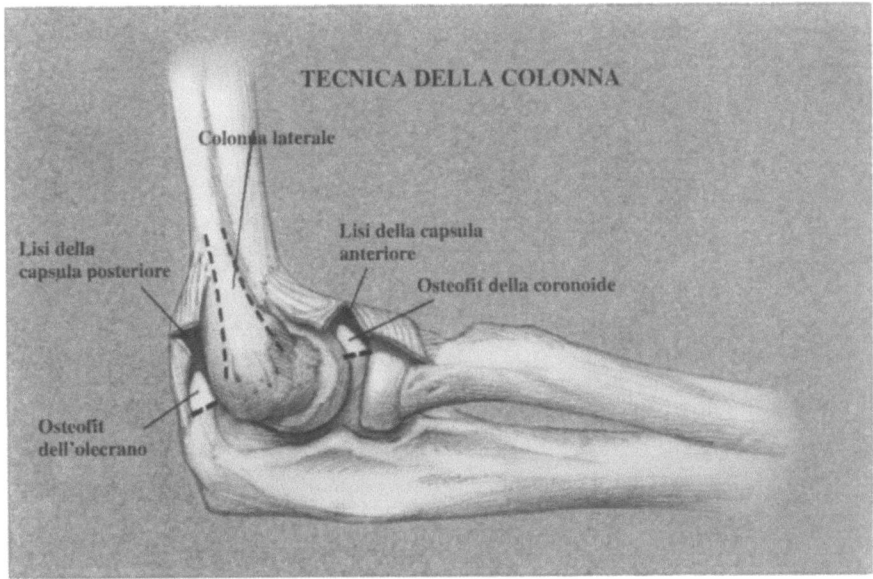

Fig. 2. Nella lisi bisogna identificare la cresta sovracondiloidea e l'approccio alla capsula anteriore e posteriore va eseguito a seconda della necessità. Si esegue la rimozione degli osteofiti anteriori e posteriori. Da [23]

levato dalla capsula anteriore con uno scolla-periostio (Fig. 3a). La capsula anteriore viene sollevata e recisa a livello della coronoide. Spesso è difficile visualizzare chiaramente l'aspetto più mediale della capsula, ma può essere palpata. Essa viene incisa per completare la lisi (Fig. 3b). A questo punto, se l'estensione è completa o entro i 5° della normale, e le radiografie non rilevano alcuno sperone dell'olecrano, non è necessaria un'ulteriore lisi. Se è presente una cicatrizzazione estesa e le aderenze coinvolgono la capsula posteriore, il tricipite viene scollato dalla parte posteriore dell'omero. La capsula posteriore viene liberata e la fossa dell'olecrano viene ripulita dai tessuti molli. L'apice dell'olecrano viene asportato se sono presenti degli osteofiti (Fig. 3c).

Dopo l'intervento viene fatto un blocco del plesso brachiale mantenuto con una pompa ad infusione continua attraverso l'introduzione di un catetere percutaneo. La mobilizzazione passiva continua (CPM) viene iniziata il giorno dell'intervento e sistemata in modo da procurare tanto movimento quanto il dolore o la macchina stessa permetta. Il secondo giorno viene interrotto il blocco del plesso e il terzo giorno si ferma la macchina CPM. Vengono poi prescritti tutori regolabili per circa 3 mesi. Dopo 4 settimane si prevede un arco di almeno 80°-100°, e la durata del trattamento con ogni tutore viene diminuita gradualmente.

È stata recentemente riportata l'esperienza della Mayo Clinic [23]. Dal 1989 al 1994 sono stati operati, principalmente per rigidità estrinseca, 38 gomiti utilizzando quest'approccio laterale limitato. La media preoperatoria dell'arco di

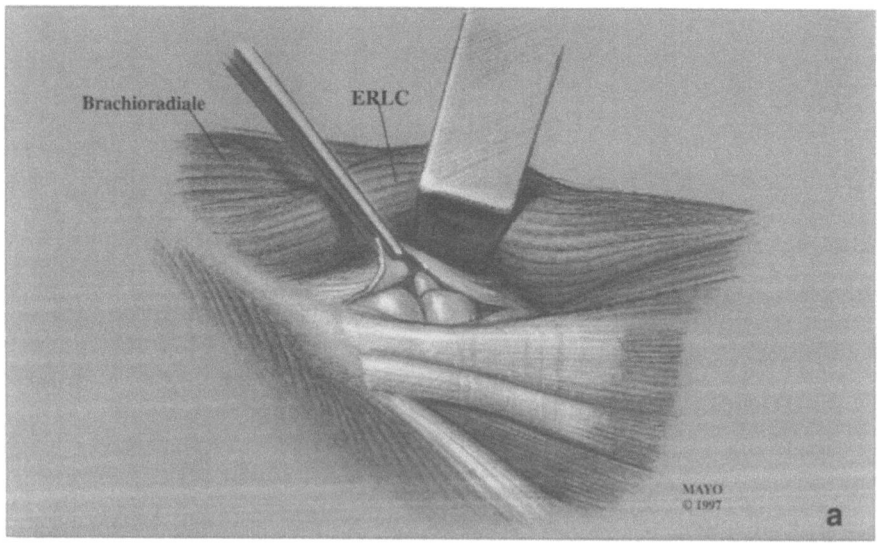

Fig. 3. a La capsula anteriore viene isolata dal brachiale ed identificata mediante l'artrotomia dell'articolazione omero-radiale anteriore. **b** La capsula laterale viene asportata quanto più possibile e la rimanente capsula mediale sezionata. **c** La capsula posteriore viene isolata e rimossa, eventualmente scollando il tricipite dalla colonna ossea laterale. Da [23]

→

Trattamento chirurgico della rigidità di gomito

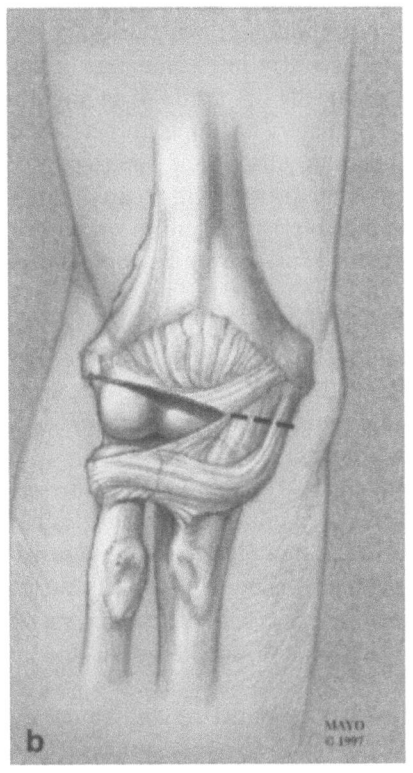

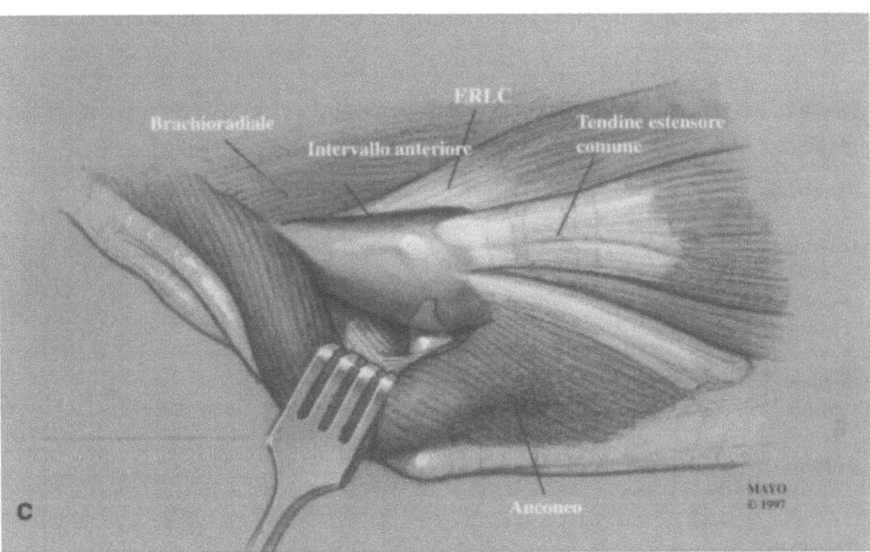

movimento totale era di 49°, con un arco postoperatorio di 92°. Il guadagno totale in flessione/estensione era di 43°. Sono stati ottenuti maggiori miglioramenti nelle rigidità gravi o molto gravi, e con le contratture combinate in flessione ed estensione. La complicanza tipica era quella di perdita della mobilità dopo l'operazione. In 10 pazienti (26%) è stata osservata, dopo un periodo di miglioramento, una perdita dell'arco di flessione. Alla fine, 4 hanno perso i benefici della procedura ed hanno raggiunto la media di 25° in meno di mobilità rispetto a prima dell'intervento. Il trattamento postoperatorio con un programma di tutori è sembrato molto importante per preservare la mobilità ottenuta durante l'intervento.

Diversi studi [3, 5, 24-30] riguardanti i risultati dell'artrolisi chirurgica rivelano un guadagno assoluto dell'arco di flessione-estensione tra i 30° e i 60°. Un arco funzionale di movimento tra i 30° e i 130° è stato ottenuto in più del 50% dei casi, ed è stato riportato qualche miglioramento nel movimento in più del 90% dei casi. La soddisfazione dei pazienti è stata spesso buona.

L'esposizione anteriore resa nota da Urbaniak [31] ha rivelato buoni risultati per la rigidità estrinseca, ma nei pazienti con rigidità intrinseca ha funzionato meno bene, e non sono stati considerati candidati ideali per questa procedura. Un approccio combinato laterale e mediale è stato utilizzato in Europa per tanti anni [3, 5, 26], con un guadagno medio nell'arco di movimento tra 40° e 72° su approssimativamente 400 artrolisi. I risultati della letteratura sono riassunti nella Tabella 2.

Hotchkiss e coll. [32, 33] hanno raccomandato l'utilizzo dell'approccio mediale nel trattamento di pazienti con contratture post-traumatiche del gomito. Dopo aver isolato il nervo ulnare, si può ottenere un'ottima esposizione del versante anteriore del gomito utilizzando l'intervallo tra il flessore radiale del carpo ed il pronatore rotondo. Il versante posteriore del gomito può essere visualizzato con l'elevazione del tricipite ed i tessuti capsulari posteriori

Tabella 2. Revisione della letteratura sui risultati della lisi a cielo aperto per il trattamento del gomito rigido mediante diversi approcci chirurgici

Approccio	n	Miglioramento
Laterale		
Husband [24]	7	46°
Cohen [34]	22	65°
Mansat [23]	38	43°
Mediale		
Wada [35]	14	64°
Anteriore		
Urbaniak [31]	15	29°
Posteriore		
Söjbjerg [36]	30	60°

possono essere rimossi sotto visione. Questo approccio è particolarmente utile nei casi che richiedono l'escissione di osso eterotopico mediale, se c'è una neuropatia del nervo ulnare, o se c'è un'ossificazione del legamento collaterale mediale. Hotchkiss e coll. [32] hanno riportato l'utilizzo di questa tecnica in 7 pazienti con gravi contratture del gomito associate a un'ossificazione eterotopica. In questa serie i pazienti sono stati immobilizzati con un sistema di distrazione del gomito nel periodo postoperatorio. La contrattura in flessione media era migliorata da 45° a 130°, mentre la flessione del gomito era migliorata da 70° a 130°.

Artroplastica di distrazione

Se il legamento collaterale laterale è stato liberato, in casi con fibrosi cicatriziale del legamento laterale o con un coinvolgimento articolare grave, esso viene reinserito mediante fori transossei posti lungo l'asse anatomico di rotazione. Comunque questa ricostruzione è protetta da un sistema di distrazione [37] (Fig. 4). Solitamente si ottengono dai 2 ai 3 mm di distrazione. Il gomito viene mobilizzato per assicurare i movimenti leggeri senza interferenze con le superfici articolari. Durante l'intervento, a seconda del problema trattato, si ottiene un movimento da 50° a 110° con l'utilizzo del sistema di distrazione. Dopo 4

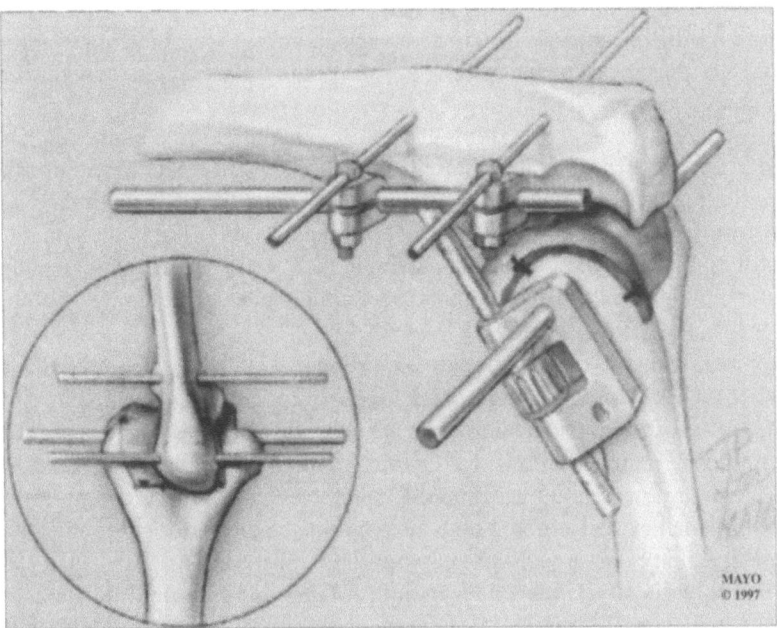

Fig. 4. Sistema di distrazione ± interposizione del trapiant. Da [38]

settimane il paziente viene anestetizzato e il sistema viene rimosso. Il gomito viene poi esaminato per accertare la rigidità dei punti terminali di flessione ed estensione. Viene valutata anche la stabilità. Quindi vengono prescritti tutori regolabili per un minimo di 6 settimane e spesso fino a 3 mesi. La durata di utilizzo dei tutori viene progressivamente diminuita durante il giorno ma l'utilizzo durante la notte continua per almeno 3 mesi.

Nel 1990 Morrey [2] ha riportato la sua esperienza con questo sistema. Quattordici pazienti con una rigidità intrinseca furono trattati con un'artrolisi estesa e con l'applicazione di un fissatore di distrazione. L'arco medio di movimento del gomito migliorò da 32° a 99°. Dopo l'ultimo controllo, nessuno dei pazienti aveva dolori forti o moderati, e 8 dei 14 soffrivano di lievi fastidi. Solo in un paziente si riscontrava una significativa instabilità dopo la ricostruzione. Una complicanza è stata vista in 6 pazienti. Un secondo intervento è stato necessario in 5 pazienti. Su più vasta scala, Morrey ha riscontrato che su 64 pazienti con una artroplastica distrattiva, un quarto di essi ha avuto delle complicanze e per il 10% è stato necessario un secondo intervento [37]. Gli stessi risultati sono stati riportati in letteratura [32, 39].

Artroplastica di interposizione

Se più del 50% della superficie articolare è stata danneggiata e non è coperta da cartilagine ialina, se rilevanti aderenze causano un'avulsione del 50% della superficie articolare durante la lisi chirurgica, o se un vizio di consolidazione causa una modifica della superficie articolare, allora la artroplastica di interposizione è indicata per pazienti giovani, così come un artroplastica totale del gomito può essere la scelta giusta per pazienti più anziani.

L'artroplastica di interposizione del gomito inizialmente è stata descritta per l'artrite reumatoide o per l'anchilosi [40-44]. I risultati erano spesso imprevedibili per via del dolore persistente e dell'instabilità. Recentemente l'utilizzo di un fissatore di distrazione ha permesso una migliore guarigione dei legamenti collaterali così come una distrazione della superficie dell'articolazione, per proteggere l'innesto dell'interposizione e per permettere una mobilizzazione passiva immediata.

Gli omotrapianti di cute, fascia lata o tendine di Achille sono comunemente utilizzati come materiale di interposizione per ricoprire le articolazioni danneggiate. Per esporre l'articolazione Morrey utilizza una via di Kocher modificata secondo Mayo, con un'incisione cutanea mediana posteriore. Il legamento collaterale laterale viene distaccato dalla sua origine omerale, il che permette l'esposizione dell'articolazione. Viene fatta una resezione ossea minima con lo scopo di modellare l'omero distale per accogliere l'innesto. Quindi viene applicato il fissatore di distrazione e il legamento collaterale viene riparato attraverso fori nell'epicondilo laterale. Un catetere ascellare continuo viene utilizzato per dare una buona analgesia postoperatoria e si utilizza una macchina CPM per 4 settimane.

Nel 1990, Morrey [2] ha riportato i risultati di 6 casi trattati con l'interposizione fasciale. I miglioramenti dell'arco di movimento sono stati significativi con un guadagno di 80°. È stata riscontrata soltanto una complicanza: una presunta alterazione neurotrofica dell'osso dovuta all'eccessiva lisi.

Recentemente Cheng e Morrey [45] hanno rivisto i risultati di 13 pazienti con artrosi post-traumatica trattati con distrazione ed interposizione di cute. L'età media al momento dell'intervento era di 33 anni e la durata media del follow-up era di 63 mesi. Ci sono stati 8 risultati soddisfacenti e 1 insoddisfacente; 4 pazienti accusavano sintomi persistenti che sono stati trattati poi con l'artroplastica totale del gomito.

Rivedendo la letteratura (Tab. 3), si sono ottenuti risultati soddisfacenti tra il 30% ed il 60% dei casi. Il miglioramento dell'arco di movimento può essere significativo. Le principali complicanze sono rappresentate da dolore persistente, instabilità, infezione e perdita di mobilità.

L'artroplastica distrattiva combinata con l'interposizione in pazienti che hanno alterazioni intrarticolari estese sembra essere efficace nel restituire un arco funzionale di movimento del gomito. La percentuale di complicanze dopo questa procedura è alta come prevedibile in base all'estensione delle lesioni. Le procedure sono tecnicamente difficili e l'esperienza di chirurgica sul gomito è un requisito indispensabile per avere successo.

Tabella 3. Revisione della letteratura sui risultati della artroplastica di interposizione ± distrazione per il trattamento del gomito rigido

	n	Materiale di interposizione	Fissatore esterno	Risultati soddisfacenti o miglioramento del movimento
Knight [46]	45	fascia	no	56%
Estève [3]	88	cute, fascia capsula	no	+70°
Froimson [47]	5	cute	no	+80°
Kita [41]	31	cute	si	50%
Shahriaree [44]	31	gel	no	+80°
Oyemade [43]	51	fascia	no	30%
Morrey [2]	6	cute	si	100% +80°

Artroprotesi totale del gomito

Pazienti con più di 50 anni con una riduzione dolorosa dei movimenti del gomito dovuta a deterioramento intra-articolare e che interferisce con le attività giornaliere possono essere trattati con una artroprotesi totale di gomito.

Noi [48] abbiamo recentemente rivisto l'esperienza della Mayo Clinic con la stessa artroprotesi semi-vincolata totale del gomito (Conrad-Morrey; Zimmer, Warsaw, IN) in 14 gomiti rigidi o anchilosati con un range preoperatorio di movimento del gomito di 30° o meno. Nove gomiti erano totalmente artrodesizzati. L'età media al momento dell'intervento era di 50 anni (da 24 a 69 anni). L'eziologia della rigidità era da trauma in undici casi, da artrite reumatoide giovanile in due e da artrite reumatoide in uno.

La tecnica dell'artroprotesi totale di gomito per le artrosi post-traumatiche o le artriti reumatoidi è stata ben descritta [49, 50]. È necessaria un'attenta pianificazione preoperatoria per evitare potenziali complicanze. Le alterazioni anatomiche devono essere valutate, così come la morfologia dell'osso e la misura del canale intramidollare. Talvolta è necessario un piccolo fittone intramidollare. Un'attenta esposizione, la prevenzione di lesioni vascolari e le varie soluzioni per la sutura della cute devono essere pianificate preoperatoriamente.

Il paziente è supino con un sacchetto di sabbia sotto la scapola. Viene utilizzato l'approccio Mayo (Bryan-Morrey) [51] e si esegue un'incisione posteriore. Il nervo ulnare viene attentamente isolato e trasposto utilizzando una lente di ingrandimento ottico ed un elettrobisturi bipolare. Quindi si libera il tricipite dall'olecrano e lo si ribalta lateralmente in continuità con l'anconeo. I legamenti collaterali e capsulari circonferenziali vengono liberati per esporre l'omero distale e per ottimizzare il movimento e la funzionalità postoperatoria. Il versante anteriore della capsula viene completamente asportato ed ulteriormente scollato dalla porzione distale dell'omero con uno scolla-periostio smusso. Le inserzioni dei flessori e degli estensori vengono sezionate se retratte. In caso di anchilosi ossea, si utilizza una microsega circolare o sagittale o un piccolo osteotomo per ricreare la rima articolare. Si fa molta attenzione ad eseguire l'osteotomia il più vicino possibile al centro di rotazione dell'articolazione omero-ulnare per ottimizzare la funzione biomeccanica del gomito protesico e per preservare uno spazio per l'inserzione del tricipite. Bisogna stare molto attenti durante la preparazione dei canali intramidollari nei gomiti molto deformati. Se il canale si è ristretto o chiuso a causa di neoformazione ossea o per un vizio di consolidazione, è necessario ricreare un canale nuovo utilizzando una piccola fresa o degli alesatori flessibili e cannulati. Durante la procedura bisogna mantenersi al centro del canale sia sull'omero che sull'ulna. Dopo che sono stati preparati i canali midollari una riduzione di prova permette l'asportazione dei tessuti molli contratti, che possono comprendere le inserzioni dei muscoli flessori ed estensori. Cemento impregnato di Tobramicina viene inserito con un sistema di iniezione intramidollare. Si inserisce un innesto osseo dietro il margine anteriore dell'omero distale e si articolano i componenti. Dopo un'accurata emostasi si reinserisce il tricipite, solitamente a 90° di flessione, con 5 suture non assorbibili passate attraverso fori nell'ulna prossimale.

Il gomito viene poi posizionato in completa estensione con un bendaggio compressivo refrigerante (Cryocuff™, AirCast) e un tutore di estensione, quindi viene sollevato in posizione verticale per 24 ore. Dopo 2 o 3 giorni si cambia la medicazione, e al paziente viene permesso di muovere il gomito fin quanto riesce. Non è richiesta alcuna terapia fisica formale. Gli esercizi di rinforzo vanno evitati. Si utilizza un tutore per la flessione e per l'estensione se la mobilità rimane limitata o è stata difficile da ottenere durante l'intervento. Al paziente si suggerisce di non alzare pesi maggiori di 0.5 o 1 kg per i primi 3 mesi, e non più di 1 kg ripetutamente o 5 kg tutti insieme. Ad un follow-up medio di 63 mesi si sono ottenuti risultati eccellenti in 4 gomiti, buoni in 4, mediocri in 1 e cattivi in 5. L'arco medio di flessione è migliorato da 7° a 68° dopo l'intervento, con un incremento medio di 34° in flessione, e 27° in estensione. Vi sono state sette complicanze in sette casi e quattro di questi hanno avuto bisogno di una revisione chirurgica. Un'infezione si è sviluppata in 5 pazienti: in 2 gomiti l'infezione era superficiale e non ha compromesso il risultato finale; in un caso con necrosi cutanea è stato eseguito un lembo miocutaneo con risultati eccellenti; due hanno sviluppato un'infezione profonda ed hanno avuto un cattivo risultato, uno dopo la rimozione dell'impianto, l'altro dopo diversi sbrigliamenti senza rimuovere la protesi. Due pazienti hanno riportato una frattura a causa di una mobilizzazione delle componenti ed è stata eseguita una revisione. Quattro pazienti che non hanno recuperato un'adeguata mobilità entro il primo mese dopo l'intervento sono stati mobilizzati sotto anestesia (Fig. 5).

Si è concluso che la sostituzione del gomito rigido, rispetto ad altre patologie, è la meno prevedibile, ha complessivamente la più bassa percentuale di successo e la più alta percentuale di complicanze [52-56]. Non di meno questa esperienza deve essere presa in considerazione tra le varie soluzioni di trattamento.

L'artroprotesi semi-vincolata totale di gomito non personalizzata sembra essere un'utile alternativa in pazienti che superano i 50 anni con una rigidità intrinseca che coinvolge più del 50% della superficie articolare con un gomito molto rigido o anchilosato o con una notevole compromissione del movimento. Tuttavia in alcuni casi (40%) la riduzione dell'arco di flessione a meno di 60° rimane un problema. A causa della natura della patologia di base, le complicanze che necessitano di una revisione sono frequenti ma possono essere minimizzate grazie ad un'attenta pianificazione preoperatoria e tecnica chirurgica.

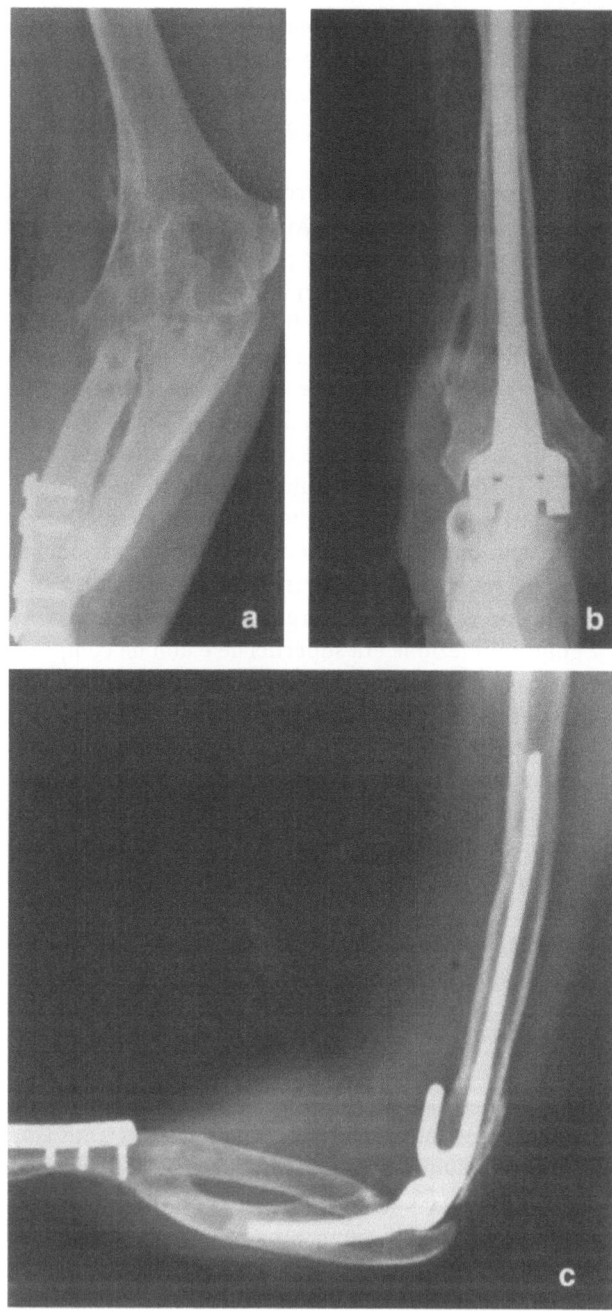

Fig. 5. a Donna di 28 anni con anchilosi spontanea a 30° di flessione ed avambraccio monostotico. **b,c** Dopo 8 anni l'impianto è stabile, le componenti non sono danneggiate e la paziente è estremamente soddisfatta del risultato

Conclusioni

Le contratture del gomito sono una comune complicanza di traumi e causano una grave invalidità dovuta all'incapacità di posizionare la mano nello spazio. È necessaria un'adeguata classificazione e un'attenta selezione del paziente per scegliere il trattamento migliore.

Il trattamento iniziale dovrebbe essere conservativo e dovrebbe consistere in tutori e terapia fisica. I tutori di posizione possono essere utili nei pazienti che non hanno risposto al normale programma fisioterapico. Un'evidente contrattura del gomito che interferisce con le attività del paziente può essere trattata chirurgicamente con una lisi a cielo aperto o artroscopica. La scelta dell'approccio chirurgico dipende dalla sede della patologia e dalla preferenza del chirurgo. La lisi artroscopica ha un valore limitato, eccetto che per i deficit minori di estensione o flessione. Una lisi laterale di minima è indicata per i deficit di estensione.

L'artroplastica distrattiva è utile nelle contratture intrinseche gravi, specialmente nel gomito instabile. Una lisi estesa attraverso un approccio posteriore all'articolazione può ristabilire un arco di movimento funzionale nel gomito rigido indolore. Infine una sostituzione totale del gomito offre buoni risultati in pazienti anziani con una bassa richiesta funzionale e che soffrono di una contrattura intrinseca dolorosa dell'articolazione del gomito.

Bibliografia

1. Mohan K (1972) Myositis ossificans of the elbow. Int Surg 57:475-480
2. Morrey BF (1990) Post-traumatic contracture of the elbow. Operative treatment, including distraction arthroplasty. J Bone Joint Surg Am 72:601-618
3. Estève P, Valentin P, Deburge A, Kerboull M (1971) Raideurs et ankyloses post-traumatiques du coude. Rev Chir Orthop 57[Suppl 1]:25-86
4. Morrey BF, An KN, Chao EYS (1993) Functional evaluation of the elbow. In: Morrey BF (ed) The elbow and its disorders. WB Saunders, Philadelphia, pp 86-97
5. Allieu Y (1989) Raideurs et arthrolyses du coude. Rev Chir Orthop 75[Suppl 1]:156-166
6. Morrey BF (1990) The use of splints for the stiff elbows. Perspectives in orthopedic surgery 1:141-144
7. Green DP, McCoy H (1979) Turnbuckle orthotic correction of elbow-flexion contractures after acute injuries. J Bone Joint Surg Am 61:1092-1095
8. Bonutti PM, Windau JE, Ables BA, Miller BG (1994) Static progressive stretch to reestablish elbow range of motion. Clin Orthop 303:128-134
9. Gelinas JJ, Faber KJ, Patterson SD, King GJW (2000) The effectiveness of turnbuckle splinting for elbow contractures. J Bone Joint Surg Br 82:74-78
10. Savoie FH III, Field LD (1998) Arthroscopic management of arthrofibrosis of the elbow. Operative Techniques Sports Med 6:35-41
11. Phillips BB, Strasburger S (1998) Arthroscopic treatment of arthrofibrosis of the elbow joint. Arthroscopy 14:38-44

12. Kim SJ, Kim HK, Lee JW (1995) Arthroscopy for limitation of motion of the elbow. Arthroscopy 11:680-683
13. Timmerman LA, Andrews JR (1994) Arthroscopic treatment of post-traumatic elbow pain and stiffness. Am J Sports Med 22:230-235
14. Byrd JWT (1994) Elbow arthroscopy for arthrofibrosis after type I radial head fractures. Arthroscopy 10:162-165
15. Morrey BF (2000) Complications of elbow arhtroscopy. AAOS Instr Course Lect 49:255-258
16. Gallay SH, Richards RR, O'Driscoll SW (1993) Intraarticular capacity and compliance of stiff and normal elbows. Arthroscopy 9:9-13
17. O'Driscoll SW, Morrey BF (1996) Arthroscopy. In: Morrey BF (ed) Reconstrutive surgery of the joints, 2nd edition. Churchill Livingstone, New York Edimburgh, pp 587-608
18. Norberg FB, Savoie FH III, Field LD (2000) Arthroscopic treatment of arthritis of the elbow. AAOS Instr Course Lect 49:247-253
19. Redden JF, Stanley D (1993) Arthroscopic fenestration of the olecranon fossa in the treatment of osteoarthritis of the elbow. Arthroscopy 9:14-16
20. Haapaniemi T, Berggren M, Adolfsson L (1999) Complete transection of the median and radial nerves during arthroscopic release of post-traumatic elbow contracture. Arthroscopy 15:784-787
21. Hahn M, Grossman JAI (1998) Ulnar nerve laceration as a result of elbow arthroscopy. J Hand Surg Br 23:109
22. Savoie FH, Nunley PD, Field LD (1999) Arthroscopic management of the arthritic elbow: indications, technique, and results. J Shoulder Elbow Surg 8:214-219
23. Mansat P, Morrey BF (1998) The column procedure: A limited lateral approach for extrinsic contracture of the elbow. J Bone Joint Surg Am 80:1603-1615
24. Husband JB, Hastings H (1990) The lateral approach for operative release of post-traumatic contracture of the elbow. J Bone Joint Surg Am 72:1353-1358
25. Kessler I (1985) Arthrolysis of the elbow. In: Kashiwagi D (ed) Elbow Joint. Proceedings of the International Seminar, Kobe, Japan International Congress, Series 678, Excerpta Medica, pp 77-80
26. Merle d'Aubigné R, Kerboull M (1966) Les opérations mobilisatrices des raideurs et ankylose du coude. Rev Chir Orthop 52:427-448
27. Morrey BF (1988) Surgical takedown of the ankylosed elbow. Orthop Trans 57:734
28. Hertel R, Pisan M, Lambert S, Ballmer F (1997) Operative management of the stiff elbow: Sequential arthrolysis based on a transhumeral approach. J Shoulder Elbow Surg 6:82-88
29. Schindler A, Yaffe B, Chetrit A et al (1991) Factors influencing elbow arthrolysis. Ann Hand Surg 10:237-242
30. Chantelot C, Fontaine C, Migaud H et al (1999) Etude rétrospective de 23 arthrolyses du coude pour raideur post-traumatique: facteurs prédictifs du résultat. Rev Chir Orthop 85:823-827
31. Urbaniak JR, Hansen PE, Beissinger SF, Aitken MS (1985) Correction of post-traumatic flexion contracture of the elbow by anterior capsulotomy. J Bone Joint Surg Am 67:1160-1164
32. Hotchkiss RN, An KN, Weiland AJ et al (1994) Treatment of severe elbow contracture using the concepts of Ilizarov. Trans AAOS:61
33. Mansat P, Morrey BF, Hotchkiss RN (2000) Extrinsic contracture: "The column procedure", lateral and medial capsular releases. In: Morrey BF (ed) The elbow and its disorders, 3rd edition. WB Saunders, Philadelphia, pp 447-456

34. Cohen MS, Hastings H II (1998) Post-traumatic contracture of the elbow. Operative release using a lateral collateral ligament sparing approach. J Bone Joint Surg Br 80:805-812
35. Wada T, Ishii S, Usui M, Miyano S (2000) The medial approach for operative release of post-traumatic contracture of the elbow. J Bone Joint Surg Br 82:68-73
36. Söjbjerg JO, Kjærsgaard-Andersen P, Johannsen HV, Sneepen O (1995) Release of the stiff elbow followed by continuous passive motion and indomethacin treatment. J Shoulder Elbow Surg 4:20
37. Morrey BF (1996) The stiff elbow: Distraction arthroplasty. In: Morrey BF (ed) Reconstrutive surgery of the joints, 2nd edition. Churchill Livingstone, New York Edimburgh, pp 651-667
38. Cheng SL, Morrey BF (2000) Treatment of the mobile, painful arthritic elbow by distraction interposition arthroplasty. J Bone Joint Surg Br 82:233-238
39. Volkov MV, Oganesian OV (1975) Restoration of function in the knee and elbow with a hinge-distractor apparatus. J Bone Joint Surg Am 57:591-600
40. Judet R, Judet T (1978) The use of a hinge distraction apparatus after arthrolysis and arthroplasty. Rev Chir Orthop 64:353-365
41. Kita M (1977) Arthroplasty of the elbow using J-K membrane. An analysis of 31 cases. Acta Orthop Scand 48:450-455
42. Ljung P, Jonsson K, Larsson K, Rydholm U (1996) Interposition arthroplasty of the elbow with rheumatoid arthritis. J Shoulder Elbow Surg 5:81-85
43. Oyemade GAA (1983) Fascial arthroplasty for elbow ankylosis. Int Surg 68:81-84
44. Shahriaree H, Sajadi K, Silver CM, Sheikholeslamzadeh S (1979) Excisional arthroplasty of the elbow. J Bone Joint Surg Am 61:922-927
45. Cheng SL, Morrey BF (1998) The management of post-traumatic arthritis of the elbow. Seminars in Arthroplasty 9:47-55
46. Knight RA, Van Zandt IL (1952) Arthroplasty of the elbow. J Bone Joint Surg Am 34:610-618
47. Froimson AI, Silva JE, Richey D (1976) Cutis arthroplasty of the elbow joint. J Bone Joint Surg Am 58:863-865
48. Mansat P, Morrey BF (2000) Semiconstrained total elbow arthroplasty for stiff or ankylosed elbow. J Bone Joint Surg Am 82:1260-1268 (in press)
49. Morrey BF, Adams RA, Bryan RS (1991) Total replacement for post-traumatic arthritis of the elbow. J Bone Joint Surg Br 73:607-612
50. Morrey BF, Adams RA (1992) Semiconstrained arthroplasty for the treatment of rheumatoid arthritis of the elbow. J Bone Joint Surg Am 74:479-490
51. Bryan RS, Morrey BF (1982) Extensive posterior exposure of the elbow. A triceps-sparing approach. Clin Orthop 166:188-192
52. Gill DRJ, Morrey BF (1998) The Coonrad-Morrey total elbow arthroplasty in patients who have rheumatoid arthritis. A ten to fifteen-year follow-up study. J Bone Joint Surg Am 80:1327-1335
53. Connor PM, Morrey BF (1998) Total elbow arthroplasty in patients who have juvenile rheumatoid arthritis. J Bone Joint Surg Am 80:678-688
54. Schneeberger AG, Adams RA, Morrey BF (1997) Semiconstrained total elbow replacement for the treatment of post-traumatic osteoarthrosis. J Bone Joint Surg Am 79:1211-1222
55. Morrey BF, Adams RA (1995) Semiconstrained elbow replacement for distal humeral non union. J Bone Joint Surg Br 77:67-72
56. Ramsey ML, Adams RA, Morrey BF (1999) Instability of the elbow treated with semiconstrained total elbow arthroplasty. J Bone Joint Surg Am 81:38-47

Fisiopatologia e classificazione dell'instabilità di gomito

C. Fabbriciani, G. Milano, A. Demontis

Anatomia funzionale del gomito

La stabilità del gomito dipende da strutture passive, quali le superfici articolari, la capsula ed i legamenti (stabilizzatori statici), e da elementi attivi, costituiti dalle unità muscolo-tendinee che afferiscono all'articolazione del gomito (stabilizzatori dinamici).

L'instabilità del gomito può essere conseguente al danno anatomico di una o più di queste strutture. È quindi importante, ai fini di una classificazione dell'instabilità, valutare il ruolo di ciascuna di queste strutture nella stabilizzazione del gomito. Numerosi studi clinici e biomeccanici hanno contribuito a migliorare la conoscenza delle funzioni stabilizzatrici primarie e secondarie di ciascuna delle strutture anatomiche. Gli studi clinici hanno contribuito a meglio valutare i diversi tipi di instabilità, mentre gli studi biomeccanici, effettuati mediante sezioni successive delle strutture capsulo-legamentose, hanno permesso di determinare il ruolo di ciascuna struttura nell'opporsi a sollecitazioni di direzione ed entità predeterminate.

Stabilizzatori statici

Superfici articolari

Il gomito ha una sua stabilità intrinseca, indipendente dalle strutture capsulo-legamentose, determinata dalla complessa geometria delle superfici articolari. Tale stabilità è massima nelle posizioni estreme, ed in particolare al di sotto dei 20° ed oltre i 120° di flessione [1]. Una compromissione della stabilità intrinseca dell'articolazione del gomito può essere secondaria ad una perdita dell'integrità anatomica delle superfici articolari, di solito secondaria a frattura.

Istituto di Clinica Ortopedica, Università degli Studi, Sassari

Il processo coronoideo dell'ulna è una delle strutture chiave per la stabilità del gomito, in quanto si oppone alla traslazione posteriore, in modo particolare a gomito esteso. Una perdita della sua integrità anatomica a seguito di una frattura che ne coinvolga più del 50% della superficie, è in grado di determinare una sublussazione posteriore dell'ulna [2]. Nella flessione forzata la coronoide non raggiunge mai la fossa coronoidea in ragione dello spessore delle parti molli anteriori.

Il processo olecranico dell'ulna limita la traslazione anteriore. L'impegno dell'olecrano nella fossa olecranica limita l'estensione unitamente all'azione della capsula, dei legamenti anteriori e del muscolo brachiale.

La perdita di stabilità anteriore secondaria ad una frattura dell'olecrano è proporzionale all'entità della frattura. Per mantenere la stabilità è necessaria un'integrità di oltre il 50% della superficie articolare.

L'incisura semilunare dell'ulna limita le deviazioni angolari in varo ed in valgo. In particolare contribuisce per circa l'80% alla resistenza alle sollecitazioni in valgo, mentre la porzione distale della sua superficie articolare contribuisce per circa il 65% alla resistenza alle sollecitazioni in varo [3].

Il capitello radiale svolge un importante ruolo come stabilizzatore secondario alle sollecitazioni in valgo specialmente a gomito esteso. La resezione del capitello radiale non altera la stabilità di un gomito normale, ma il ruolo svolto dall'articolazione del capitello è in rapporto all'integrità delle strutture legamentose. Infatti se il legamento collaterale mediale (LCM) è leso, il capitello contribuisce alla stabilità in valgo per oltre il 75%, mentre se il LCM è integro ha una scarsa resistenza agli stress in valgo [4].

Il contributo alla stabilità dell'omero distale non è stato quantificato in lavori sperimentali, ma è logico pensare che l'omero possa svolgere un ruolo importante, soprattutto nella stabilizzazione dell'articolazione omero-ulnare.

Strutture capsulo-legamentose

Gli stabilizzatori statici svolgono un ruolo primario nel resistere alle sollecitazioni in varo-valgo nelle posizioni di massima estensione e flessione. Pertanto, un'instabilità in varo o valgo conseguente ad una lesione delle strutture capsulolegamentose, si potrà osservare prevalentemente in un arco di movimento compreso fra 30° e 110° di flessione [5]. I legamenti collaterali mediale e laterale e la capsula anteriore contribuiscono alla stabilità in varo-valgo all'incirca per un 50%, mentre per il rimanente 50% intervengono le superfici articolari.

Il LCM è la struttura che dà il maggior contributo alla stabilità articolare in valgo [5, 6]. Esso è costituito da tre elementi: il fascio anteriore, il fascio posteriore (ben definito a 90° di flessione) e quello trasverso (legamento di Cooper) (Fig. 1).

Studi biomeccanici [5, 7-11] hanno dimostrato che il LCM, ed in particolare il fascio anteriore, è lo stabilizzatore primario in valgo del gomito. Nel fascio anteriore sono state distinte due porzioni in rapporto ad una diversità di funzione: una anteriore tesa in estensione ed una posteriore tesa in flessione. Inoltre parte delle fibre profonde del fascio anteriore non appare essere mai detesa.

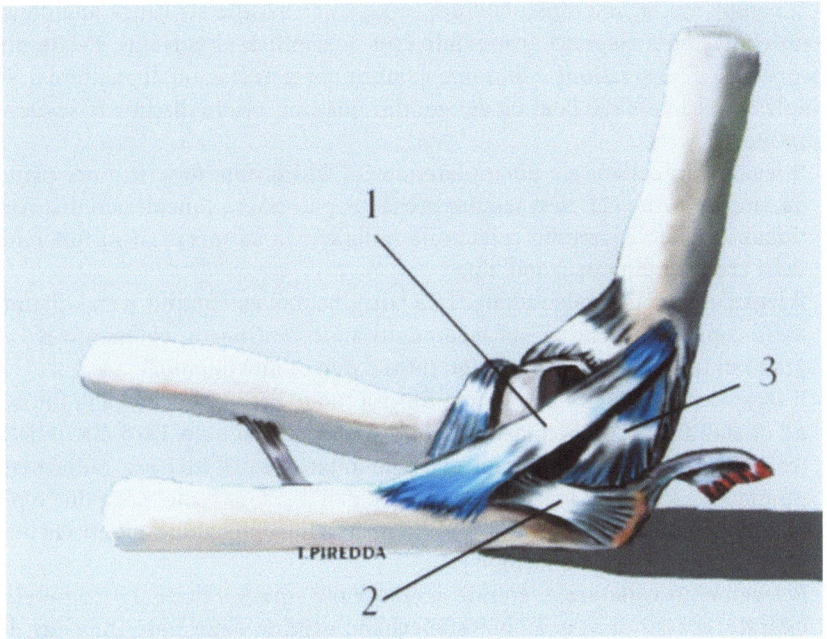

Fig. 1. Legamento collaterale mediale. *1*, fascio anteriore; *2*, fascio posteriore; *3*, fascio trasverso. Per gentile concessione di T. Piredda

Morrey e coll. [8, 12] ha evidenziato che il 55% della stabilità in valgo a 90° di flessione è dovuta al fascio anteriore del LCM. In estensione esso contribuisce alla stabilità in valgo per il 30%, mentre la parte prossimale della fossa olecranica contribuisce per il 70%. Il fascio anteriore ha inoltre una funzione anti-rotatoria in quanto la sua sezione determina un aumento di 9° di rotazione interna a 60° di flessione [13].

La lesione del LCM associata ad una frattura del capitello radiale è causa di una grave instabilità in valgo del gomito [14]. Clinicamente è stata sottolineata l'importanza della ricostruzione del fascio anteriore del LCM in pazienti con instabilità [15, 16].

I fasci posteriore e trasverso del LCM sono difficilmente distinguibili dalla capsula e non contribuiscono in modo determinante alla stabilità. Infatti il fascio trasverso non sembra avere alcun ruolo funzionale, mentre il fascio posteriore, che dalla parte posteriore dell'epicondilo si dirige in basso per inserirsi sopra l'olecrano, funziona come stabilizzatore secondario solo a 30° di flessione. In uno studio biomeccanico su gomito di cadavere, Schwab e coll. [15] hanno dimostrato che la validità meccanica del fascio posteriore del LCM nel resistere alle sollecitazioni in valgo corrisponde a circa il 61% di quella del fascio anteriore. Inoltre una sezione isolata del fascio posteriore non determina una diminuzione significativa della stabilità [5, 7].

Il complesso legamentoso laterale (Figg. 2, 3) ha una struttura anatomica meno consistente rispetto al mediale con possibilità di varianti. Esiste una discordanza di descrizione e di nomenclatura nei testi classici di anatomia. Nel complesso legamentoso laterale del gomito possono essere distinte le seguenti componenti:

1. Il legamento collaterale ulnare laterale (LCUL) è stato descritto per primo da Morrey e An [12]. Non sempre presente, può essere considerato una continuazione del legamento collaterale radiale e va ad inserirsi sul tubercolo della cresta supinatoria dell'ulna.
2. Il legamento collaterale radiale (LCR) origina dall'epicondilo, è mal distinto dalla capsula e termina nel legamento anulare. Questo legamento ha un grado di tensione uniforme lungo tutto l'arco di movimento.
3. Il legamento anulare è una banda fibrosa molto resistente che ha la funzione di stabilizzare l'articolazione radio-ulnare prossimale. Esso circonda la testa del radio, si inserisce sul margine anteriore dell'incisura radiale con un unico fascio e sul margine posteriore dell'incisura radiale con due o più fasci. La porzione anteriore entra in tensione in supinazione, mentre la porzione posteriore in pronazione [17].
4. Il legamento collaterale laterale accessorio è una porzione del complesso laterale, spesso di scarsa consistenza, che origina dalle fibre inferiori del legamento anulare e si inserisce sul tubercolo della cresta supinatoria dell'ulna. In uno studio anatomico, Morrey e An [12] hanno riscontrato la presenza di questo legamento in nove su dieci preparati anatomici.

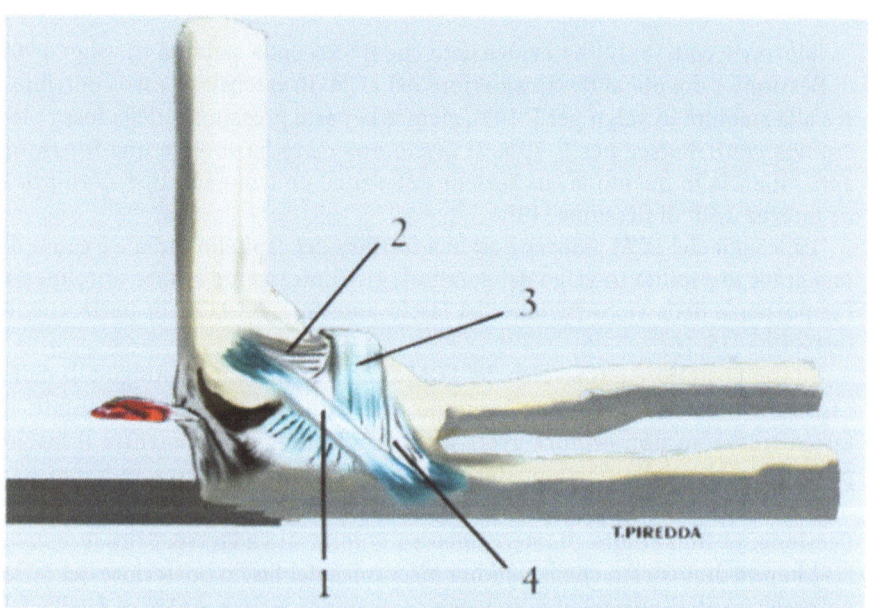

Fig. 2. Complesso legamentoso laterale. *1*, legamento collaterale ulnare laterale; *2*, legamento collaterale radiale; *3*, legamento anulare; *4*, legamento collaterale laterale accessorio. Per gentile concessione di T. Piredda

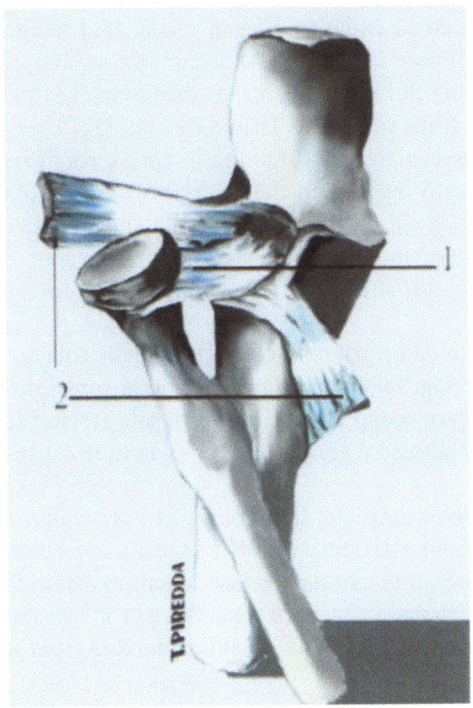

Fig. 3. Complesso legamentoso laterale. *1*, legamento quadrato di Denucè; *2*, legamento anulare sezionato. Per gentile concessione di T. Piredda

5. La corda obliqua di Weitbrecht è un fascio di tessuto fibroso che origina dal radio, al di sotto della tuberosità radiale, e si dirige obliquamente e in alto per inserirsi alla base del processo coronoideo dell'ulna. Esso è teso nella supinazione completa [18].
6. Il legamento quadrato di Denucè è un fascio fibroso che unisce il radio all'ulna. Esso svolge un ruolo importante come stabilizzatore dell'articolazione radio-ulnare prossimale limitando i movimenti della testa radiale. La sua porzione anteriore entra in tensione durante la supinazione completa, mentre la porzione posteriore durante la pronazione completa [19]. I fasci anteriore e posteriore hanno un importante ruolo nella riduzione della lussazione del capitello radiale nella frattura di Monteggia.

Il complesso legamentoso laterale contribuisce in modo significativo alla stabilità in varo e rotatoria del gomito ed il suo ruolo varia a seconda del grado di flessione. Olsen e coll. [20] ha dimostrato che la sezione del complesso legamentoso laterale determina un incremento di circa cinque volte della lassità in varo, misurata in presenza di superfici articolari intatte, anche ai massimi gradi di flessione. In estensione le superfici articolari o la capsula rappresentano il principale stabilizzatore contro le sollecitazioni in varo (circa per il 50%), mentre il complesso legamentoso laterale agisce in ragione di circa il 40% [7]. Infatti la sezione del complesso legamentoso laterale determina solo una modesta lassità in estensione, anche in presenza di una lesione della capsula anteriore. In uno studio biomeccanico su cadavere, Regan e coll. [21] hanno dimostrato che la struttura predominante del complesso legamentoso laterale è il LCUL, il quale rimane in tensione durante tutto l'arco di movimento del gomito quando viene applicata una forza in varo. O'Driscoll e coll. [22] ritengono che il LCUL svolge un ruolo essenziale nella stabilità in varo e rotatoria del gomito. Infatti la lesione di questo legamento determina una instabilità rotatoria postero-laterale, dimostrabile sia da un punto di vista sperimentale che clinico [22]. Altre strutture che contribuiscono alla stabilità in varo sono il legamento anulare, i tendini dei muscoli supinatori e la fascia dell'estensore ulnare del carpo [23].

La capsula anteriore svolge un ruolo importante nel controllo delle rotazioni sul piano coronale (varo-valgo) e sagittale (iperestensione). Essa contribuisce per il 30%-40% alla stabilità in varo-valgo e per circa l'85% alla resistenza alle sollecitazioni in distrazione, soprattutto a gomito esteso, quando la capsula si trova in tensione [7].

Quando il gomito è in estensione completa, la stabilità in varo-valgo è garantita prevalentemente dalle superfici articolari e dalla capsula anteriore, anche in assenza dei legamenti collaterali [4]. In particolare, a gomito esteso la stabilità in valgo è garantita per il 15% dalla capsula anteriore e per il 35% dal LCM; la stabilità in varo è garantita per il 10% dalla capsula anteriore e per il 40% dal complesso legamentoso laterale.

Stabilizzatori dinamici

I muscoli, con la loro contrazione, sviluppano forze di stabilizzazione dinamica del gomito ed inoltre svolgono una funzione di protezione delle strutture stabilizzanti statiche. Gli stabilizzatori attivi più importanti per l'articolazione del gomito sono il muscolo anconeo, il muscolo brachiale ed il muscolo tricipite. Questi ultimi stabilizzano quasi completamente l'articolazione anche in caso di lesioni combinate (frattura del capitello + lesione del fascio anteriore del LCM).

In studi sperimentali su cadavere, è stato dimostrato che la rimozione dei muscoli aumenta l'arco di movimento del gomito dai fisiologici 150° a 185°-190°.

Kapandji [24] ha sottolineato l'importanza del tricipite nell'evitare, con la sua contrazione, una flessione superiore ai 150° ed in questa azione è coadiuvato dalle strutture ossee (olecrano e fossa olecranica), legamentose e dalla massa dei muscoli anteriori del braccio e dell'avambraccio.

I flessori pronatori, che includono il muscolo pronatore rotondo, il flessore radiale del carpo, il palmare lungo, il flessore ulnare del carpo e il flessore superficiale delle dita, sono i principali stabilizzatori dinamici in valgo [25]. Il flessore ulnare del carpo in particolare è quello che svolge un ruolo principale in quanto è il solo muscolo mediale che ha un'azione stabilizzante dopo i 120° di flessione.

Il muscolo anconeo è lo stabilizzatore dinamico principale agli stress in varo e contribuisce alla stabilità durante i movimenti di prono supinazione [26].

Nella resistenza alla supinazione e pronazione i muscoli antagonisti (muscoli epicondiloidei laterali in pronazione e muscoli epicondiloidei mediali in supinazione) hanno un ruolo prevalente rispetto alle strutture legamentose [6]. Da sottolineare il ruolo importante del flessore lungo del pollice che limita la pronazione forzata.

Criteri classificativi dell'instabilità di gomito

Nonostante l'elevata stabilità intrinseca, il gomito è una delle articolazioni maggiori, dopo la spalla e l'articolazione femoro-rotulea, a più alta prevalenza di patologie da instabilità (sublussazioni e lussazioni), soprattutto su base traumatica.

La patologia da instabilità del gomito ha la massima prevalenza nella terza decade di vita e la causa più frequente è rappresentata da traumi sportivi [27]. In particolare, il meccanismo lesionale più comune è una caduta sull'arto superiore atteggiato in estensione, che determina nella maggior parte dei casi una sublussazione rotatoria postero-laterale omero-ulnare con lesioni legamentose associate che progrediscono in direzione latero-mediale [28], fino ad avere una lesione completa di entrambi i complessi legamentosi collaterali.

Numerosi autori hanno cercato di classificare l'instabilità del gomito utilizzando diversi parametri clinici, anatomopatologici e funzionali. O'Driscoll [9] ha recentemente proposto una classificazione piuttosto completa, che prevede l'utilizzo di cinque criteri classificativi dell'instabilità: la sede (coinvolgimento delle componenti articolari), la direzione, il grado, la cronologia e l'eventuale presenza di fratture associate.

Sede

L'instabilità di gomito può essere classificata in rapporto alle componenti articolari coinvolte: articolazione radio-ulnare prossimale, articolazione del gomito (omero-ulnare e omero-radiale), articolazione del gomito e radio-ulnare prossimale. La maggior parte delle instabilità sono quelle che riguardano l'articolazione del gomito e nella quasi totalità dei casi sono post-traumatiche. Sono descritti rari casi di instabilità congenita dell'articolazione del gomito [29]. Meno frequenti sono le instabilità secondarie a sublussazione o lussazioni dell'articolazione radio-ulnare prossimale, talvolta associate a fratture (come ad esempio la frattura di Monteggia).

Direzione

L'instabilità di gomito può essere sul piano assiale (rotatoria postero-laterale), sagittale (anteriore) e frontale (varo e valgo).

Instabilità rotatoria postero-laterale

L'instabilità rotatoria postero-laterale rappresenta il tipo più comune di instabilità di gomito ed è conseguente ad una a lussazione rotatoria dell'ulna (e del radio solidale con essa) rispetto all'omero [9]. Essa si verifica in seguito a una caduta sulla mano atteggiata in iperestensione con il gomito esteso. Il trauma determina una supinazione con torsione esterna dell'avambraccio, sollecitazione in valgo e compressione assiale sul gomito. Questo meccanismo provoca una lesione dei tessuti molli in direzione latero-mediale (Fig. 4). Il punto di partenza è la rottura del complesso legamentoso laterale (stadio 1) che si estende in modo circonferenziale alla capsula antero-posteriore (stadio 2) e successivamente al complesso legamentoso mediale (stadio 3).

Nel terzo stadio si possono considerare tre fasi:
1. Lesione di tutti i tessuti molli mediali, ad eccezione del fascio anteriore del LCM, che mantiene la stabilità in valgo.
2. Lesione del fascio anteriore del LCM. Si ha un'instabilità rotatoria in varo-valgo.
3. Avulsione di tutti i tessuti molli. Si determina una grave instabilità.

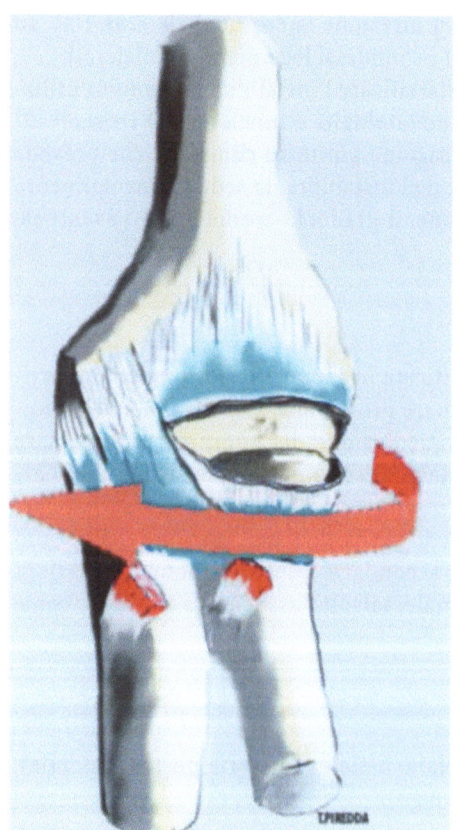

Fig. 4. Disegno schematico che mostra il meccanismo lesionale nell'instabilità rotatoria postero-laterale. Per gentile concessione di T. Piredda

Instabilità anteriore

La stabilità anteriore del gomito è garantita dal processo coronoideo, dal capitello radiale e dalla capsula anteriore. Inoltre i muscoli flessori anteriormente e gli estensori posteriormente, comprimendo la troclea nella gola trocleare dell'ulna, hanno un importante funzione stabilizzatrice dinamica. L'instabilità anteriore è rara [9] e si verifica solitamente in seguito alla lussazione posteriore del gomito associata alla frattura del capitulum humeri e del processo coronoideo. Una frattura isolata della coronoide che coinvolge più del 50% del processo osseo comporta una perdita del meccanismo di stabilizzazione ossea anteriore [2]. Inoltre il fascio anteriore del LCM si inserisce circa 18 mm dorsalmente all'apice della coronoide [30] e pertanto la sua inserzione può essere danneggiata in questo tipo di frattura. Per questa ragione una frattura isolata della base della coronoide è in grado di determinare una sublussazione anteriore omero-ulnare [2, 31].

Instabilità in valgo

La resistenza alle sollecitazioni in valgo è ripartita tra le superfici articolari, il LCM e la capsula anteriore [7]. L'instabilità in valgo può insorgere in seguito ad un trauma acuto o in forma cronica per sovraccarichi ripetuti [28]. La prima linea di difesa contro un trauma acuto in valgo è rappresentata dai muscoli flessori che però solo raramente vengono lesionati. Più frequentemente, una sollecitazione in valgo provoca inizialmente una lesione del LCM. Questo tipo di lesione si associa frequentemente ad una lussazione di gomito [32]. Se la sollecitazione è di elevata entità si può determinare anche una lesione degli altri tessuti molli del compartimento mediale, compresa l'inserzione del flessore comune delle dita e del pronatore [9, 28]. Per traumi maggiori si può avere anche una frattura comminuta da compressione del capitello radiale [15]. Tenuto conto che il LCM origina dall'epicondilo mediale e si inserisce alla base della coronoide, una frattura scomposta di queste strutture ossee può essere causa di una instabilità secondaria in valgo.

Sebbene un trauma in valgo del gomito possa essere causa di lesione acuta e completa del LCM, anche un sovraccarico ripetitivo in valgo può causare un'insufficienza del LCM [33]. Infatti il gomito è soggetto a sollecitazioni in valgo in molte attività sportive che prevedono il gesto atletico del lancio [15]. L'elevata incidenza di patologia delle strutture mediali del gomito negli atleti lanciatori è probabilmente in rapporto alla distensione passiva forzata dell'articolazione durante la fase di accelerazione del lancio. Infatti, frequentemente nell'atleta lanciatore il sovraccarico cronico genera microtraumi ripetuti che possono determinare un indebolimento o talvolta una rottura del fascio anteriore del LCM, con conseguente instabilità in valgo [28, 34]. Tale lesione non compromette in modo significativo le normali attività quotidiane ma non consente lo svolgimento di un'attività sportiva di lancio a livelli competitivi. Infatti la detensione o la lesione delle strutture stabilizzanti mediali determina una sublussazione in valgo del gomito nella effettuazione del lancio. Inoltre Jobe [35] ha riscontrato che il 50% degli atleti di lancio avevano avuto una rottura del LCM in forma acuta; tuttavia almeno la metà avevano riferito una sintomatologia durante l'esecuzione del gesto atletico del lancio prima della rottura. Nei bambini una sollecitazione in valgo può causare invece un distacco dell'epicondilo mediale.

Instabilità in varo

Alla stabilità in varo contribuiscono l'articolazione omero-ulnare e il complesso legamentoso laterale che garantisce l'adeguato contatto tra le superfici dell'articolazione omero-radiale ed è anche un importante stabilizzatore dell'articolazione omero-ulnare [33]. Anche il muscolo anconeo contribuisce alla stabilità attiva in varo.

Solitamente il gomito non è sottoposto a sollecitazioni pure in varo. Di conseguenza non è sempre agevole l'interpretazione dei meccanismi lesionali in presenza di una instabilità in varo del gomito.

L'instabilità in varo è conseguente ad una lesione o un'insufficienza del complesso legamentoso laterale ed è determinata essenzialmente dalla lesione del LCUL [31]. La presenza di una lassità del complesso legamentoso collaterale laterale nelle instabilità di gomito era stata da tempo sottolineata da Osborne e Cotterill [36] e riconfermata più recentemente da O'Driscoll [22], il quale ha osservato come nella maggior parte delle instabilità di gomito ci sia una lassità del complesso legamentoso collaterale laterale. Egli ha inoltre osservato che si può avere una lussazione di gomito con lesione del compartimento laterale, pur restando integro il fascio anteriore del LCM [9, 37].

L'instabilità in varo del gomito può presentarsi in forma acuta o cronica. Nel primo caso è dovuta ad una lussazione, mentre la forma cronica si presenta quando il processo di cicatrizzazione secondario ad una lesione acuta del LCUL è insufficiente e ne consegue una lassità secondaria, ovvero in condizioni di sovraccarichi ripetuti, come può avvenire anche nei pazienti portatori di bastoni per la deambulazione, che sono sottoposti a costanti e ripetute sollecitazioni in varo del gomito [28].

Grado

L'instabilità di gomito può essere suddivisa in tre gradi di gravità crescente, di cui la lussazione rappresenta lo stadio finale. Secondo O'Driscoll [9], i tre gradi di instabilità del gomito corrispondono alle tre fasi della lussazione rotatoria postero-laterale: sublussazione postero-laterale, lussazione postero-laterale incompleta e lussazione postero-laterale completa. Quest'ultima è a sua volta suddivisa in tre stadi: lussazione posteriore per rotazione postero-laterale, instabilità rotatoria in varo-valgo, instabilità grave.

Cronologia

L'instabilità acuta insorge in seguito a un trauma che può determinare lesioni capsulolegamentose e/o scheletriche, con conseguente sublussazione o lussazione di una o più componenti articolari.

L'instabilità cronica, come descritto in precedenza, si può avere a seguito a una guarigione insufficiente di una lesione capsulolegamentosa acuta, o a causa di microtraumi da sovraccarichi ripetuti.

L'instabilità ricorrente è una rara complicanza delle forme acute, che è difficile da trattare con successo [5].

Presenza di fratture associate

Solitamente, le fratture che determinano un'instabilità articolare di gomito sono associate a lesioni legamentose. Tuttavia l'instabilità di gomito può essere causata anche da una frattura intra-articolare in assenza di lesioni legamentose. È un'evenienza non molto frequente che si verifica in seguito a fratture sovracondiloidee intra-articolari di omero o fratture comminute dell'olecrano o della coronoide. Inoltre le fratture multiple possono essere associate a quadri piuttosto gravi di instabilità: la stabilità diminuisce quante più strutture articolari sono coinvolte nella frattura. Infatti se una lussazione di gomito senza fratture associate può essere considerata relativamente stabile, una lussazione con frattura del capitello radiale è instabile, mentre una lussazione con frattura del capitello radiale e della coronoide è gravemente instabile. L'instabilità può presentare diversi gradi di gravità a seconda che siano interessati: legamenti e capsula; legamenti e capitello radiale; legamenti, capitello radiale e coronoide; legamenti, capitello radiale, coronoide ed olecrano [38].

Frattura del capitello radiale

Le fratture del capitello radiale si verificano in circa il 20% dei traumi del gomito. Sebbene il capitello radiale svolga un importante ruolo di stabilizzazione secondaria nella resistenza alle sollecitazioni in valgo e rotatorie postero-laterali, una frattura del capitello radiale determina instabilità di gomito solo in associazione a lesioni legamentose. Infatti essa è associata ad un'instabilità in valgo solo in presenza di una lesione del fascio anteriore del LCM [28, 31, 38]. Inoltre, il trattamento chirurgico per una instabilità rotatoria postero-laterale da lesione del complesso legamentoso collaterale laterale garantisce risultati migliori se il capitello radiale è integro [4, 37].

Frattura della coronoide

La frattura della coronoide è stata riscontrata nel 10%-15% delle lussazioni del gomito [2]. Sulla coronoide, che costituisce la porzione anteriore della cavità

sigmoidea dell'olecrano, si inseriscono sia la porzione mediana della capsula anteriore che il fascio anteriore del LCM. Di conseguenza la sua integrità è indispensabile per la stabilità del gomito. Regan e Morrey [2] hanno classificato le fratture della coronoide in 3 tipi:
1. Frattura parcellare (da slaminamento).
2. Frattura coinvolgente meno del 50% del processo coronoideo.
3. Frattura coinvolgente più del 50% del processo coronoideo.

La frattura parcellare dell'apofisi coronoidea non deve essere considerata una frattura da avulsione in quanto non ci sono strutture che vi si inseriscono. È invece una frattura da taglio secondaria ad una sublussazione o lussazione del gomito, simile alla lesione di Bankart ossea nell'instabilità anteriore di spalla [28, 38]. Le fratture parcellari sono stabili nell'80%-90% dei casi.

Le fratture della coronoide di tipo 2 e 3 possono causare instabilità di gomito [31]. Studi clinici [4, 34] hanno dimostrato che il trattamento conservativo delle fratture della coronoide dà risultati soddisfacenti nel 50% dei casi per il tipo 2 e solo nel 25% dei casi per il tipo 3.

Se la frattura della coronoide è associata a frattura del radio e lussazione posteriore del gomito ("la triade terribile") vi sarà una grave instabilità di gomito [2, 28, 30, 38].

Frattura dell'olecrano

Le fratture dell'olecrano si possono classificare in tre tipi:
- Tipo 1: composte.
- Tipo 2: scomposte (A: non comminute; B: comminute) ma stabili, poiché il fascio anteriore del LCM è integro.
- Tipo 3: scomposte (A: non comminuta; B: comminuta) instabili, poiché il LCM è rotto. Questo tipo di frattura spesso è associata ad una frattura del capitello radiale [38].

Le fratture dell'olecrano possono essere associate a lussazione posteriore, unitamente a frattura della coronoide, frattura del capitello radiale (di solito lussato posteriormente) e lesione del complesso legamentoso collaterale laterale. L'instabilità di gomito può essere inoltre conseguente ad un vizio di consolidazione di una frattura dell'olecrano o della coronoide associata a frattura del capitello radiale e a lesione del complesso legamentoso collaterale laterale.

Conclusioni

L'instabilità è una patologia che, a causa della complessa biomeccanica e cinematica articolari proprie del gomito, crea notevoli problemi.

La stabilità del gomito dipende da numerosi fattori: legamenti, strutture ossee e muscoli, che interagiscono e la cui azione varia in funzione della posizione del gomito (estensione, flessione, supinazione e pronazione) e del punto in cui vengono applicate le forze. L'articolazione omero-ulnare sembra essere l'elemento chiave della stabilità antero-posteriore del gomito, quando l'integrità delle superfici articolari è conservata.

La funzione delle strutture legamentose è stata recentemente ben definita ed in particolare è ormai da tutti riconosciuta l'importanza del ruolo svolto dal fascio anteriore del LCM nel mantenere la stabilità durante gli stress in valgo e dal LCUL nel mantenere la stabilità durante gli stress in varo. Il ruolo svolto dai muscoli deve essere ancora meglio chiarito. Peraltro il sovrapporsi degli elementi statici e dinamici rende complessa l'analisi del loro ruolo rispettivo.

Anche se l'eziopatogenesi e la biomeccanica del gomito instabile sono state sufficientemente interpretate, non esiste tuttora un'unica classificazione delle instabilità, a riprova della complessità di questa articolazione e delle conseguenti difficoltà interpretative delle instabilità. D'altra parte un'esatta conoscenza dell'eziopatogenesi, della biomeccanica e del tipo di instabilità appare essere alla base di un corretto trattamento del gomito instabile.

Bibliografia

1. Miller C, Field LD (1996) Instability. In: Savoie FH, Field LD (eds) Artroscopy of the elbow. Churchill Livingstone Inc, New York, pp 61-74
2. Regan W, Morrey B (1989) Fractures of the coronoid process of the ulna. J Bone Joint Surg Am 71:1348-1354
3. An KN, Morrey BF, Chao EY (1986) The effect of partial removal of proximal ulna on elbow constraint. Clin Orthop 209:270-279
4. Morrey BF, O'Driscoll SW (2000) Complex instability of the elbow. In: Morrey BF (ed) The elbow and its disorders. WB Saunders, Philadelphia, pp 421-430
5. Sojbjerg JO, Ovesen J, Nielsen S (1987) Experimental elbow instability after transection of the medial collateral ligament. Clin Orthop 218:186-190
6. An KN, Morrey BF (2000) Biomechanics of the elbow. In: Morrey BF (ed) The elbow and its disorders. WB Saunders, Philadelphia, pp 43-60
7. Morrey BF, An KN (1983) Articular and ligamentous contributions to the stability of the elbow joint. Am J Sports Med 11:315-319
8. Morrey BF, Tanaka S, An KN (1991) Valgus stability of the elbow. A definition of primary and secondary constraints. Clin Orthop 265:187-195
9. O'Driscoll SW (2000) Classification and evaluation of recurrent instability of the elbow. Clin Orthop 370:34-43
10. Benninghoff A (1985) Makroskopische und mikroskopische Anatomie des Menschen. Urban & Schwarzenberg, München
11. Hotckiss RN, Weiland AJ (1987) Valgus stability of the elbow. J Orthop Res 5:372-377
12. Morrey BF, An KN (1985) Functional anatomy of the ligaments of the elbow. Clin Orthop 201:84-90
13. Nestor BJ, O'Driscoll SW, Bell DF, Morrey BF (1992) Ligamentous reconstructions for posterolateral rotatory instability of the elbow. J Bone Joint Surg Am 74:1235-1241
14. Morrey BF, An KN (1991) Functional anatomy of the ligaments of the elbow. Clin Orthop 271:170-179
15. Schwab GH, Bennett JB, Woods GW, Tullos HS (1980) Biomechanics of elbow instability: the role of the medial collateral ligament. Clin Orthop 146:42-52

16. Conway JE, Jobe FW, Glousman RE, Pink M (1992) Medial instability of the elbow in throwing athletes. J Bone Joint Surg Am 74:67-83
17. Martin BF (1958) The anular ligament of the superior radio-ulnar joint. J Anat 92:473-480
18. Bert JM, Linscheid RL, McElfresh E (1980) Rotatory contracture of the forearm. J Bone Joint Surg Am 62:1163-1168
19. Spinner M, Kaplan EB (1970) The quadrate ligament of the elbow. Its relationship to the stability of the proximal radio-ulnar joint. Acta Orthop Scand 41:632-647
20. Olsen BS, Sojbjerg JO, Dalstra M, Sneppen O (1996) Kinematics of the lateral ligamentous constraints of the elbow joint. J Shoulder Elbow Surg 5:333-341
21. Regan WD, Korinek SL, Morrey BF, An KN (1991) Biomechanical study of ligaments around the elbow joint. Clin Orthop 271:170-179
22. O'Driscoll SW, Bell DF, Morrey BF (1991) Posterolateral rotatory instability of the elbow. J Bone Joint Surg Am 73:440-446
23. Cohen MS, Hastings H (1997) Rotatory instability of the elbow. The anatomy and role of the lateral stabilizers. J Bone Joint Surg Am 79:225-233
24. Kapandji IA (1970) The physiology of joints. Williams and Wilkins, Baltimore
25. Safran MR (1995) Elbow injuries in athletes. Clin Orthop 310:257-277
26. Pauly JE, Rushing JL, Scheving LE (1967) An electromyographic study of some muscles crossing the elbow joint. Anat Rec 59:47-53
27. Josefsson PO, Nilsson BE (1986) Incidence of elbow dislocation. Acta Orthop Scand 57:537-538
28. O'Driscoll SW (1997) Elbow instability. In: Norris TR (ed) Shoulder and elbow. AAOS, Rosemont, pp 345-354
29. Campbell CC, Waters PM, Emans JB (1992) Excision of the radial head for congenital dislocation. J Bone Joint Surg Am 74:723-726
30. Cage DJ, Abrams RA, Callahan JJ (1995) Soft tissue attachments of the ulnar coronoid process: An anatomic study with radiographic correlation. Clin Orthop 320:154-158
31. Ring D, Jupiter JB (2000) Reconstruction of post-traumatic elbow instability. Clin Orthop 370:44-56
32. Josefsson PO, Gentz CF, Johnell O, Wendeberg B (1989) Dislocations of the elbow and intraarticular fractures. Clin Orthop 246:126-130
33. Field LD, Altchek DW (1996) Evaluation of the arthroscopic valgus instability test of the elbow. Am J Sports Med 24:177-181
34. Lee ML, Rosenwasser MP (1999) Chronic elbow instability. Orthop Clin North Am 30:81-89
35. Jobe FW, Stark H, Lombardo SJ (1986) Reconstruction of the ulnar collateral ligament in athletes. J Bone Joint Surg Am 68:1158-1163
36. Osborne G, Cotterill P (1966) Recurrent dislocation of the elbow. J Bone Joint Surg Br 48:340-346
37. O'Driscoll SW, Morrey BF, Korinek S, An KN (1992) Elbow subluxation and dislocation. A spectrum of instability. Clin Orthop 280:186-197
38. Jupiter JB (2000) Acute fracture dislocations. The unstable elbow: Anatomy, biomechanics and treatment. AAOS, Instr Course Lect Orlando

Instabilità di gomito: valutazione e trattamento artroscopico

F.K. NOOJIN[1], L.D. FIELD[2], F.H. SAVOIE[2]

I recenti progressi tecnologici dell'artroscopia di gomito hanno esteso le sue indicazioni per il trattamento della patologia del gomito. Una di queste indicazioni è il trattamento dell'instabilità di gomito dovuta ad una varietà di cause. Grazie al crescente entusiasmo intorno alla chirurgia mini-invasiva, la capacità di valutare artroscopicamente l'articolazione del gomito è diventata notevole. Lo scopo di questo capitolo è di descrivere la valutazione ed il trattamento artroscopico dell'instabilità di gomito, compresa la lassità del legamento collaterale mediale e l'instabilità rotatoria postero-laterale. Saranno presentate in dettaglio la valutazione artroscopica del gomito instabile e le tecniche di trattamento artroscopico.

Anatomia e biomeccanica del gomito

Il versante mediale del gomito è stabilizzato dal fascio anteriore e dal fascio posteriore del legamento collaterale mediale (LCM). Il complesso legamentoso collaterale laterale è formato dal legamento anulare, dal legamento collaterale radiale e dal legamento collaterale ulnare laterale (Figg. 1, 2). Studi biomeccanici hanno dimostrato che la capsula e i legamenti traversi non svolgono un ruolo significativo nella stabilità in valgo e solitamente non vengono trattati nelle ricostruzioni chirurgiche per instabilità di gomito.

Recenti studi biomeccanici hanno dimostrato la complessa correlazione tra gli stabilizzatori ossei e gli stabilizzatori capsulo-legamentosi dell'articolazione del gomito [1-5]. La stabilità dell'articolazione del gomito dipende prevalentemente dalla geometria articolare ai gradi estremi di flessione ed estensione del

---

[1]Mississippi Sports Medicine and Orthopedic Center, Jackson, Mississippi, USA; [2]Upper Extremity Service, Mississippi Sports Medicine and Orthopedic Center, Mississippi, USA

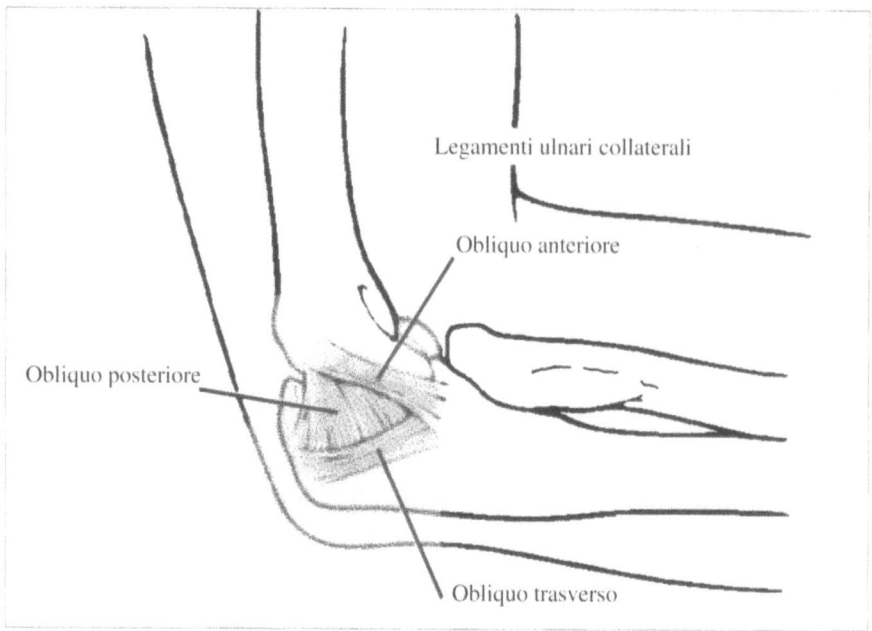

Fig. 1. Disegno dell'anatomia del legamento collaterale mediale del gomito

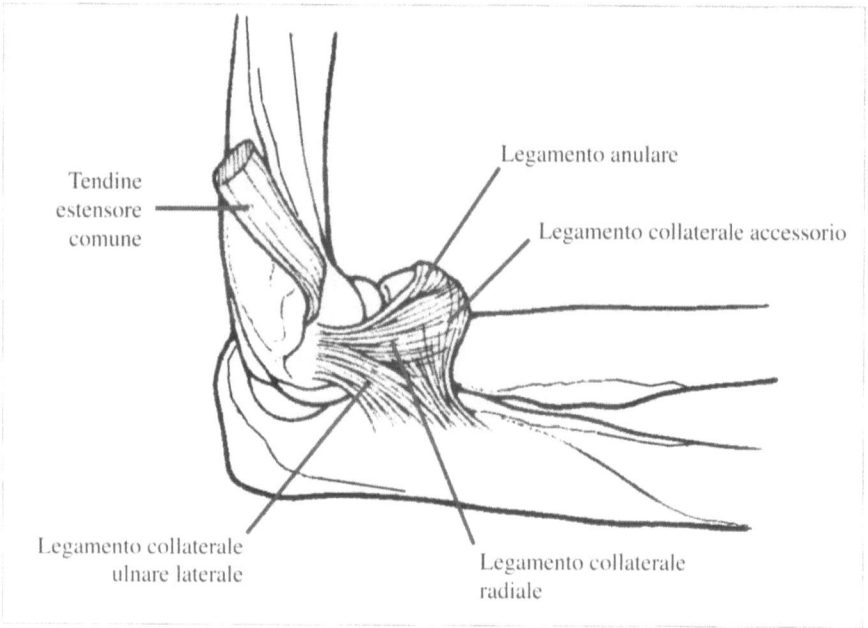

Fig. 2. Disegno del complesso legamentoso collaterale laterale del gomito

gomito, mentre i legamenti collaterali sono maggiormente importanti nei gradi intermedi di movimento. Con l'aumento delle forze sull'articolazione del gomito, l'articolazione omero-ulnare presenta un modello di carico bicentrico attraverso tutta l'escursione articolare in flesso-estensione [6]. È stato dimostrato che l'articolazione omero-radiale è l'elemento predominante di trasmissione di forze attraverso l'articolazione del gomito con l'arto in completa estensione e l'avambraccio pronato, con un assorbimento di circa il 60% del carico trasmesso [7].

È stato dimostrato che la banda anteriore del LCM è lo stabilizzatore primario dello stress in valgo [8]. Numerosi studi di sezioni legamentose hanno dimostrato che se la banda anteriore del fascio anteriore del LCM è intatta, la banda posteriore e il fascio posteriore del LCM non producono una significativa resistenza allo stress in valgo o in rotazione interna [1, 4, 5]. Le bande anteriore e posteriore del fascio anteriore del LCM hanno rapporti reciproci, poiché la banda posteriore diviene più tesa in flessione mentre la banda anteriore diviene progressivamente più tesa in estensione [1]. Nelle porzioni più profonde del legamento collaterale mediale anteriore vi sono fibre che mantengono una tensione uniforme durante tutta la flesso-estensione [9]. O'Driscoll e coll. [10] hanno recentemente dimostrato l'importanza del legamento collaterale ulnare laterale nel prevenire l'instabilità rotatoria postero-laterale del gomito. Alcuni studi [11] hanno contraddetto la teoria che il legamento collaterale ulnare laterale sia lo stabilizzatore primario e suggeriscono un ruolo più importante del legamento collaterale radiale e del legamento anulare. Tuttavia, le attuali tecniche di ricostruzione sono basate prevalentemente sulla banda anteriore del LCM per l'instabilità in valgo e del legamento collaterale ulnare laterale per l'instabilità rotatoria postero-laterale.

Valutazione pre-operatoria

La valutazione pre-operatoria inizia con un'attenta anamnesi ed esame obiettivo. È importante accertare nell'anamnesi se vi sia stato o meno un trauma specifico o un inizio graduale con progressivo aggravamento dei sintomi. Gli atleti lanciatori con lassità del legamento collaterale mediale spesso riferiscono un episodio specifico durante un lancio avvenuto in fase di accelerazione tardiva del lancio, in cui è stato sentito uno "schiocco" sul versante mediale del gomito. Tuttavia, altri atleti lanciatori non riportano alcun trauma ma un incremento graduale dei sintomi dovuti a una progressiva lassità del legamento collaterale mediale secondaria a microtraumi ripetuti. L'instabilità rotatoria postero-laterale del gomito è un fenomeno descritto recentemente, caratterizzato da una sublussazione o lussazione postero-laterale del capitello radiale con supinazione dell'avambraccio. Quest'instabilità spesso è secondaria ad una caduta sull'arto esteso e può presentarsi in concomitanza con una lassità del legamento collaterale mediale. È inoltre importante determinare se vi sia stata o meno una precedente lussazione del gomito o se vi sono sintomi indicativi di un corpo mobile, quali blocchi o pseudoblocchi del gomito durante l'attività.

Durante l'esame obiettivo, prima di valutare l'instabilità del gomito, bisogna esaminare l'escursione articolare, l'eventuale presenza di versamento, la dolorabilità sull'epicondilo laterale e il dolore di gomito all'estensione del polso contro resistenza. La perdita degli ultimi gradi di estensione può indicare un processo artrosico, una plica postero-laterale sintomatica o dei corpi mobili all'interno dell'articolazione del gomito. Il paziente viene quindi posto in posizione prona e valutato per la lassità del legamento collaterale mediale. Questo viene fatto applicando uno stress in valgo al gomito mentre si palpa l'articolazione omero-ulnare dal versante mediale. Con l'applicazione dello stress, si può sentire l'apertura e la chiusura dell'articolazione con il gomito a circa 30° di flessione. Per una valutazione completa è inoltre importante valutare la presenza di una lassità legamentosa generalizzata ricercando un'instabilità multidirezionale dalla spalla, un'iperestensione del gomito e un'eccessiva deviazione radiale del polso rispetto all'avambraccio. Mantenendo il paziente in posizione prona, si può eseguire un test di pivot shift per l'instabilità rotatoria postero-laterale [10]. Questo viene eseguito portando l'avambraccio in supinazione completa ed applicando uno stress in valgo con flessione ed estensione del gomito. Con l'altra mano si palpa l'articolazione omero-radiale e si può sentire la sublussazione postero-laterale del capitello radiale se è presente una instabilità.

Un esame radiografico standard è solitamente l'unico esame richiesto nella valutazione pre-operatoria del gomito instabile. Tuttavia, proiezioni sotto stress possono frequentemente essere utili nel valutare una lassità del legamento collaterale mediale. La risonanza magnetica (RM) è richiesta solo occasionalmente in casi insoliti e dovrebbe essere prescritta in modo selettivo poiché una lassità del legamento collaterale mediale da microtraumi ripetuti può non mostrare un incremento di segnale alle scansioni RM.

Trattamento conservativo

In fase acuta una lesione del LCM o del legamento collaterale ulnare laterale può essere trattata con un tutore articolato del gomito. Se vi è una storia di lussazione di gomito, è importante determinare se vi sia o meno una lesione del LCM. Se il LCM non è stato leso nella lussazione, il paziente può essere immobilizzato e successivamente posto in un tutore articolato di gomito con l'avambraccio in pronazione completa per mantenere l'articolazione omeroradiale in posizione ridotta. Il gomito può essere quindi immobilizzato nel tutore, limitando gli ultimi 30° di estensione per le prime 4-6 settimane dopo il trauma. In fase cronica, la riabilitazione dovrebbe essere mirata al rinforzo dei muscoli flessori pronatori, del tendine del bicipite e dei flessori ed estensori comuni del polso. Per l'instabilità rotatoria postero-laterale non vi è un adeguato trattamento conservativo per le lesioni croniche se non una modifica dell'attività e la limitazione della supinazione. Tuttavia, nei casi acuti, il gomito può essere posizionato in un tutore articolato con l'avambraccio pronato per 4-6 settimane fino a raggiungere la guarigione del complesso postero-laterale.

Indicazioni chirurgiche

Il trattamento chirurgico è indicato dopo il fallimento di un adeguato programma terapeutico conservativo consistente nella modifica dell'attività, riposo, farmaci anti-infiammatori ed un'adeguata terapia fisica. Per l'instabilità mediale, la terapia fisica dovrebbe mirare allo streching dell'avambraccio, esercizi di presa ed esercizi isometrici e isocinetici dei flessori e degli estensori del polso per migliorare la prestazione e la forza. Possono essere anche utilizzati altri presidi terapeutici quali la crioterapia e gli ultrasuoni. Tuttavia, l'elemento principale del trattamento è il miglioramento della forza, dell'elasticità e della prestazione, in particolare dei muscoli flessori pronatori. Per l'instabilità rotatoria postero-laterale, il trattamento chirurgico è indicato dopo fallimento del trattamento conservativo in pazienti con un test di pivot shift positivo.

Strumentario e preparazione

L'attrezzatura necessaria per la valutazione ed il trattamento artroscopico dell'instabilità di gomito comprende un'ottica artroscopica da 4.5 o 5 mm a 30° con lente ad angolo ampio, uno shever da 4.5 mm e un sistema di registrazione standard. Presso il nostro istituto noi eseguiamo l'artroscopia di gomito mediante irrigazione gravitaria poiché le pompe possono superare la capacità pressoria della capsula articolare del gomito e provocare la rottura e lo stravaso dei liquidi. Il paziente viene trattato in anestesia generale endotracheale e si applica un manicotto emostatico in sede prossimale sull'arto affetto. Il paziente viene quindi posto in posizione prona con un adeguato supporto toracico. L'estremità viene posizionata su un reggi-braccio standard parallelo al tavolo operatorio che permette un'adeguata mobilità dell'articolazione del gomito durante la procedura artroscopica. A questo punto si esegue un esame in narcosi per valutare la lassità del legamento collaterale mediale e del legamento collaterale ulnare laterale. Viene inoltre eseguito il test di pivot shift come precedentemente descritto. Il manicotto emostatico viene gonfiato a 250-300 mmHg. L'arto viene quindi disinfettato e preparato sterilmente e una benda di Coban viene applicata distalmente sulla mano, estendendo il bendaggio prossimamente. Questo bendaggio riduce lo spazio disponibile per lo stravaso di liquidi durante l'intervento e aumenta lo spazio disponibile per i liquidi stravasati dopo l'intervento. Viene quindi testata la mobilità del gomito con l'avambraccio in pronazione, rotazione neutra e supinazione.

Artroscopia diagnostica

I reperi anatomici del gomito vengono segnati con una penna demografica prima di eseguire gli accessi. Questi comprendono gli epicondili mediale e laterale, il nervo ulnare ed il processo olecranico. L'articolazione viene quindi distesa con soluzione salina attraverso lo spazio soffice o la regione postero-centrale del gomito, circa 2 cm prossimale all'apice dell'olecrano. Si esegue quindi un accesso antero-mediale standard mediante l'uso di un ago da spinale. Questo accesso è localizzato circa 2 cm anteriormente e 2 cm medialmente all'epicondilo mediale ed è anteriore al setto intermuscolare mediale: si esegue quindi una piccola incisione attraverso lo strato cutaneo e si utilizza un trocar smusso per introdurre la cannula da 4.5 mm anteriormente alla porzione distale dell'omero dentro l'articolazione del gomito. L'artroscopio viene quindi introdotto nella cannula mediale prossimale e si esegue un'artroscopia diagnostica del compartimento anteriore. La valutazione artroscopica iniziale comprende l'ispezione dell'articolazione omero-radiale in pronazione e supinazione per assicurarsi che il capitello radiale rimanga congruente per il condilo. Se si osserva una sublussazione postero-laterale con la supinazione dell'avambraccio può essere presente una instabilità rotatoria postero-laterale del gomito. Il processo coronoideo viene successivamente identificato e si ispeziona l'articolazione omero-ulnare sul versante mediale. Si esegue quindi il test di instabilità in valgo del gomito come descritto da Field e Altchek [12] (Fig. 3).

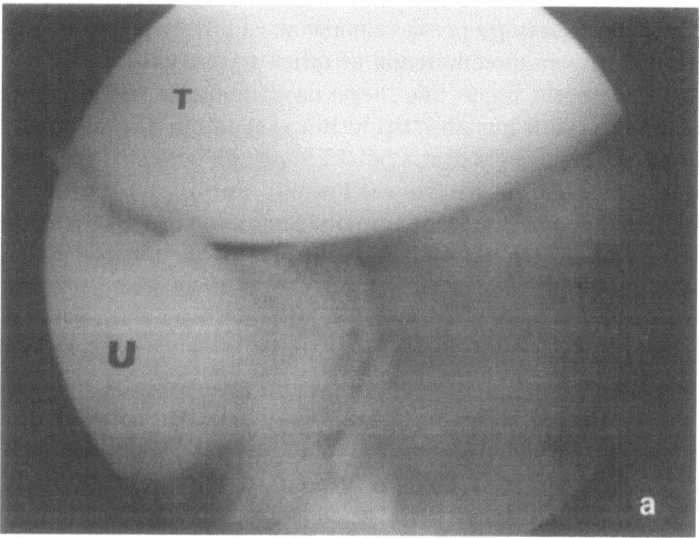

Fig. 3a-c. Fotografia intra-operatoria della porzione mediale dell'articolazione omero-ulnare (*T*, troclea; *U*, ulna) con diastasi dell'interlinea articolare in un paziente con lassità del legamento collaterale mediale. **a** Senza stress. **b** Con stress in valgo (test dell'instabilità in valgo). **c** Con stress in valgo dopo ricostruzione del LCM

Instabilità di gomito: valutazione e trattamento artroscopico 133

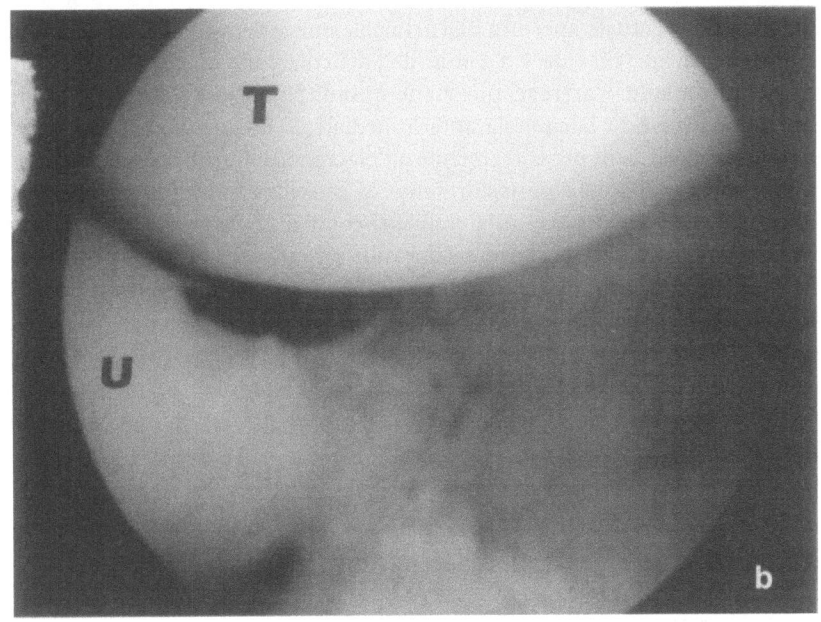

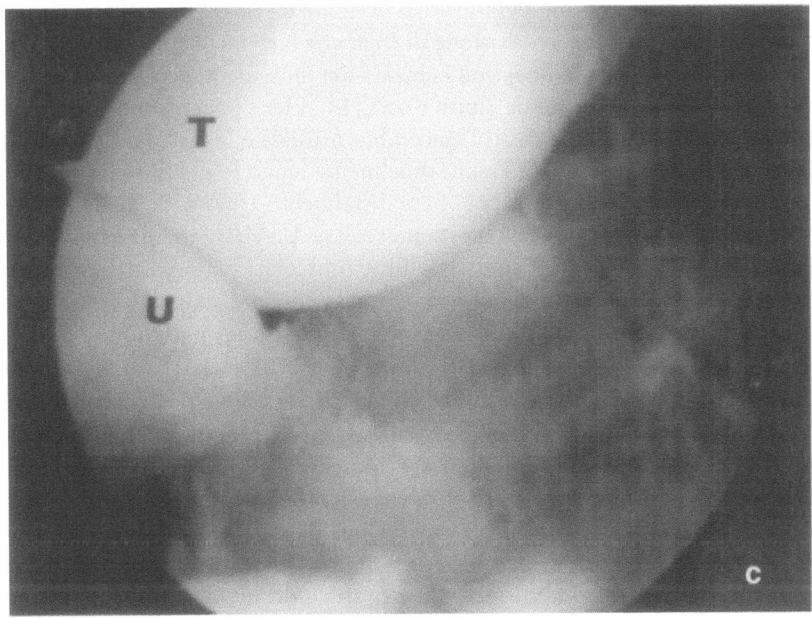

Questo test si esegue applicando uno stress in valgo con il gomito flesso a 90° e valutando un'eventuale apertura dell'articolazione omero-ulnare. Un test positivo prevede un'apertura da 1 a 2 mm dell'articolazione omero-ulnare, visibile artroscopicamente. L'artroscopio viene quindi rimosso e l'irrigazione viene mantenuta attraverso la cannula antero-mediale. Si esegue un accesso posterocentrale standard 2 cm prossimalmente all'olecrano. Si introduce una cannula da 4.5 mm con l'artroscopio posteriormente. Si ispeziona quindi la guancia postero-mediale e le guance postero-laterali così come il processo olecranico e l'articolazione omero-ulnare posteriore. Una volta entrati nella guancia postero-laterale, si identifica l'articolazione omero-radiale e ancora una volta si porta l'avambraccio in pronazione e supinazione. In condizioni normali, il capitello radiale rimane congruente con il condilo e con la supinazione si dovrebbe incontrare un blocco alla traslazione posteriore. Se è presente un'instabilità rotatoria postero-laterale il capitello radiale si sublussa postero-lateralmente con la supinazione dell'avambraccio.

Ricostruzione del legamento collaterale mediale

Tecnica chirurgica

Se è presente un'instabilità in valgo del gomito dimostrata artroscopicamente, viene eseguita la ricostruzione del LCM. Lo strumentario artroscopico viene rimosso dall'articolazione e il gomito viene posto approssimativamente a 90° di flessione e posizionato sul reggi-braccio in modo da essere parallelo al corpo del paziente. Viene eseguita un'incisione di 6 cm che inizia dall'epicondilo mediale e si estende distalmente in linea con la massa dei muscoli flessori pronatori dell'avambraccio come descritto da Smith e coll. [13]. Viene poi creato un largo lembo sottocutaneo e vengono esposti l'epicondilo mediale e la fascia dei flessori pronatori. La fascia viene incisa longitudinalmente lungo le sue fibre partendo dall'epicondilo mediale fino a circa 3-4 cm distalmente. Questa incisione viene eseguita nella linea mediana della massa muscolare. Un elevatore di Cobb viene utilizzato per spostare per via smussa le fibre muscolari longitudinalmente sino a che non viene identificato il LCM, prossimalmente e distalmente, quindi viene retratta la massa muscolare dei flessori-pronatori, permettendo la completa visione del LCM. È importante assicurarsi se il LCM è lesionato all'inserzione omerale, nella sua porzione centrale, all'inserzione ulnare o se vi è una lesione combinata. Normalmente il LCM è in tensione ed un eventuale "effetto trampolino", osservabile durante l'intervento, è indicativo di un detensionamento del legamento. Se l'inserzione ulnare al tubercolo inferiore è integra così come l'inserzione omerale all'epicondilo, la riparazione può essere eseguita nella porzione centrale in presenza di una lieve instabilità. Questa si esegue posizionando un'ancoretta nell'epicondilo mediale e praticando un'incisione longitudinale attraverso il LCM nella sua porzione centrale, in linea con le sue fibre. Viene eseguita una sutura continua per plicare il legamento collaterale mediale con tecnica a cappotto per eliminare la ridondanza centrale del legamento. Questa riparazione viene eseguita solo in casi di modesta instabilità, nei quali il legamento è inserito prossimalmente e distalmente.

In caso di disinserzione ulnare o omerale il legamento viene ricostruito. Per fare questo si può utilizzare un autotrapianto di palmare lungo o un omotrapianto di fascia lata. Lo scopo della ricostruzione è di riprodurre anatomicamente con il trapianto la banda anteriore del LCM. Il tendine del palmare lungo viene prelevato attraverso una piccola incisione traversa al polso e viene utilizzato uno stripper tendineo per prelevare il trapianto attraverso un'altra incisione più prossimale nell'avambraccio, circa 10 cm sopra l'articolazione del polso. Vengono poi applicate delle suture riassorbibili attraverso il trapianto per tubulizzare le estremità in modo da rendere più semplice il passaggio durante la ricostruzione. Viene identificato il tubercolo inferiore nella porzione mediale dell'ulna e si esegue un tunnel dal versante mediale dell'ulna, distalmente e lateralmente. Viene eseguita una piccola incisione cutanea lungo il margine postero-laterale dell'ulna prossimale ed il trapianto viene poi retratto attraverso questo tunnel utilizzando un passa-suture. Durante la preparazione del trapianto una delle estremità viene raddoppiata ed annodata per renderla più larga del resto del trapianto. Il trapianto viene poi tirato attraverso l'ulna in modo da mantenere la porzione annodata fuori dal tunnel. La porzione annodata serve come fissazione primaria del trapianto dal lato ulnare. Un'ancoretta viene poi posizionata nell'epicondilo mediale dell'omero e il trapianto viene fatto passare attraverso un piccolo tunnel largo 3.5 mm nell'epicondilo mediale. Una volta che il trapianto si trova dentro il tunnel nell'epicondilo mediale, viene suturato su se stesso con un'appropriata tensione, con il gomito a circa 90° di flessione. Questo completa la ricostruzione del legamento collaterale mediale. Di solito, il nervo ulnare viene trasposto utilizzando un supporto subfasciale. Dal momento che i muscoli flessori-pronatori non vengono staccati per la ricostruzione o la trasposizione del nervo ulnare (come nelle tecniche sottomuscolari), il trauma chirurgico sugli stabilizzatori dinamici viene minimizzato. Il manicotto pneumatico viene sgonfiato e la ferita viene suturata previo posizionamento di un drenaggio sottocutaneo.

Riabilitazione post-operatoria

Il gomito viene bloccato a 70° di flessione per i primi giorni dopo l'intervento. Al paziente viene poi applicato un tutore articolato per il gomito e per le 5 settimane seguenti viene permessa una cauta mobilizzazione nel tutore. Dopo 6 settimane dall'intervento viene recuperata la completa estensione con la terapia fisica. A due mesi si inizia un programma pliometrico, facendo attenzione ad evitare stress in valgo al gomito. Il ritorno agli esercizi di lancio inizia dal terzo mese, ma se possibile non vengono permessi lanci aggressivi sino al quarto mese.

Risultati

Utilizzando queste tecniche sono stati riportati eccellenti risultati. Conway e coll. [14] hanno riportato una casistica di 71 pazienti con instabilità in valgo sottoposti a ricostruzione mediante trapianto tendineo o sutura. Il 68% delle ricostruzioni e il 50% delle suture sono ritornati al precedente livello di attività nel loro sport. In uno studio di Azar e coll. [15], 53 su 67 atleti lanciatori di alto livello (74%) sottoposti a ricostruzione o sutura del LCM sono stati in grado di ritornare a lanciare a livello competitivo. Attualmente non è riconosciuto un trattamento artroscopico isolato per la lassità del legamento collaterale mediale in quanto studi anatomici hanno dimostrato che il nervo ulnare è immediatamente adiacente al fascio posteriore del LCM e alla capsula articolare nella guancia postero-mediale [16].

Ricostruzione artroscopica per l'instabilità postero-laterale

Tecnica chirurgica

Per eseguire la ricostruzione artroscopica nell'instabilità rotatoria postero-laterale del gomito, l'artroscopio viene posizionato attraverso l'accesso postero-laterale e l'articolazione omero-radiale viene visualizzata dalla guancia postero-laterale. Frequentemente, c'è una plica sinoviale postero-laterale che deve essere rimossa prima della ricostruzione per una migliore visione. Lo strumentario necessario per l'intervento include un ago da spinale, fili di sutura in PDS n. 0, uno strumento per recuperare la sutura e un uncino. Con l'artroscopio che guarda il compartimento anteriore dell'accesso antero-mediale, una diastasi simmetrica dell'articolazione omero-ulnare può essere vista in caso di grave instabilità rotatoria postero-laterale (Fig. 4). L'artroscopio viene introdotto nella guancia postero-laterale dall'accesso postero-laterale e si può vedere la lassità della capsula postero-laterale (Fig. 5). La ricostruzione si inizia posizionando un ago da spinale posteriormente lungo la parte ulnare della guancia postero-laterale del gomito. Questo viene indirizzato attraverso l'inserzione ulnare del legamento collaterale ulnare laterale e penetra nell'articolazione del gomito postero-lateralmente rispetto all'articolazione omero-radiale. Un passa-suture viene fatto passare dal versante postero-laterale del gomito adiacente all'epicondilo laterale dell'omero nella guancia postero-laterale (Fig. 6). Le suture vengono poi estratte con l'estrattore. Questa sequenza di passaggi di sutura e recuperi viene ripetuta da due a quattro volte a seconda della gravità dell'instabilità (Fig. 7). Lo scopo di queste suture è di plicare la porzione centrale allentata del legamento collaterale ulnare laterale. Una volta che tutte le suture sono passate e poste in tensione si può decidere se è necessaria un'ulteriore ricostruzione. In casi gravi di instabilità postero-laterale, può essere necessario fare una piccola incisione posteriore sull'epicondilo postero-laterale dell'omero e posizionare un'ancoretta all'inserzione omerale del legamento collaterale ulnare laterale. L'estrattore del filo viene poi passato attraverso la parte laterale e distale dell'ulna prossimale, attraverso il legamento radio-ulno-omerale, e fuori attraverso l'incisione postero-laterale. Il capo di sutura dell'ancora viene recuperato e tirato distalmente (Fig. 8). Questa sutura viene quindi recuperata nel sottocutaneo attraverso l'incisione postero-laterale dov'è posizionata l'ancora. Essa è concepita con lo scopo di tirare indie-

Instabilità di gomito: valutazione e trattamento artroscopico 137

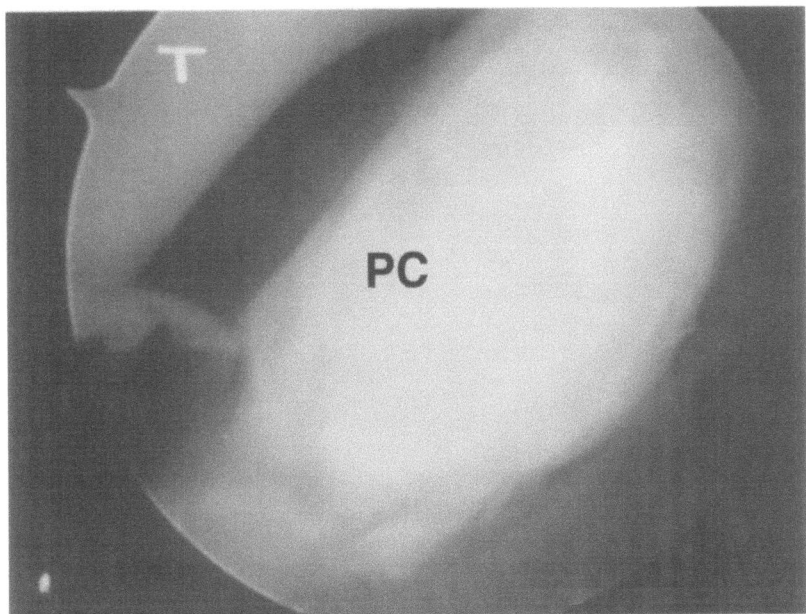

Fig. 4. Visione dell'articolazione omero-ulnare dall'accesso antero-mediale di un gomito sinistro in un paziente con una grave instabilità rotatoria postero-laterale. La troclea *(T)* ed il processo coronoideo *(PC)* mostrano una diastasi patologica che può facilmente essere confusa con una lassità del LCM

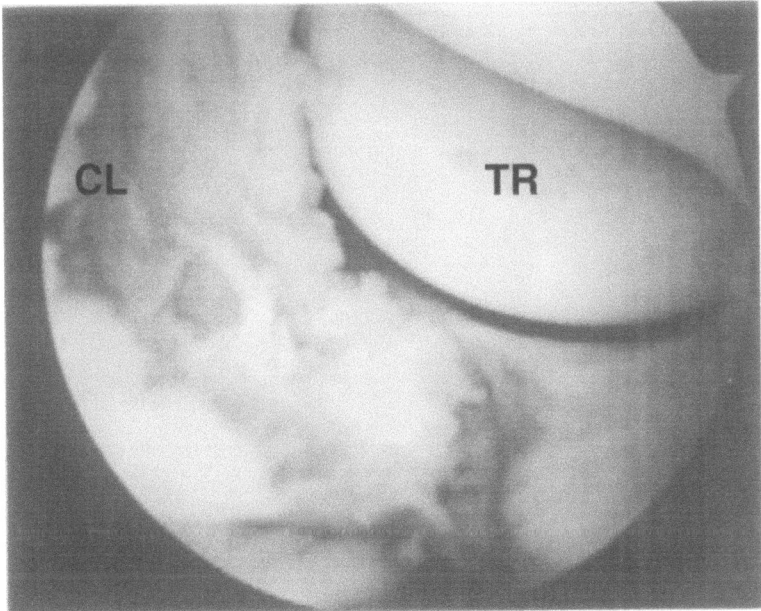

Fig. 5. Fotografia di un gomito sinistro vista dall'accesso postero-laterale che mostra la testa del radio *(TR)* e la ridondanza della capsula laterale *(CL)*

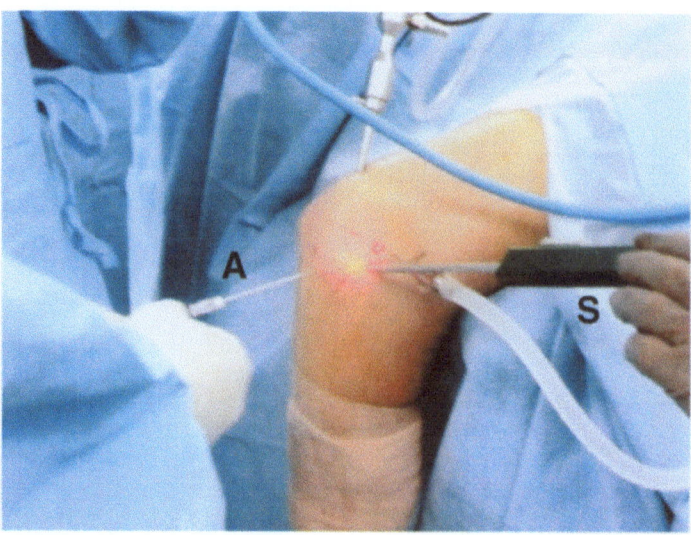

Fig. 6. Tecnica di ricostruzione artroscopica per l'instabilità rotatoria postero-laterale. L'estrattore della sutura *(S)* viene passato posteriormente all'epicondilo laterale e attraverso la guancia postero-laterale. Un ago da spinale *(A)* viene poi posizionato attraverso il legamento collaterale ulnare laterale subito adiacente alla porzione laterale dell'ulna e una sutura riassorbibile viene fatta passare attraverso di esso. Questa sutura viene ripresa con l'estrattore e entrambi i capi della sutura annodati

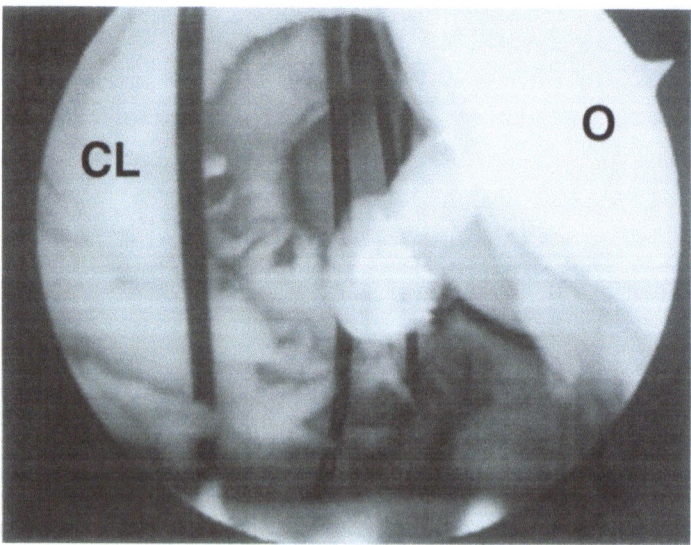

Fig. 7. Ricostruzione artroscopica postero-laterale. Il procedimento di passaggio ed estrazione delle suture viene ripetuto fino a quando un adeguato numero di suture è stato eseguito. *O*, omero; *CL*, capsula laterale

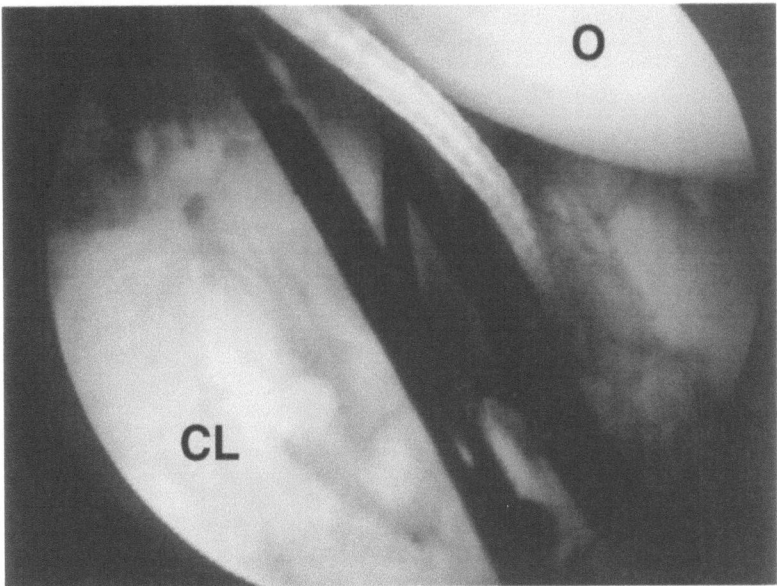

Fig. 8. In gravi casi di instabilità rotatoria postero-laterale una sutura aggiuntiva (bianca) viene passata adiacente all'ulna laterale e ripresa per far avanzare il complesso legamentoso postero-laterale posteriormente e lateralmente. O, omero; CL, capsula laterale

tro l'inserzione omerale del complesso legamentoso postero-laterale. Il gomito viene poi posizionato a circa 30° di estensione e mantenuto in supinazione mentre i capi della sutura dalla plicatura della guancia postero-laterale vengono recuperati attraverso una piccola incisione e annodati all'esterno. Questa tecnica di solito permette di plicare il legamento collaterale ulnare in modo perfetto ed elimina l'instabilità. L'artroscopio viene ancora posizionato nella guancia posterolaterale e la riparazione viene esaminata per assicurarsi che la ricostruzione sia adeguata (Fig. 9). Di solito non sono necessari drenaggi come in quasi tutti gli interventi artroscopici. Viene applicato un bendaggio sterile e sgonfiato il manicotto pneumatico. Il gomito del paziente viene tenuto in estensione quasi completa con l'avambraccio in posizione neutra con un tutore anteriore e posteriore.

Trattamento post-operatorio

Il gomito viene mantenuto in estensione nel tutore per la prima settimana dopo l'intervento. Alla prima visita dopo l'intervento il paziente viene posizionato in un tutore articolato per 8 settimane. Nella seconda settimana viene consentita un'escursione articolare da 0° a 30°, nel tutore. A intervalli di 2 settimane il movimento del gomito viene aumentato di 30° (3°-4° settimana: 0°-60°; 5°-6° settimana: 0°-90°; 7°-8° settimana: 0°-120°). Otto settimane dopo l'intervento viene rimosso il tutore e con la terapia fisica viene riacquistato un pieno arco di movimento.

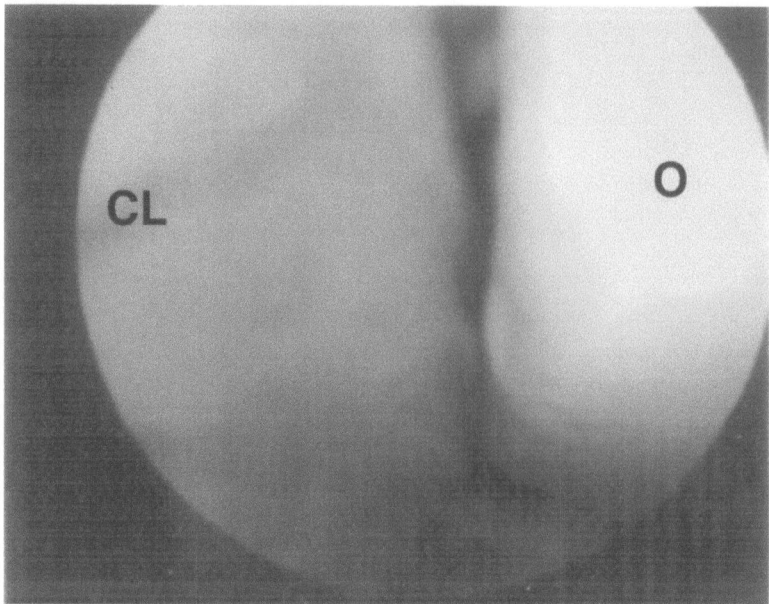

Fig. 9. Foto intra-operatoria che mostra lo stesso gomito ad eccezione delle suture che sono state annodate, che plicano il legamento collaterale ulnare laterale. *O*, omero; *CL*, capsula laterale

Risultati

I risultati per la ricostruzione postero-laterale a cielo aperto del gomito sono stati molto soddisfacenti. Molti articoli sono stati pubblicati da O'Driscoll e coll. [10, 17] che hanno ottenuto un buon successo con pazienti nei quali è stata eseguita una ricostruzione a cielo aperto per l'instabilità rotatoria postero-laterale. La nostra casistica recente utilizzando esclusivamente la tecnica artroscopica per la ricostruzione postero-laterale del gomito consta di 18 pazienti con un follow-up minimo di un anno ed un follow-up medio di 16.5 mesi [18]. Tutti i pazienti prima dell'intervento erano positivi al test del pivot shift per l'instabilità rotatoria postero-laterale e sono stati trattati con la ricostruzione artroscopica descritta precedentemente. La media nella scala di valutazione Andrews-Carson per il gomito era di 89 punti alla valutazione soggettiva e di 94.4 punti alla valutazione oggettiva. In questo piccolo gruppo non ci sono stati fallimenti di trattamento e nessun paziente ha richiesto un ulteriore intervento. Quattordici su 17 pazienti avevano procedure chirurgiche aggiuntive. Sulla base di questi criteri, il 94% dei pazienti hanno avuto risultati da buoni a eccellenti oggettivamente ed il 71% soggettivamente. Anche se il follow-up è breve, i buoni risultati sono incoraggianti e suggeriscono che questo intervento può essere eseguito artroscopicamente nella maggioranza dei casi, con minor morbilità e minor dissezione chirurgica. Tuttavia, è importante ricordare che come nella maggior parte delle instabilità articolari, c'è una variabilità del grado di instabilità che va dal medio al grave. Gravi casi di instabilità rotatoria postero-laterale cronica con lesione completa del legamento collaterale ulnare laterale possono non rispondere bene al trattamento artroscopico anche quando ricostruiti da chirurghi con una buona esperienza sul gomito. È dunque importante enfatizzare che questi risultati sono preliminari ed è necessario un follow-up più lungo associato a studi più controllati.

Conclusioni

In conclusione l'artroscopia di gomito è di grande aiuto per la valutazione ed il trattamento dell'instabilità di gomito. La lassità del LCM è spesso difficile da diagnosticare clinicamente ed il test di instabilità in valgo del gomito può essere eseguito artroscopicamente per stabilire il grado di instabilità. Se infatti è presente una lassità del LCM che richiede la ricostruzione, viene utilizzata una tecnica a cielo aperto tramite una piccola incisione che ha dato buoni risultati in molti casi. L'instabilità rotatoria postero-laterale può essere valutata e trattata artroscopicamente o con tecniche a cielo aperto, a seconda della preferenza del chirurgo e del grado di instabilità. I primi risultati della ricostruzione artroscopica postero-laterale sono incoraggianti, ma è necessario un follow-up più lungo. Come nell'instabilità di altre articolazioni, c'è uno spettro di instabilità che va da medio a grave e quindi i casi devono essere valutati e trattati individualmente. La ricostruzione artroscopica postero-laterale del gomito richiede in realtà conoscenze avanzate dell'anatomia del gomito e una grande esperienza dell'artroscopia di gomito. Particolare attenzione ai dettagli del posizionamento degli accessi e all'anatomia sono essenziali per ottenere buoni risultati.

Bibliografia

1. Callaway GH, Field LD, Deng XH et al (1997) Biomechanical evaluation of the medial collateral ligament of the elbow. J Bone Joint Surg Am 79:1223-1231
2. Pribyl CR, Wascher DC, Firoozbakhsh K et al (1999) Elbow ligament strain under valgus load: A biomechanical study. Orthopedics 22:607-612
3. Morrey BF, An KN (1983) Articular and ligamentous contributions to stability of the elbow joint. Am J Sports Med 11:315-319
4. Regan WD, Korinek SL, Morrey BF et al (1991) Biomechanical study of ligaments around the elbow joint. Clin Orthop 271:170-179
5. Sojbjerg JO, Ovesen J, Nielsen S (1987) Experimental elbow instability after transection of the medial collateral ligament. Clin Orthop 218:186-190
6. Eckstein F, Lohe F, Muller-Gerbyl M (1994) Stress distribution in the trochlear notch: A model of bicentric load transmission through joints. J Bone Joint Surg Am 76:647-653
7. Morrey BF, An KN, Stormont TJ (1988) Force transmission through the radial head. J Bone Joint Surg Am 70: 250-256

8. Morrey BF, Tanaka S, An KN (1991) Valgus stability of the elbow: A definition of primary and secondary constraints. Clin Orthop 265:187-195
9. Ochi N, Ogura T, Hashizume H et al (1999) Anatomic relation between the medial collateral ligament of the elbow and the humero-ulnar joint axis. J Shoulder Elbow Surg 8:6-10
10. O'Driscoll SW, Bell DF, Morrey BF (1991) Posterolateral rotatory instability of the elbow. J Bone Joint Surg Am 73:440-446
11. Olsen BS, Sojbjerg JO, Nielsen KK et al (1998) Posterolateral elbow joint instability: The basic kinematics. J Shoulder Elbow Surg 7:19-29
12. Field LD, Altchek DW (1996) Evaluation of the arthroscopic valgus instability test of the elbow. Am J Sports Med 24:177-181
13. Smith GR, Altchek DW, Pagnani MJ, Keeley JR (1996) A muscle-splitting approach to the ulnar collateral ligament of the elbow: Neuroanatomy and operative technique. Am J Sports Med 24:575-580
14. Conway JE, Jobe FW, Glousman RE, Pink M (1992) Medial instability of the elbow in throwing athletes: Treatment by repair or reconstruction of the ulnar collateral ligament. J Bone Joint Surg Am 74:67-83
15. Azar FM, Andrews JR, Wilk KE, Groh D (2000) Operative treatment of ulnar collateral ligament injuries of the elbow in athletes. Am J Sports Med 28:16-23
16. Field LD, Callaway GH, O'Brien SJ, Altchek DW (1995) Arthroscopic assessment of the medial collateral ligament complex of the elbow. Am J Sports Med 23:396-400
17. Nestor BJ, O'Driscoll SW, Morrey BF (1992) Ligamentous reconstruction for posterolateral rotatory instability of the elbow. J Bone Joint Surg Am 74:1235-1241
18. Smith JP, Savoie FH, Field LD (2000) Arthroscopic reconstruction for posterolateral instability of the elbow. AANA Annual Meeting, Miami, 13-16 April 2000, Florida

Il trattamento artroscopico delle fratture di gomito

W.B. GEISSLER, K.A. GRISPUN

I progressi nelle tecniche artroscopiche e le innovazioni nello strumentario hanno fornito un certo numero di indicazioni per l'esame artroscopico e il trattamento dei traumi acuti del gomito. In questo capitolo saranno esaminate le indicazioni e le tecniche disponibili per il trattamento artroscopico di questi traumi.

Indicazioni

La letteratura non ha ancora stabilito chiare indicazioni per l'artroscopia di gomito nella valutazione e nel trattamento dei traumi acuti di gomito. Senza dubbio, vi sono particolari patologie traumatiche che possono essere efficacemente valutate e trattate in artroscopia. Le indicazioni classiche per l'artroscopia di gomito sono state stabilite nel 1985 da Andrews e Carson [1]. Successivamente sono state fatte poche aggiunte alla lista originale (Tab. 1). Carson e Myers [2] sono stati i primi a descrivere i vantaggi della chirurgia artroscopica nella valutazione delle fratture della testa e del capitello radiale. In seguito Carson [3] ha osservato che tali indicazioni sono difficili da definire in modo preciso. Nel 1991, O'Driscoll e Morrey [4] hanno presentato i risultati di 71 artroscopie di gomito. L'artroscopia di gomito è stata utilizzata nella loro casistica per valutare la congruenza articolare in un paziente con una frattura della testa del radio.

Le controindicazioni all'uso dell'artroscopia nei traumi del gomito includono l'anchilosi ossea, la precedente trasposizione del nervo ulnare, modificazio-

Tabella 1. Indicazioni per l'artroscopia di gomito

Estrazione di corpi mobili
Sinovialectomia parziale nell'artrite reumatoide
Valutazione dello sbrigliamento nella osteocondrosi dissecante del capitello e della testa del radio
Sbrigliamento e lisi di aderenze da patologie post-traumatiche o degenerative del gomito
Asportazione della testa del radio
Diagnosi del dolore cronico di gomito quando la diagnosi è incerta
Valutazione e trattamento dell'instabilità

ni dell'anatomia, o un'alterazione dei punti di repere secondaria all'evento traumatico. Le alterazioni dell'anatomia aumentano il rischio di lesioni nervose secondarie all'esecuzione degli accessi. Gli accessi mediali sono a rischio di lesione del nervo ulnare. L'accesso antero-laterale è a rischio di lesione del nervo radiale. L'accesso antero-mediale può comportare un rischio di lesione del nervo mediano. Le lesioni nervose sono le più comuni complicanze associate all'artroscopia del gomito.

Valutazione dei traumi acuti del gomito

Prima di prendere in considerazione l'artroscopia del gomito per il trattamento di una frattura di gomito, una completa valutazione deve comprendere l'anamnesi, l'esame obbiettivo e radiografico. La valutazione neurologica è indispensabile, con particolare attenzione per la branca motoria del nervo interosseo posteriore del nervo radiale e per il nervo ulnare. L'interpretazione radiografica nei pazienti con traumi di gomito è spesso difficile. In particolare, nella traumatologia pediatrica del gomito, la valutazione della radiografia del gomito controlaterale è sempre una buona pratica. Fratture con mimino spostamento possono essere poco visibili in una radiografia standard in proiezione antero-posteriore e laterale. Le proiezioni oblique possono rivelare una linea di frattura inizialmente nascosta dall'olecrano. Un cuscinetto adiposo posteriore visibile è segno di una possibile frattura intra-articolare. Lindem [5] ha osservato che le fratture del capitello sono meglio visualizzate sulla proiezione laterale. Le tomografie o le scansioni di tomografia computerizzata (TC) sono occasionalmente richieste per delineare meglio la rima di frattura e possono essere associate ad artrografia per evidenziare corpi mobili traumatici.

Lesioni esposte del gomito

Le lesioni esposte del gomito necessitano di irrigazione e bonifica sia per prevenire un'artrite settica che per rimuovere frammenti intra-articolari. L'irrigazione del gomito attraverso la ferita traumatica è stato storicamente il trattamento di elezione. In caso di esposizione dell'articolazione senza una larga ferita come per un proiettile a bassa velocità o la penetrazione di un oggetto tagliente, l'artroscopia può essere molto utile per evitare un ulteriore trauma dei tessuti molli dovuto all'incisione chirurgica.

La conferma di un'esposizione dell'articolazione si può ottenere mediante artrocentesi e iniezione intra-articolare di soluzione salina sterile. Inoltre i normali punti di repere possono essere identificati se si deve eseguire un'artroscopia. Se non sono presenti i normali punti di repere per un corretto posizionamento degli accessi, l'artroscopia non dovrebbe essere eseguita.

Un vantaggio del lavaggio artroscopico rispetto all'artrotomia è la possibilità di visualizzare fratture associate o corpi estranei. L'irrigazione artroscopica è inoltre un eccellente mezzo per ripulire il gomito. L'artroscopia di gomito può essere eseguita sia in posizione prona che supina. I fattori che determinano la scelta della posizione sono: la preferenza del chirurgo e le lesioni associate del paziente. La posizione prona è di solito la più utilizzata. Inoltre nella posizione prona è più semplice vedere il paziente e ridurre la frattura sotto controllo fluoroscopico. L'artroscopio viene introdotto attraverso l'accesso standard antero-mediale prossimale. L'irrigazione viene posizionata nell'accesso antero-superiore laterale per visualizzare tutta la regione anteriore dell'articolazione. La regione mediale dell'articolazione si può vedere spostando l'artroscopio nell'accesso antero-superiore laterale o eseguendo un accesso antero-laterale prossimale.

Bisognerebbe sempre fare attenzione quando si cambiano gli accessi. Si dovrebbe lasciare una cannula di plastica nell'accesso per evitare passaggi ripetuti attraverso i tessuti molli che aumentano il rischio di lesioni neurovascolari. Il compartimento posteriore deve essere ispezionato minuziosamente. Per vedere il compartimento posteriore, l'artroscopio dovrebbe essere posizionato attraverso l'accesso postero-laterale o posteriore diretto. Inoltre il tramite della ferita può anche servire come via di drenaggio, a seconda della dimensione della ferita stessa. Il lavaggio artroscopico non riduce la necessità di una pulizia chirurgica della ferita e dell'irrigazione, se indicata. A causa del limitato volume del gomito, 1 o 2 litri di soluzione fisiologica normale o di Ringer lattato sono sufficienti per l'irrigazione. Alla fine dell'intervento viene posizionato un piccolo drenaggio attraverso uno degli accessi. Gli altri accessi vengono chiusi con una sutura singola. Se la ferita è fresca e non è eccessivamente contaminata può essere parzialmente chiusa. Se vi sono dubbi di contaminazione, la ferita dovrebbe essere lasciata aperta, coperta con una benda sterile umida per ripetere un lavaggio in sala operatoria dopo 3-4 giorni. A questo punto si potrebbe scegliere una chiusura per prima intenzione ritardata o una chiusura per seconda intenzione. Viene applicato un bendaggio leggermente imbottito sterile ed una fascia al collo per maggior comodità. Gli esercizi di mobilizzazione vanno iniziati precocemente. Il bendaggio dovrebbe essere cambiato dopo 72 ore ed è necessario un singolo cerotto al di sopra degli accessi e della ferita traumatica prima della rimozione della sutura dopo 10 giorni. L'utilizzo di terapia antibiotica peri-operatoria dipende dal caso clinico.

Fratture del condilo omerale

Queste fatture sono classificate come: unicondiloidee, bicondiloidee ed intercondilee. Di solito, solo le fratture unicondiloidee sono suscettibili di valutazione e trattamento artroscopico.

Una classificazione delle fratture unicondiloidee è stata proposta da Milch [6] ed è basata sulla relazione tra il margine laterale della troclea rispetto alla diafisi omerale. Nella frattura di Tipo I, il margine laterale della troclea rimane attaccato alla diafisi omerale. Nelle fratture di Tipo II, il margine laterale della troclea è staccato dalla diafisi omerale con la formazione di un frammento. Le fratture di Tipo II sono instabili perché l'ulna può spostarsi con il frammento di frattura e in questo caso è indicata la riduzione a cielo aperto con fissazione interna. Le fratture di Tipo I sono considerate stabili ed è stato suggerito da alcuni autori il trattamento conservativo per le fratture composte [7]. Recentemente Mehme e Jupiter [8] hanno classificato queste fratture basandosi sul concetto di colonne dell'omero distale. Essi hanno diviso le fratture in "alte" (Tipo II di Milch) e "basse" (Tipo I di Milch).

Sebbene entrambi i tipi di fratture siano intra-articolari, alcuni autori continuano a raccomandare la riduzione chiusa per le fratture unicondiloidee basse o di Tipo I [7]. Tuttavia, gli svantaggi di un trattamento conservativo delle fratture intra-articolari di gomito includono: una residua incongruenza articolare, la prolungata immobilizzazione e una potenziale scomposizione precoce o tardiva della frattura. Altri autori [8] hanno raccomandato una riduzione a cielo aperto con fissazione interna seguita da mobilizzazione precoce per le fratture di una colonna. I vantaggi della riduzione a cielo aperto con fissazione interna sono: la riduzione anatomica della superficie articolare, la rimozione dei frammenti liberi e una fissazione stabile che permette una mobilizzazione precoce.

Le fratture unicondiloidee di Tipo I o basse possono essere ben valutate e trattate con tecnica artroscopica. La valutazione artroscopica e la riduzione con fissazione mediante viti percutanee ci fornisce alcuni vantaggi simili a quelli della ORIF (Open Reduction and Internal Fixation) senza lesione dei tessuti molli.

Il paziente può essere posto in posizione supina o prona, ma quest'ultima permette un migliore accesso al compartimento posteriore, che facilita la valutazione della riduzione della frattura. La posizione prona è inoltre più vantaggiosa per il posizionamento dell'amplificatore di brillanza intorno al gomito per monitorare la riduzione. Il manicotto emostatico dovrebbe essere applicato ed eventualmente gonfiato in relazione alla qualità della visione. Le fratture del condilo laterale si vedono meglio con l'artroscopio nell'accesso antero-mediale o nell'antero-mediale prossimale. L'accesso antero-superiore laterale viene utilizzato come accesso operativo. Lo shaver può rimuovere l'ematoma e i detriti della frattura. Un palpatore può sbrigliare la frattura per permettere una riduzione anatomica. Si può posizionare un filo di Kirschner (K) o un filo guida per manipolare e ridurre i frammenti della frattura. Dopo aver ottenuto la riduzione, il filo viene passato attraverso la frattura per ottenere una fissazione provvisoria. Se la riduzione è stata ottenuta con un filo di K, vengono posizionati i fili guida per viti cannulate da 3.5 mm. Bisognerebbe fare attenzione a non penetrare nella fossa dell'olecrano, cosa che può determinare un dolore da conflitto con il gomito in estensione. Questo può essere valutato con l'artroscopio posto nell'accesso postero-centrale. L'amplificatore di brillanza facilita il corretto orientamento dei fili guida e delle viti cannulate. La stabilità della fissazione può essere valutata artroscopicamente e questo permette una mobilizzazione sicura. Se la fissazione è instabile o è indicata una placca di neutralizzazione, si dovrebbe eseguire un intervento a cielo aperto limitato. Si applica un bendaggio sterile seguito da un tutore di protezione e comodità nell'immediato periodo post-operatorio. Se necessario, si può applicare un drenaggio attraverso l'accesso antero-laterale. La mobilizzazione attiva e passiva viene iniziata dopo 3-4 giorni se la fissazione è stabile al momento dell'intervento.

Le fratture di tipo II o alte richiedono una placca di neutralizzazione per ripristinare la stabilità della colonna e dell'articolazione. Le fratture bicondiloidee e intercondiloidee richiedono inoltre viti e placche e pertanto la ORIF è il trattamento di scelta.

Le fratture del condilo laterale sono molto più comuni di quelle del condilo mediale e le tecniche chirurgiche qui discusse si usano per trattare le fratture laterali. Gli accessi sono invertiti se la frattura interessa soltanto il condilo mediale.

Il trattamento artroscopico non è indicato per tutte le fratture unicondiloidee dell'omero e noi crediamo che le indicazioni assolute siano poche. Tuttavia, in pazienti ben selezionati, la riduzione assistita artroscopicamente fornisce un eccellente visione della superficie articolare con una minima dissezione dei tessuti molli. Le viti percutanee consentono una fissazione stabile e permettono al paziente di iniziare precocemente la mobilizzazione.

Fratture dell'olecrano

Nel 1991 Hotchkiss e Green [9] hanno introdotto una nuova classificazione per le fratture dell'olecrano (Tab. 2). Le fratture con uno spostamento minore di 2 mm con radiografia fatta con il gomito a 90° di flessione sono considerate composte e possono essere trattate in modo conservativo. Inoltre, un criterio chiave per il trattamento conservativo è il mantenimento dell'estensione attiva del gomito. Le fratture scomposte vengono trattate con riduzione a cielo aperto e fissazione interna.

Tabella 2. Fratture dell'olecrano [9]

I	Fratture composte
II	Fratture scomposte
	IIA – Avulsione
	IIB – Obliqua e trasversa
	IIC – Comminuta
	IID – Lussazione

Dopo una frattura dell'olecrano, alcuni pazienti possono avere dolore continuo, in particolare durante la flessione e l'estensione. La visualizzazione dell'incisura semilunare attraverso un accesso standard a cielo aperto è a volte difficile e può comportare un rischio di lesione del legamento collaterale del gomito. La superficie articolare dell'incisura semilunare può essere facilmente visualizzata artroscopicamente attraverso l'accesso postero-laterale o laterale diretto. Alcune aree di condromalacia, flaps osteocondrali o corpi mobili non riscontrati sulla radiografia possono essere sbrigliati o rimossi. Inoltre l'accesso al compartimento posteriore è più facile con il paziente in posizione prona. La fossa olecranica si vede meglio con l'artroscopio nell'accesso del soft spot. In individui magri, un artroscopio da 2.7 mm ci può garantire una migliore visione. Lo strumentario viene introdotto attraverso l'accesso postero-laterale.

Fratture della coronoide

Le fratture del processo coronoideo sono infrequenti. Queste lesioni sono di solito associate con una lussazione posteriore del gomito e hanno una frequenza dal 2% al 10% di tutte le lussazioni posteriori [1]. Si possono avere anche come lesioni isolate. Sono stati descritti due meccanismi di lesione. Uno in seguito all'applicazione di una forza di trazione sul processo coronoideo tramite il muscolo brachiale durante l'iperestensione del gomito. Un altro meccanismo è l'impatto dell'omero durante la lussazione posteriore.

Una classificazione di queste fratture basata sulle dimensioni del frammento è stata fatta da Regan e Morrey [10] (Tab. 3). Essi raccomandano l'immobilizzazione per tre settimane o meno seguita da esercizi di mobilizzazione attiva per fratture di Tipo IA e IB. Il trattamento standard viene utilizzato per le fratture associate ma l'immobilizzazione per un tempo superiore alle tre settimane dovrebbe essere evitata.

Nel 1996, Liue e coll. [11] hanno riportato uno studio su due atleti che non presentano miglioramenti con il trattamento conservativo per una frattura di Tipo I.

Tabella 3. Classificazione delle fratture della coronoide [10]

Tipo I	Avulsione dell'apice del processo coronoideo
Tipo II	Frattura semplice o comminuta che interessa il 50% o meno del processo
Tipo III	Frattura semplice o comminuta che interessa più del 50% del processo
Sottoclasse A	Lussazione non associata
Sottoclasse B	Lussazione associata

Uno aveva un corpo mobile e l'altro un'aderenza con un blocco meccanico. Entrambi i pazienti sono ritornati nel pieno dell'attività atletica dopo intervento artroscopico. I frammenti comminuti troppo piccoli per essere fissati possono essere rimossi con una pinza o con lo shaver (Figg. 1-4). In questi pazienti si può iniziare l'immediata mobilizzazione attiva e passiva.

Anche per il trattamento delle fratture di Tipo II non associate ad altre fratture o lussazioni si raccomanda una precoce mobilizzazione. Il processo coronoideo dovrebbe essere stabilizzato se c'è un gomito instabile associato a fratture periarticolari. Per le fratture di Tipo III si consiglia la riduzione a cielo aperto e la fissazione interna per evitare una futura instabilità. L'intervento chirurgico è consigliato per tutti quei casi in cui la frattura interferisce con la mobilità articolare [12]. Se una grave comminuzione impedisce la fissazione, un fissatore esterno ben posizionato potrà prevenire una sublussazione che comporterebbe un'instabilità ricorrente.

L'artroscopia può essere utilizzata nella valutazione, riduzione e stabilizzazione delle fratture della coronoide. Il processo coronoideo si vede meglio attraverso l'accesso antero-superiore laterale mentre l'accesso antero-mediale viene utilizzato come accesso operativo per manipolare i frammenti. L'inserimento di una guida tibiale da crociato anteriore attraverso l'accesso antero-mediale può essere utilizzata per manipolare e ridurre anatomicamente i frammenti della frattura. Un filo guida può essere inserito attraverso la guida, nell'ulna e attraverso la frattura nel processo coronoideo. Una piccola vite da 3.5 mm può quindi essere utilizzata per fissare rigidamente il processo coronoideo dietro la diafisi dell'ulna. La mobilizzazione passiva cauta può essere iniziata immediatamente. Bisogna evitare la flessione attiva fino alla quarta settimana per evitare che il brachiale possa scomporre i frammenti di frattura. Bisogna eseguire la terapia fisica con prudenza se permane un'instabilità residua. L'instabilità viene valutata nella sala operatoria dopo che la fissazione è completata e mentre il paziente è ancora in anestesia.

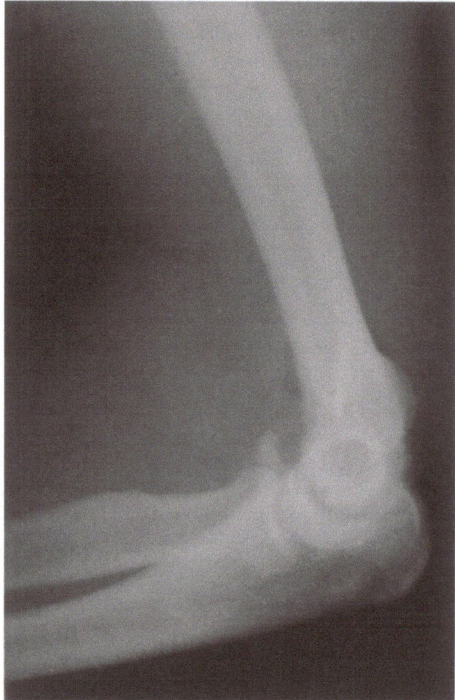

Fig. 1. Radiografia laterale di una frattura della coronoide di Tipo I con legamenti stabili

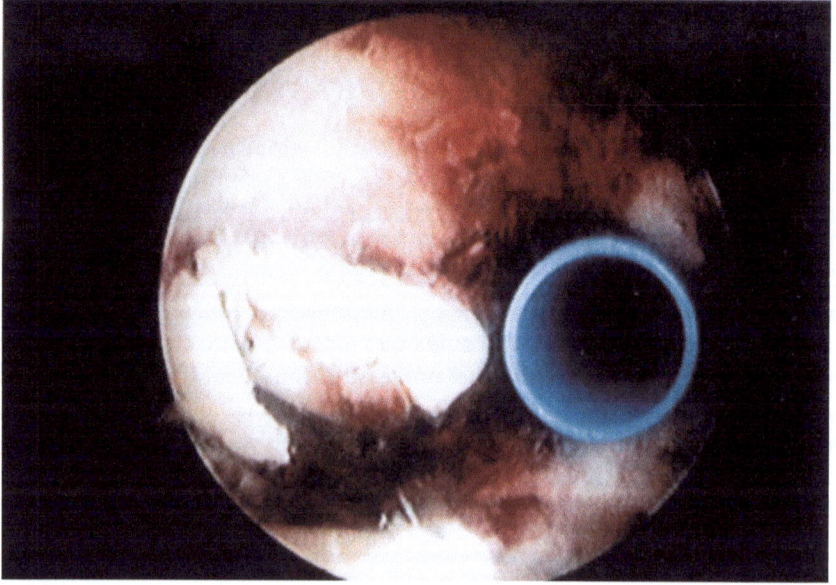

Fig. 2. Quadro artroscopico attraverso l'accesso antero-superiore laterale con frammento di frattura della coronoide scomposta. La cannula blu è nell'accesso antero-mediale

Il trattamento artroscopico delle fratture di gomito

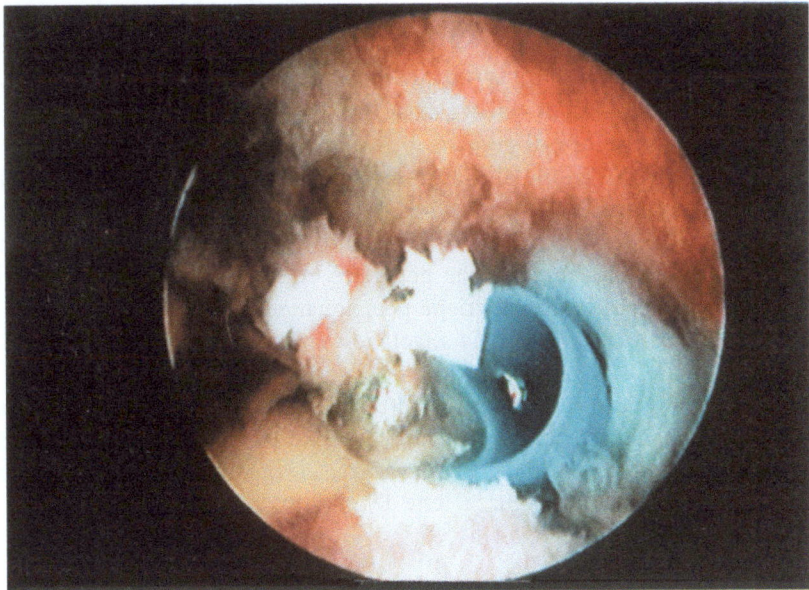

Fig. 3. I frammenti mobili vengono rimossi attraverso l'accesso antero-mediale

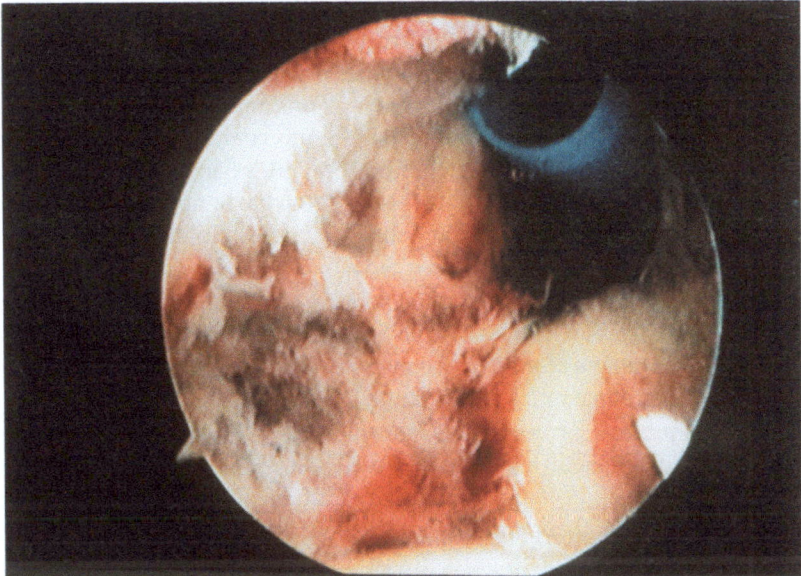

Fig. 4. La base della coronoide viene sbrigliata. Il gomito era stabile in tutto l'arco di movimento

Fratture della testa del radio

Mason [13, 14] ha classificato le fratture della testa del radio in tre tipi (Tab. 4). Gaston ha riportato le conseguenze delle fratture della testa del radio associate a lussazione posteriore di gomito. Questa associazione di lesioni è stata aggiunta alla classificazione di Mason come lesioni di Tipo IV [13]. Le radiografie standard in proiezione antero-posteriore e laterale possono non essere adeguate per rilevare queste lesioni. Greenspan e Norman [15] hanno descritto una proiezione radio-omerale che permette una migliore definizione della frattura. Questa proiezione si ottiene posizionando il paziente come per una proiezione laterale del gomito, ma angolando il tubo radiogeno di 45° verso la spalla.

Johnston [16] ha osservato che le fratture di Tipo I hanno dato buoni risultati indipendentemente dal trattamento. Molti autori concordano sul fatto che il trattamento delle fratture della testa del radio leggermente scomposte vada centrato su una precoce mobilizzazione del gomito.

Tabella 4. Fratture della testa del radio

I	Non scomposta < 2 mm
II	Scomposta > 2 mm
III	Comminuta
IV	Associata a lussazione

Holdsworth [17] ha riportato un'incidenza del 44% di contratture in flessione del gomito in pazienti con fratture della testa del radio leggermente scomposte immobilizzate per tre settimane, rispetto ad un'incidenza del 15% di contrattura in quelli che hanno iniziato un'immediata mobilizzazione. D'altra parte, Radin e Riesenborough [18] hanno ritenuto che le fratture che interessano più di 1/3 della testa del radio sono più soggette alla scomposizione con una precoce mobilizzazione. La maggior parte dei loro pazienti con fratture della testa del radio di Tipo I che interessano più di 1/3 della testa del radio hanno avuto risultati mediocri o cattivi.

Jones e Geissler [19] hanno riportato la loro casistica su 75 fratture della testa del radio, di cui 34 erano fratture di Tipo I di Mason. Due pazienti si lamentavano di un dolore continuo e blocchi occasionali del gomito nonostante una guarigione apparentemente anatomica della frattura della testa del radio sulla radiografia. In entrambi i pazienti l'artroscopia diagnostica del gomito ha rivelato un difetto osteocondrale del capitello associato a corpi mobili.

Hotchkiss e Green [9] hanno notato un'elevata incidenza di difetti osteocondrali del capitello mentre operavano fratture della testa del radio. L'artroscopia di gomito è chiaramente utile in pazienti con dolore continuo dopo il trattamento conservativo di una frattura composta della testa del radio. La stato della cartilagine articolare può essere valutato con una minima morbilità. I flaps osteocondrali possono essere sbrigliati ed i corpi mobili rimossi (Figg. 5, 6).

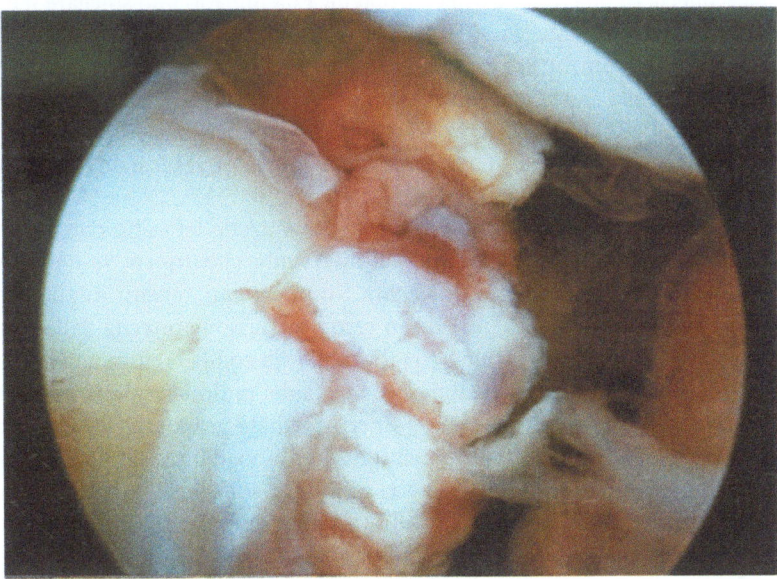

Fig. 5. Quadro artroscopico di una donna di 36 anni con dolore persistente e blocchi tre settimane dopo una frattura della testa del radio di Tipo I. L'artroscopio è nell'accesso del soft spot

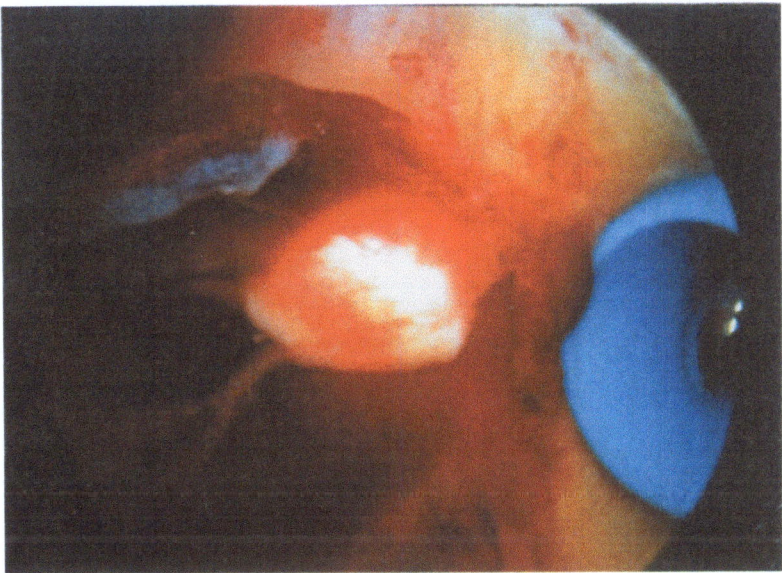

Fig. 6. Quadro artroscopico di un ulteriore corpo mobile nella fossa olecranica. L'artroscopio è nell'accesso postero-centrale

La scoperta di una lesione osteocartilaginea da impatto può spiegare il dolore persistente di un paziente (Fig. 7).

Una residua contrattura in flessione può essere simultaneamente trattata mediante lisi della capsula anteriore dall'omero. La chiave è incidere la capsula per sezionarla e non per staccarla semplicemente dall'omero. Si dovrebbero vedere le fibre del brachiale. La capsula anteriore viene resecata dal setto intermuscolare laterale sino al setto mediale.

Per una frattura scomposta in due parti della testa del radio con un blocco osseo vi è consenso sull'indicazione all'intervento chirurgico. Se non vi è un blocco osseo le opinioni sono differenti. Non di meno, recenti miglioramenti nel disegno dei piccoli impianti hanno reso la fissazione interna della frattura della testa del radio maggiormente realizzabile sia con la tecnica a cielo aperto che artroscopica. La visualizzazione della testa del radio è migliore con l'artroscopio nell'accesso antero-mediale o antero-mediale prossimale. Un manicotto emostatico può essere gonfiato per migliorare la visibilità. Uno shaver ed un palpatore posizionati attraverso l'accesso antero-superiore laterale puliscono l'articolazione dai detriti della frattura e dall'ematoma. Di solito la frattura interessa la regione antero-laterale della testa del radio. L'accesso laterale diretto può inoltre essere vantaggioso per la riduzione e la fissazione di fratture della testa del radio. Questo accesso può consentire una migliore angolazione per la fissazione provvisoria del filo di K così come per la vite cannulata. Un

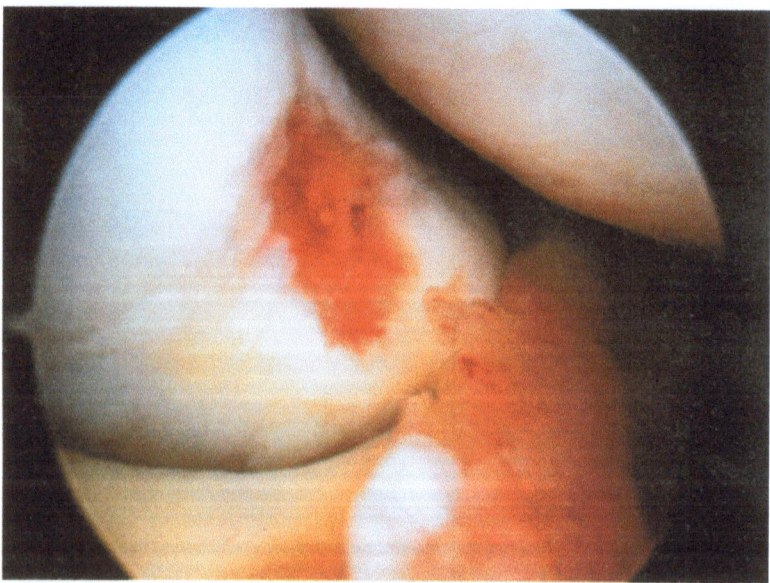

Fig. 7. Difetto condrale residuo nella parte posteriore della testa del radio dopo asportazione di un frammento condrale. Lo strumento è posizionato nell'accesso postero-laterale

filo di K da 0.045 pollici può essere inserito nel frammento distaccato per agire come un joystick per manipolare e ridurre il frammento. L'avambraccio può essere pronato e supinato per facilitare la riduzione. Il filo di K viene poi avanzato per eseguire la fissazione provvisoria sino a quando non si è ottenuta una riduzione anatomica. Se si utilizza un sistema a vite cannulata si posiziona un secondo filo guida. Una vite ad autocompressione fornisce una modesta compressione e una maggior stabilità permettendo così una precoce mobilizzazione. Inoltre, impianti senza testa possono essere guidati sino alla rima articolare della testa del radio, evitando il conflitto con l'ulna. Dopo l'intervento gli accessi vengono chiusi con una singola sutura e viene applicato un bendaggio molle. Si posiziona una fascia al collo per maggior comodità ma immediatamente viene iniziato un programma di mobilizzazione.

Conclusioni

Recenti progressi tecnologici nello strumentario artroscopico, combinati con un notevole miglioramento delle tecniche artroscopiche, hanno valorizzato il ruolo della riduzione e fissazione interna percutanea assistita artroscopicamente di fratture intra-articolari di gomito al fine di minimizzare il trauma chirurgico e le cicatrici post-operatorie. Il contributo del periostio alla stabilità della frattura e l'apporto vascolare vengono preservati. La valutazione combinata artroscopica e fluoroscopica della riduzione della frattura diminuisce il rischio di un misconosciuta scomposizione o di una diastasi. È un esperienza sorprendente vedere artroscopicamente la superficie articolare, dopo aver eseguito una riduzione anatomica sotto amplificatore di brillanza, e trovare una significativa scomposizione articolare, specialmente in rotazione. Queste incongruenze possono essere ridotte artroscopicamente per ripristinare anatomicamente la superficie articolare. Inoltre, frammenti osteocondrali e corpi mobili, potenzialmente dannosi e non visibili radiograficamente, possono essere facilmente trovati ed asportati.

Indicazioni per l'artroscopia nella valutazione e nel trattamento delle fratture articolari dell'articolazione del gomito sono ancora in evoluzione. In casi selezionati l'artroscopia dà il vantaggio di ridurre le lesioni dei tessuti molli e di visualizzare la riduzione anatomica della frattura.

Bibliografia

1. Andrews JR, Carson WG (1985) Arthroscopy of the elbow. Arthroscopy 1:97-107
2. Carson WG, Myers JF (1991) Diagnostic athroscopy of the elbow: Surgical Technique and arthroscopic and portal anatomy. In: McGinty JB (ed) Operative arthroscopy. Raven Press, New York, pp 583-603
3. Carson WG (1988) Arthroscopy of the elbow. AAOS Instr Cours Lect 37:195-201
4. O'Driscoll SW, Morrey BF (1991) Arthroscopy of the elbow. J Bone Joint Surg Am 74:84-94

5. Lindem MC (1922) Fractures of the capitellum and trochlea. Ann Surg 76:78-82
6. Milch H (1964) Fractures and fracture dislocations of the humeral condyles. J Trauma 4:592-607
7. Wilson PD (1933) Fractures and dislocations in the region of the elbow. Surg Gynecol Obset 56:335-359
8. Mehme DK, Jupiter JB (1992) Fractures of the distal humerus. In: Browner DD (ed) Skeletal trauma, Part II. WB Saunders, Philadelphia, p 1146
9. Hotchkiss RN, Green DP (1991) Fractures and dislocations of the elbow. Fractures in adults, 3rd edn. JP Lippincott, Philadelphia, pp 739-841
10. Regan NM, Morrey BF (1992) Classification and Treatment of coronoid process fractures. Orthopaedics 15:845-848
11. Liu SH, Henry M, Browen R (1996) Complications of type I coronoid fractures in competitive athletes: report of two cases and review of the literature. J Shoulder Elbow Surg 5:223-227
12. Regan NM, Morrey BF (1989) Fractures of the coronoid process of the ulna. J Bone Joint Surg Am 71:1348
13. Mason JA, Shutkin NM (1943) Immediate active motion treatment of fractures of the head and neck of the radius. Surg Gynecol Obset 76:731-737
14. Mason ML (1954) Some observations on fractures of the head of the radius with a review of one hundred cases. Br J Surg 42:123-132
15. Greenspan A, Norman A (1987) Radial head-capitellum view: An expanded imaging approach to elbow injury. Radiology 164:272-274
16. Jonston GW (1962) A follow-up of one hundred cases of fractures of the head of the radius with a review of the literature. Ulster Med J 31:51-56
17. Holdsworth BJ, Clement DA, Rothwell PNR (1987) Fractures of the radius - the benefits of aspiration - A prospective controlled trial. Injury 18:44-47
18. Radin EL, Riesenborough EJ (1937) Fractures of the radial head review of eighty eight cases and analysis of fifty two cases with specific reference to disabilities. Indust Med 6:529-532
19. Jones GS, Geissler WB (1993) Complications of minimally displaced radial head fractures. Annual meeting of the American Academy of Orthopaedic Surgeons, Seattle, WA, February 1993

Il trattamento artroscopico del conflitto omero-olecranico

L. Pederzini, M. Tosi, C. Botticella

L'attrito patologico tra omero ed olecrano venne per la prima volta descritto da Bennett [1] nel 1941 in pazienti che praticavano baseball. Da allora sono state molte le osservazioni in Letteratura su questo argomento, nell'ottica di migliorare la comprensione della fisiopatologia del gomito instabile e di meglio trattarne le conseguenze.

Negli ultimi anni la tecnica artroscopica [2] ha permesso una maggiore conoscenza dei meccanismi lesivi, nonché un trattamento scarsamente invasivo con i relativi vantaggi.

Anatomia e biomeccanica articolare

Il complesso articolare del gomito, costituito dalla paletta omerale e dalle estremità prossimali di radio e ulna, è avvolto da un'unica capsula, rinforzata dai legamenti collaterali con funzioni di contenimento e stabilizzazione.

Il legamento collaterale mediale (LCM), il più resistente, è costituito da 3 fasci: l'anteriore, che rinforza il legamento anulare inserendosi sul processo coronoideo in sede antero-mediale; il medio, che si inserisce sul lato mediale del processo coronoideo; il posteriore, o di Bardinet, che si dirige verso il lato mediale dell'olecrano. Il fascio anteriore si tende fra 0° e 35°, il medio dai 55° sino ai gradi estremi della flessione, il posteriore si tende ad una flessione maggiore di 60°.

Ciò sta a significare che il fascio anteriore rappresenta lo stabilizzatore primario del gomito alle sollecitazioni in valgo [3-5]. Field e coll. [6] riportano dati contrastanti in questo senso, che riconoscono al fascio anteriore una funzione di stabilizzazione importante, ma non primaria.

Il legamento collaterale laterale (LCL) si inserisce sul legamento anulare (fascio centrale) e sui margini della superficie radiale dell'ulna (fascio anteriore e posteriore). Rappresenta lo stabilizzatore primario alle sollecitazioni in varo e la sua rottura è alla base dell'instabilità postero-laterale rotatoria del gomito [7]. Esistono anche altri rinforzi capsulari, ad esempio i flessori dell'avambraccio rinforzano il collaterale mediale, mentre il muscolo supinatore coadiuva il collaterale esterno. Il capitello radiale è ricoperto dagli estensori del carpo. Anteriormente la capsula è coperta dal muscolo brachiale, vero e proprio muscolo articolare del gomito, posteriormente la parete capsulare è coperta dal muscolo anconeo e dal tendine tricipitale.

Il gomito è una articolazione complessa sia anatomicamente che funzionalmente, in ciò giustificata dal ruolo di orientamento della mano nello spazio [8]. Tale complessità rende conto delle ripercussioni delle lesioni traumatiche sull'escursione articolare e della non sempre facile interpretazione fisiopatologica. Le possibilità di flesso-estensione del gomito sono legate all'orientamento della paletta omerale rispetto all'asse della diafisi sul piano frontale, che permette il perfetto affrontamento dell'olecrano e della coronoide alle rispettive fossette omerali [9].

Conditio sine qua non per la funzione articolare è la stabilità, determinata dall'integrità delle strutture muscolari e legamentose, con particolare riferimento ai legamenti collaterali [9]. La mancata isometria delle strutture muscolari e legamentose infatti può impedire l'escursione articolare normale. Il movimento del lancio è usato in diverse attività sportive, soprattutto tennis, giavellotto e pallacanestro. Tutte le articolazioni dell'arto superiore sono coinvolte nelle 5 fasi del lancio: preparazione, caricamento, accelerazione, decelerazione e rilascio.

Il gomito nella fase di accelerazione sopporta notevoli stress, specialmente a livello delle sue componenti legamentose mediali, con sovraccarichi della componente cartilaginea del capitello radiale, del capitulum humeri e dell'olecrano [10].

In conseguenza dell'eccessivo stress determinato dal gesto sportivo ripetuto, si possono creare quadri patologici a carico delle strutture muscolari [1, 11], legamentose [12] ed ossee, che possono interessare il gomito in una o più delle sue componenti, con quadri più o meno complessi. Si può così determinare ipertrofia della sinoviale con fibrosi [13] in grado di provocare la formazione di vere e proprie pliche e danno cartilagineo relativo (condromalacia del capitello radiale), il tutto associato ad esiti di lesioni legamentose di difficile diagnosi, come ad esempio quelle a carico del compartimento ulnare. In tal senso l'allungamento o la lesione del legamento collaterale ulnare può comportare, durante il movimento del lancio, una sublussazione in valgismo del gomito con la formazione di osteofiti sulle facce laterale e mediale della fossetta olecranica e dell'olecrano (Fig. 1), condromalacia da ipercompressione fra capitello radiale ed omero e possibili corpi mobili, fino all'instaurarsi di un vero e proprio impingement omero-olecranico in estensione [14]. Questo conflitto può dar luogo ad ulteriore danno condrale olecranico e della fossa postero-mediale dell'omero con evidenti alterazioni radiologiche [15, 16].

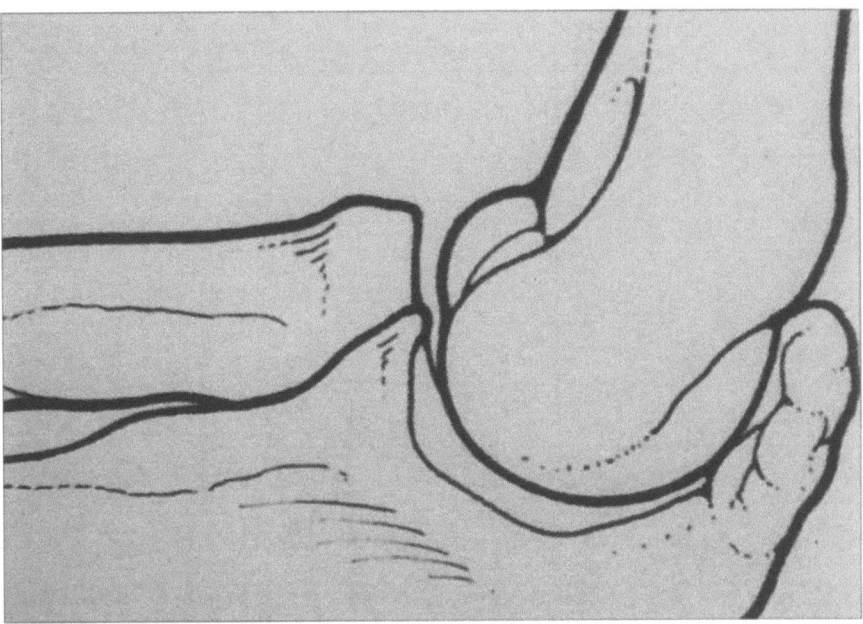

Fig. 1. Ipertrofia olecranica nell'inpingement omero-olecranico

Diagnosi

Spesso il dolore postero-mediale, specialmente durante il gesto atletico (fase di accelerazione), rappresenta il sintomo guida del conflitto omero-olecranico [13]. Vi può essere un corteo sintomatico di accompagnamento caratterizzato da blocchi (corpi mobili), sensazioni di attrito (conflitto) e rigidità in estensione. In alcuni casi è presente una sindrome da compressione del nervo ulnare alla doccia epitrocleo-olecranica, da monitorare mediante un esame elettromiografico. Da verificare inoltre la mobilità della spalla, in quanto una sua ridotta escursione articolare può aumentare lo stress a livello del gomito e determinare dolore mediale.

Il test per valutare la stabilità in valgismo (Fig. 2) viene effettuato mantenendo l'arto del paziente a 30° di flessione al di sotto del braccio dell'esaminatore ed esercitando una forza in valgismo contro il fianco dell'esaminatore stesso. Con una mano si applica uno stress in valgismo, con l'altra si palpa il lato mediale del gomito. La stabilità viene valutata durante l'intero arco di movimento. Non sempre risulta apprezzabile l'instabilità mediale da rottura del legamento collaterale ulnare, ma il crepitio mediale, associato al dolore ed al gonfiore, con modica apertura in valgo, caratterizza quadri di insufficienza legamentosa mediale [13]. Per valutare l'instabilità postero-laterale, O'Driscoll

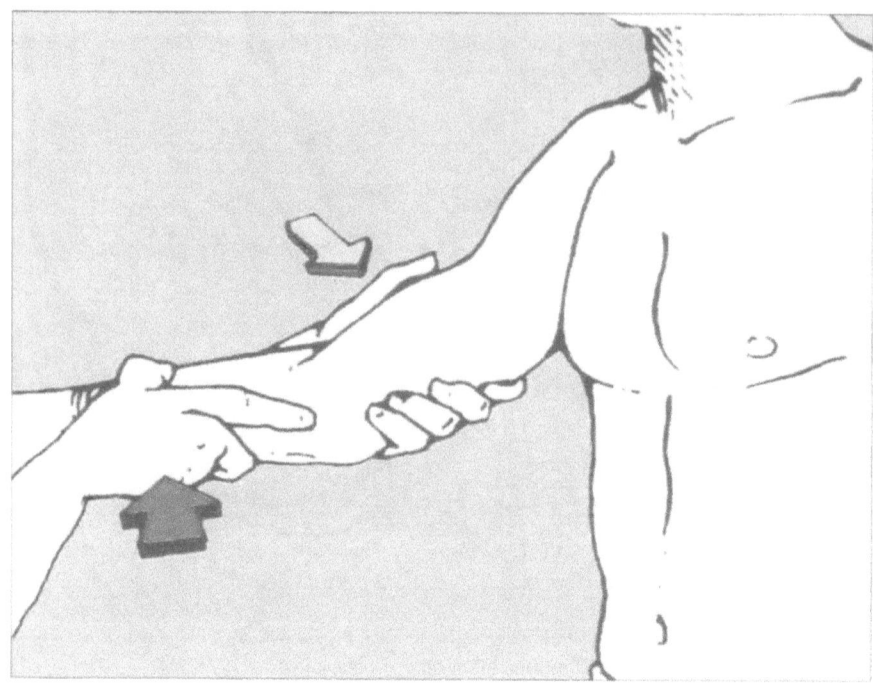

Fig. 2. Test per valutare la stabilità in valgismo

e coll. nel 1991 [17] hanno descritto un test per l'instabilità rotatoria postero-laterale (Fig. 3). Il paziente è supino con spalla flessa a 90° e l'esaminatore è situato dietro al paziente. Il polso è supinato e viene esercitata una forza in valgismo combinata ad una compressione assiale durante il passaggio dalla flessione all'estensione. Questa manovra può determinare apprensione nel paziente sintomatico. Alla palpazione della faccia postero-laterale del gomito si può apprezzare la sublussazione del capitello radiale in senso postero-laterale.

Le radiografie standard, in antero-posteriore e latero-laterale, possono evidenziare corpi mobili, osteofiti, osteocondriti e calcificazioni nel contesto del legamento collaterale. Le proiezioni oblique possono risultare utili. Wilson e coll. nel 1983 [18] hanno descritto una proiezione per olecrano che mette in evidenza gli osteofiti postero-mediali. Le radiografie in stress possono risultare utili, ma non sono determinanti; così come la risonanza magnetica nucleare (RMN) e la tomografia computerizzata (TC) hanno un ruolo importante, ma non ancora completamente documentato.

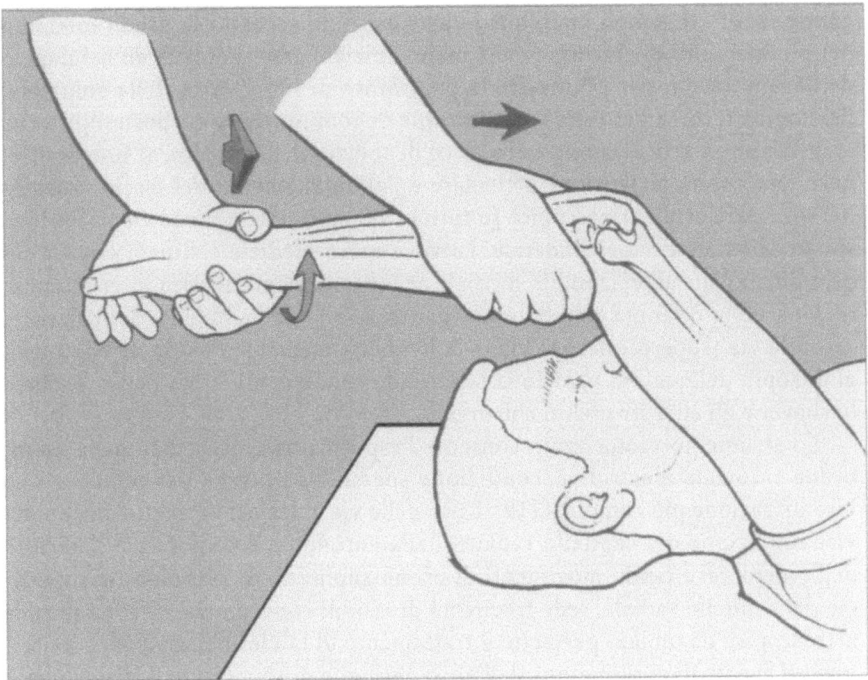

Fig.3. Test per l'instabilità rotatoria postero-laterale

Trattamento

Il trattamento del conflitto omero-olecranico può essere di tipo conservativo o chirurgico. Il primo consiste nell'uso di FANS, ghiaccio, riposo ed esercizi di stretching per gli estensori ed i flessori dell'avambraccio. Qualora non si ottengano risultati soddisfacenti è necessario procedere al trattamento chirurgico.

Focalizziamo l'attenzione sul trattamento artroscopico del conflitto omero-olecranico, vale a dire di quella condizione in cui l'instabilità non è manifesta e le alterazioni osteo-cartilaginee interessano prevalentemente olecrano e capitello radiale.

Tecnica artroscopica

L'anestesia prevalentemente usata è stata quella del plesso brachiale, la fascia pneumoischemica viene posizionata alla radice dell'arto.

Il decubito può essere prono con supporto volare al braccio e gomito flesso a 90° o supino con gomito a 90° ed arto sospeso; recentemente abbiamo iniziato a posizionare i pazienti in decubito laterale con supporto all'avambraccio, per avere un più facile accesso anche al compartimento anteriore. In posizione supina l'arto superiore è posto in trazione mediante apposito dispositivo, con gomito a 90°. Il campo operatorio viene eseguito secondo le usuali modalità per gli interventi di chirurgia della mano. Inizialmente si esegue un bendaggio dell'avambraccio per diminuire la possibilità di fuoriuscita della soluzione fisiologica e, come per tutte le artroscopie di gomito, dalla via postero-esterna si iniettano in articolazione circa 20 cc di soluzione fisiologica, al fine di ottenere una buona distensione articolare e l'allontanamento del fascio vascolo-nervoso dai portali artroscopici. In tutti i casi sono state usate le vie posteriori, supero-mediale e supero-laterale. La via supero-mediale è situata circa 2 cm prossimalmente all'epicondilo mediale ed anteriormente al setto intermuscolare. Una volta ottenuta una buona visualizzazione dell'ambiente articolare, la seconda via (supero-esterna) viene individuata mediante chiodo di Wissinger, al di sopra del quale si posiziona la seconda cannula, utilizzata per introdurre lo shaver e gli altri strumenti chirurgici.

Lo strumento motorizzato consente l'asportazione localizzata della membrana sinoviale ipertrofica, condizione spesso riscontrata, per ottenere una visualizzazione più completa [19]. L'uso delle vie anteriori permette una buona visualizzazione del capitello radiale, della coronoide e della faccia anteriore dell'omero. Sfruttando movimenti di prono-supinazione, si esplora la superficie del capitello radiale, sede frequente di lesioni condromalachiche. La tecnica artroscopica da un lato permette il trattamento di tali lesioni mediante courettage ed eventuali perforazioni, dall'altro permette di apprezzare il rilassamento delle strutture legamentose mediali in caso di instabilità.

Una volta terminata l'esplorazione della camera anteriore del gomito, si esegue l'artroscopia della fossa posteriore. A livello postero-esterno esiste un "soft spot" tramite il quale è consentita l'esecuzione di diverse vie di accesso e quindi l'introduzione dell'ottica e dello strumento chirurgico (Fig. 4). All'asportazione del tessuto sinoviale ipertrofico si associa la lisi delle aderenze presenti tra fossa olecranica ed omero [20-23]; successivamente si esegue il debridement dello spazio sottotricipitale. In conseguenza di incisioni chirurgiche pregresse, ma anche solo a seguito di immobilizzazione prolungata, il recesso sottotricipitale risulta completamente obliterato; l'uso dello shaver, e più recentemente del vaporizzatore, ha permesso di ottenere una buona distensione del recesso con aumento della flesso-estensione. Qualora le aderenze risultino troppo tenaci, sarà necessario eseguire un distacco mediante scollaperiostio (Fig. 5), con l'avvertenza di non ulnarizzare troppo lo strumento per evitare lesioni al nervo ulnare.

Dopo aver esteso la lisi articolare alla guancia laterale, si procede all'asportazione dell'apice dell'olecrano. La resezione di circa 0,5-1 cm permette un minor conflitto fra omero ed olecrano durante l'estensione. L'asportazione dell'apice olecranico, eseguita sotto controllo artroscopico con scalpello o strumento motorizzato (Figg. 6, 7), permette successivamente una buona visualizzazione della guancia mediale, la cui lisi deve essere eseguita con molta cautela. Viene mantenuto un repere esterno ad indicare la sede del nervo ulnare, mentre si esegue la lisi ad aspirazione chiusa.

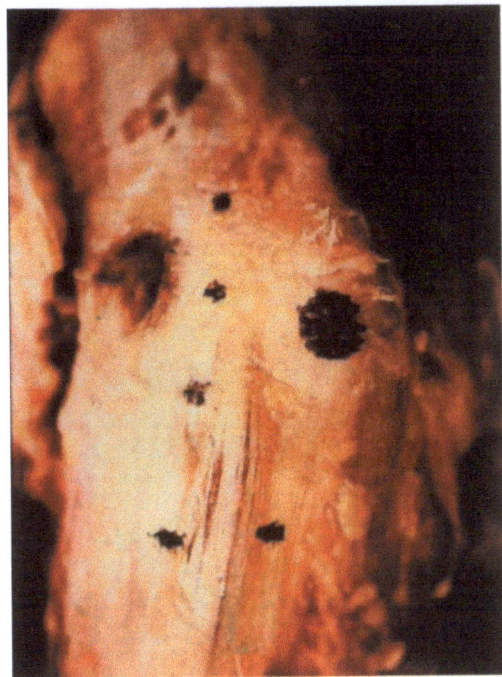

Fig. 4. Soft spot per portali artroscopici nel solco epicondiloideo olecranico

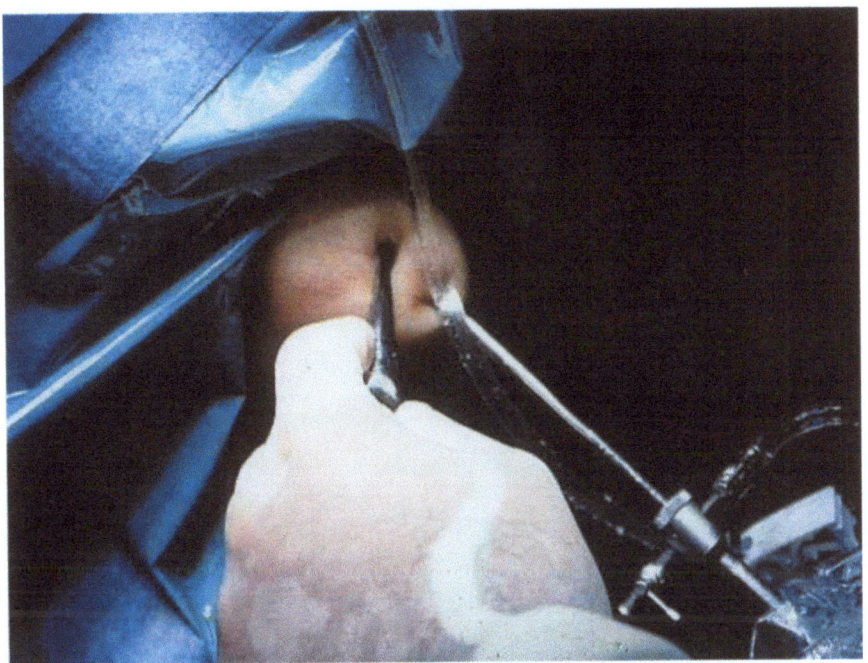

Fig. 5. Lisi iniziale con scollaperiostio del recesso sottotricipitale

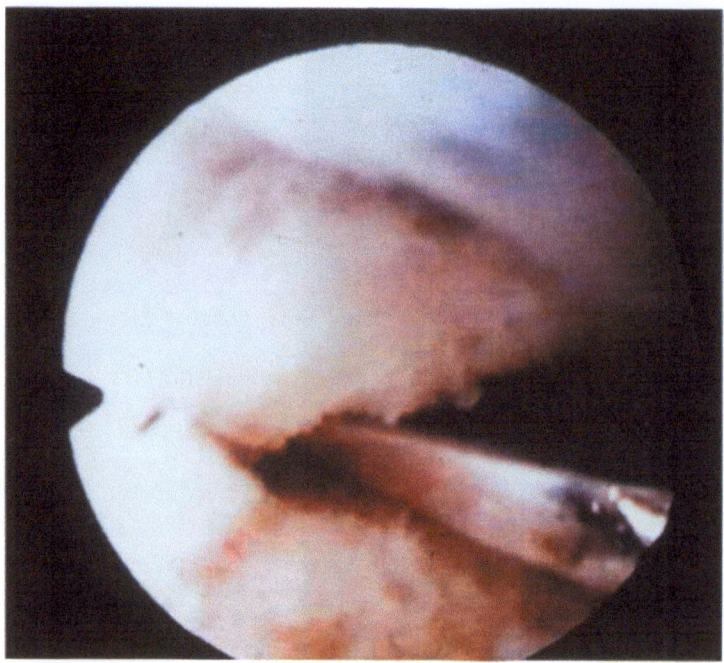

Fig. 6. Resezione artroscopica dell'apice olecranico mediante scalpello

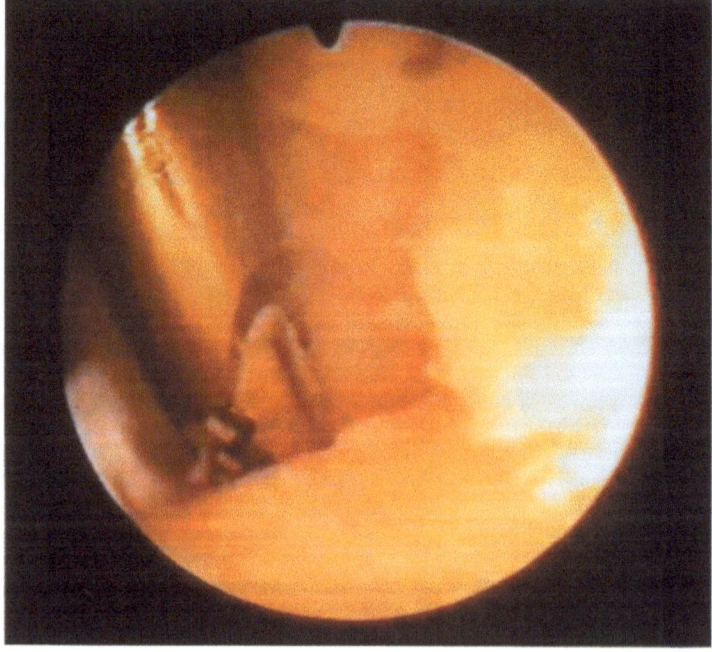

Fig. 7. Resezione artroscopica dell'apice olecranico mediante strumento motorizzato

Al contrario, il materiale da aspirare viene rimosso a shaver fermo. Dopo la rimozione del laccio pneumo-ischemico, si applica un drenaggio in aspirazione e si confeziona una valva gessata (o tutore) in massima estensione e supinazione.

Il decorso post-operatorio è caratterizzato dalla utilizzazione del sistema automatico di mobilizzazione passiva continua (CPM) fin dalla prima giornata (5 volte al dì per 20 minuti), oltre all'applicazione del ghiaccio e all'utilizzazione di FANS. Dopo la rimozione del drenaggio, da effettuarsi in seconda giornata, si inizia il programma riabilitativo con esercizi attivi e passivi due volte al giorno e proseguimento della CPM. Durante le pause si ripone il tutore in estensione. Tale trattamento si proseguirà fino alla terza settimana post-operatoria.

Se l'estensione viene mantenuta con facilità, il tutore viene applicato soltanto di notte già dopo 10 giorni.

Conclusioni

Dal 1988 ad oggi abbiamo trattato 36 casi di conflitto omero-olecranico (30 maschi - 6 femmine, età media 32 anni), in 25 casi si è trattato di sindromi da sovraccarico, mentre in 11 casi l'origine era post-traumatica. Fra le cause da "overuse" si segnalano sport di lancio, quali baseball, pallamano e sollevamento pesi. In 12 casi si associava la presenza di corpi mobili, in 16 casi erano presenti lesioni osteocondrali associate. Ad un follow-up di 5 anni il 70% dei risultati viene definito buono, mentre il 30% mediocre per il recupero sportivo ed abbastanza buono per la normale vita di relazione.

L'artroscopia di gomito è tecnica non scevra di rischi con una percentuale di complicanze in Letteratura che varia tra l'8% e il 20% [24]. Pur avendo avuto complicanze in corso di artroscopie di gomito (5%), il trattamento artroscopico del conflitto omero-olecranico non ha mai presentato sequele di questo tipo. Momento fondamentale dell'approccio artroscopico risulta ancora una volta la corretta diagnosi; il misconoscere l'instabilità mediale e laterale può condurre all'esecuzione di un intervento corretto ma con scarsità di risultati.

Nella valutazione dei risultati è evidente come l'associazione delle lesioni cartilaginee e la presenza dei corpi mobili abbiano rappresentato l'elemento peggiorativo, così come la correzione artroscopica delle alterazioni ossee ha portato ad un miglioramento solo nel caso in cui la cartilagine è risultata integra. La tecnica comporta una curva di apprendimento lenta, soprattutto legata all'esiguo spazio disponibile per le manovre e la triangolazione.

Gli Autori ritengono, sulla base dell'esperienza maturata, che il trattamento artroscopico del conflitto omero-olecranico debba essere considerato il trattamento di scelta in casi di conflitto isolato, quindi non associato ad instabilità manifesta.

Bibliografia

1. Bennett GE (1941) Shoulder and elbow lesions of the professional baseball pitcher. JAMA 117:510
2. Andrews JR, St Pierre RK, Carson WG (1986) Arthroscopy of the elbow. Clin Sports Med 5:653-662
3. Callaway GH, Field LD , O'Brien SJ (1995) The contribution of medial collateral ligaments to valgus stability of the elbow. Presented at the Annual Meeting of the American Academy of Orthopaedic Surgeons, Orlando
4. Morrey BF, An KN (1983) Articular and ligamentous contributions to the stability of the elbow joint. Am J Sports Med 11:351
5. Morrey BF , Tanaka S, An K (1991) Valgus stability of the elbow. Clin Orthop 265:187
6. Field LD, Callaway GH, O'Brien SJ, Altchek DW (1995) Arthroscopic assessment of the medial collateral ligament complex of the elbow. Am J Sports Med 23:396-400
7. O'Driscoll SW, Bell DF, Morrey BF (1991) Posterolateral rotatory instability of the elbow. J Bone Joint Surg Am 73:440
8. Kapandji IA (1974) Fisiologia articolare. Demi, Roma
9. Celli L (1990) Il Gomito – Patologia traumatica. Aulo Gaggi, Bologna
10. Andrews JR, Timmerman LA (1995) Outcome of elbow surgery in professional baseball players. Am J Sports Med 23:407-413
11. Slocum DB (1968) Classification of elbow injuries from baseball pitching. Tex Med 64:48
12. Sojbjerg JO, Oversen J, Nielsen S (1987) Experimental elbow instability after transection of the medial collateral ligament. Clin Orthop 218:186
13. Miller C, Field LD (1996) Instability - Arthroscopy of the elbow. C Livingstone, New York
14. Andrews JR, Craven WM (1991) Lesions of the posterior compartment of the elbow. Clin Sports Med 10:637
15. Timmerman LA, Andrews JR (1994) Arthroscopic treatment of posttraumatic elbow pain and stiffness. Am J Sports Med 22:230-235
16. Andrews JR, Craven WM (1991) Lesions of the posterior compartment of the elbow. Clin Sports Med 10:637
17. O'Driscoll SW, Bell DF, Morrey BF (1991) Posterolateral rotatory instability of the elbow. J Bone Joint Surg Am 73:440
18. Wilson FD, Andrews JR, Blackburn TA, McCluskey G (1983) Valgus extension overload in the pitching elbow. Am J Sports Med 11:83
19. Andrews JR, Carson WG (1985) Arthroscopy of the elbow. Arthroscopy 1:97-107
20. Gutierre LS (1964) A contribution to the study of the limiting factors of elbow extension. Acta Anat 56:146
21. Glynn J, Niebauer JJ (1976) Flexion and extension contractures of the elbow. Clin Orthop 177:289
22. Huang TT, Blackwell SJ, Louis SR (1978) Ten years of experience in managing patients with burn contractures of the axilla, elbow, wrist and knee joints. Plast Reconstr Surg 61:70
23. Green DP, McCoy H (1979) Turn buckle orthotic correction of elbow flexion contractures after acute injuries. J Bone Joint Surg Am 61:1092
24. Savoie III FH, Field LD (1996) Arthroscopy of the elbow. Churchill Livingstone, New York

Ruolo dell'artroscopia nel gomito artrosico: indicazioni, controindicazioni, complicanze e tecnica chirurgica

F. Priano, M. Guelfi, E. Abello, M. Borgni

Come è accaduto per le articolazioni maggiori, anche per il gomito, nel corso degli anni, l'artroscopia ha acquistato maggiore credito. Oltre a rivelarsi, per alcuni quadri patologici, una sempre più valida alternativa alla chirurgia aperta [1], la visione intra-articolare del gomito, ha precisato e ha permesso di trattare patologie specifiche.

In altri casi, il tempo artroscopico abbinato al tempo a cielo aperto, si è rivelato fondamentale per trattare globalmente quadri patologici complessi.

L'incremento delle indicazioni, delle potenzialità diagnostiche e dei benefici terapeutici dell'artroscopia di gomito, è stato favorito dallo sviluppo della radiologia (Ecografia; Tomografia computerizzata, TC; risonanza magnetica, RM), degli strumentari e delle tecniche chirurgiche.

Nell'evoluzione di questa tecnica, sono state evidenziate le problematiche legate alla conformazione di questa articolazione e sono molti gli studi anatomici che sottolineano i rischi dell'artroscopia di gomito, dovuti all'estrema vicinanza dei portali con le strutture nervose e vascolari [2-4].

Per questo motivo, i primi Autori che si cimentarono in questa tecnica, ne sconsigliavano l'uso clinico [5], ma l'esperienza ha portato all'utilizzo di vie d'accesso all'articolazione del gomito precise e sicure [1, 4, 6].

Lo sviluppo di strumenti più piccoli e maneggevoli, la messa a punto di sofisticati sistemi di irrigazione e particolari adattamenti relativi alla posizione del paziente, hanno reso l'artroscopia di gomito, negli ultimi dieci anni, più a portata del chirurgo. Tuttavia, l'approccio artroscopico al gomito, rimane sempre una tecnica difficile, che richiede ottima manualità, perfetta conoscenza dell'anatomia, tecnica ineccepibile ed estrema attenzione.

Il trattamento dell'artrosi primitiva del gomito varia dal trattamento conservativo, nei casi più lievi, a quello chirurgico di artrodesi o di artroprotesi

Casa di Cura Villa Montallegro, Genova

nei casi più gravi. L'evoluzione dell'artroscopia di gomito, insieme agli ancora discussi risultati delle protesi e allo scarso gradimento della artrodesi, hanno portato ad un significativo allargamento delle indicazioni nel trattamento della patologia artrosica. L'artroscopia, paragonata con le tecniche a cielo aperto, consente tempi di recupero più rapidi, evita cicatrici e retrazioni capsulari che possono essere tra le cause dei cattivi risultati.

A differenza dell'artroscopia delle grandi articolazioni, dove l'esecuzione dei portali non riserva difficoltà, la precisione tecnica e la concentrazione del chirurgo sono richieste già all'inizio dell'artroscopia di gomito: le vicine strutture neuro-vascolari, infatti, non lasciano spazio al minimo errore (Fig. 1).

Poehling [7] nel 1995 ha definito i punti cardine per una corretta esecuzione di questa tecnica:
1. perfetta conoscenza dell'anatomia generale ed artroscopica del gomito;
2. capacità di effettuare correttamente gli accessi artroscopici standard ed accessori;
3. conoscenza delle principali patologie del gomito;
4. conoscenza delle corrette indicazioni e controindicazioni al trattamento artroscopico;
5. conoscenza delle tecniche artroscopiche specifiche per le varie patologie;
6. conoscenza di tutte le possibili complicanze e delle strategie da adottare per evitarle e risolverle.

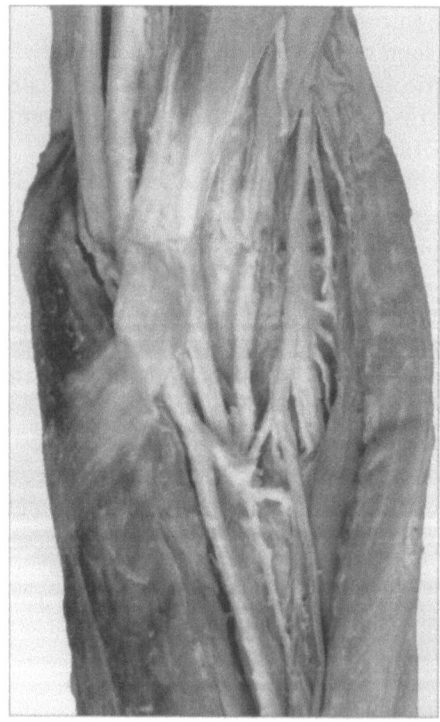

Fig. 1. Vasi e nervi della piega del gomito

Artrosi primitiva

Quadro clinico

L'artrosi primaria del gomito è un quadro morboso abbastanza raro, soltanto l'1%-2% di pazienti affetti da artrosi primitiva presentano localizzazione anche al gomito. Si manifesta solitamente tra la terza e l'ottava decade di vita, mentre in età inferiori è solitamente secondaria a sovraccarichi funzionali, a traumi sportivi o a osteocondrite dissecante. Il quadro clinico del gomito artrosico è caratterizzato da limitazione marcata dell'escursione articolare con dolore ai gradi estremi, arresto doloroso dell'estensione o della flessione o di entrambe. I pazienti spesso riferiscono dolore ed impossibilità a completare movimenti ripetitivi e a sorreggere oggetti a gomito esteso.

Quadro strumentale

Come per gli altri distretti articolari, la valutazione strumentale del gomito inizia con l'esame radiografico standard (Fig. 2). La radiografia (Rx) standard consente una visione globale dei capi ossei articolari e dei reciproci rapporti, permette di individuare alterazioni di tipo produttivo o erosivo, anche eventuali immagini radiopache articolari e para-articolari, dovute a corpi mobili o calcificazioni.

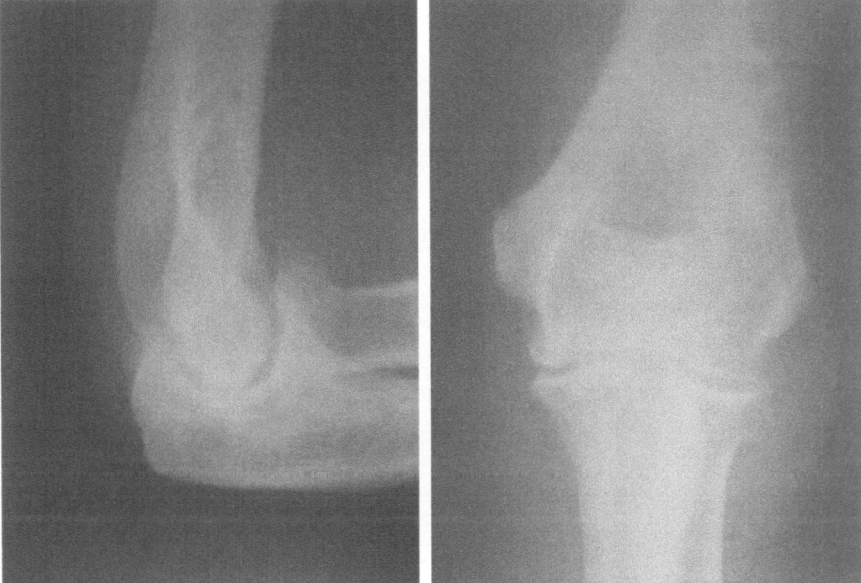

Fig. 2. Quadro Rx di un gomito artrosico

I quadri Rx più caratteristici presentano osteofitosi degenerativa dell'olecrano e della coronoide così come il restringimento delle fosse olecranica e coronoidea, ma soprattutto la riduzione della rima articolare, la sclerosi ossea subcondrale e frequentemente i piccolissimi corpi liberi articolari. La radiologia standard è inoltre importante per valutare correttamente indagini più sofisticate come TC e RM.

L'artografia e l'artro-TC sono motivate da un preciso quesito diagnostico o dalla eventuale difficoltà di eseguire la RM che rappresenta l'esame più specifico e preciso nella diagnostica del gomito (Fig. 3). Questi esami, infatti non danno un responso assolutamente efficace della patologia cartilaginea e delle parti molli.

Grazie alla valutazione multiplanare ed alla caratterizzazione dei tessuti, l'RM consente di effettuare un planning pre-operatorio efficace con la visualizzazione di tutte le strutture articolari e para-articolari senza il ricorso a metodiche invasive.

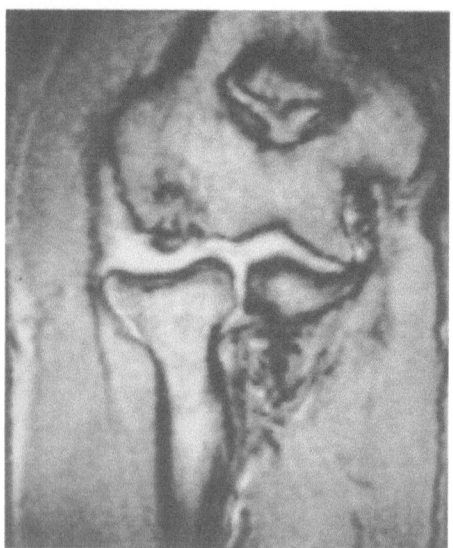

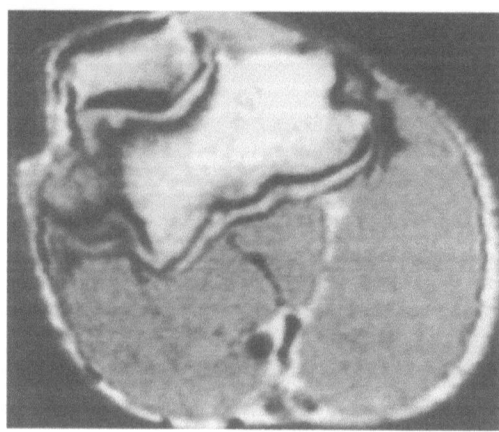

Fig. 3. RMN del gomito artrosico

Trattamento

Il trattamento conservativo dell'artrosi del gomito offre solitamente buoni risultati. Quando l'arco di movimento scende sotto i 100° (Morrey e coll. [8] hanno dimostrato che da 30° a 130° di flessione il 90% di attività quotidiane sono consentite) per quei pazienti che non rispondono al trattamento conservativo, per quelli che hanno richieste professionali o sportive tali da non accettare la limitazione funzionale e per quelli con articolarità tali da condizionare la vita quotidiana, si deve prendere in considerazione il trattamento artroscopico.
La chirurgia indicata nell'artroscopia di gomito artrosico è la seguente:

- sinoviectomia;
- asportazione di corpi mobili intra-articolari (frammenti cartilaginei, frammenti ossei, calcificazioni, condromatosi);
- rimozione di osteofiti (olecrano, coronoide), tecnica di Outerbridge-Kashiwagi per la liberazione delle fossette olecranica e coronoidea [9, 10];
- condroplastica.

Controindicazioni

Le controindicazioni all'artroscopia di gomito possono essere assolute o relative. In ogni caso, l'indicazione artroscopica, deve essere valutata con molta attenzione, considerando il rapporto costo-beneficio, in quanto i risultati possono essere insufficienti.
Si considerano controindicazioni assolute:

- precedenti interventi di trasposizione nervosa;
- patologie compressive del nervo radiale all'arcata di Frohse;
- rigidità da cause extra-articolari ed ossificazioni;
- patologie infettive articolari ed extra-articolari;
- fratture articolari complesse.

Si considerano controindicazioni relative:

- rigidità miste (extra ed intra-articolari);
- gomito artrosico grave;
- gomito reumatico in fase attiva.

Tecnica chirurgica

Tralasciamo questa parte, già estesamente trattata in un capitolo a sè; anestesia, portali e strumentario sono comuni nell'artroscopia di gomito indipendentemente dal tipo di patologia da trattare; la posizione del paziente è chirurgo- e distretto-dipendente.

Casistica

La nostra esperienza si rifà a 310 artroscopie di gomito effettuate dal gennaio 1990 all'ottobre 1998, presso la Clinica Ortopedica dell'Università di Genova, e dal novembre 1998 al dicembre 1999, presso l'Azienda Ospedaliera Villa Scassi di Genova.

Dei 310 casi, 59 erano affetti da artrosi primitiva, 34 erano maschi, 25 erano femmine, l'età era compresa tra 35 e 65 anni (media 52), in 41 casi l'arto era il destro, in 18 era il sinistro (3 bilaterali).

Prima dell'intervento occorre studiare attentamente il caso con approfondite indagini strumentali e con un accurato esame clinico. L'imaging ci consente di valutare: la qualità delle superfici articolari, la presenza di calcificazioni, osteofiti e corpi liberi, le dimensioni e la qualità della superficie capsulare.

I tempi chirurgici artroscopici comprendono: la liberazione articolare e l'artrolisi anteriore con motorizzato, la ricerca e l'asportazione di calcificazioni e corpi liberi intra-articolari, la resezione di osteofiti, l'eventuale resezione di irregolarità del capitello radiale che possono determinare impingement articolare, la valutazione e debridement con motorizzato di eventuali lesioni del legamento anulare, la capsulotomia-capsulolisi anteriore, l'artrolisi posteriore, la liberazione della fossetta olecranica omerale anteriore e/o posteriore e la mobilizzazione articolare che, a questo punto, deve essere assolutamente incruenta. Nel post-operatorio applichiamo una doccia gessata per 48 ore, trascorse le quali eseguiamo mobilizzazione attiva e passiva.

Risultati

Per la valutazione dei risultati abbiamo utilizzato la scala Andrews e Carson [11] che tiene conto di parametri soggettivi quali il dolore, l'edema, i blocchi e gli scatti articolari, la possibilità di svolgere normali attività e parametri oggettivi quali la contrattura in flessione, l'arco di movimento in flesso-estensione, la prono-supinazione (Tabb. 1, 2).

Abbiamo esaminato 51 casi dei 59 sottoposti a trattamento, i pazienti sono stati valutati da 18 a 70 mesi dopo l'intervento con un intervallo medio di 45 mm.

Tutti i pazienti hanno avuto miglioramento temporaneo, sia dei parametri soggettivi che oggettivi, in particolare 46 di loro sono passati, a breve termine, da un classificazione discreta e cattiva ad una classificazione buona, nessuno eccellente, solo 2 casi sono stati classificati discreti e 2 cattivi (Tab. 3), in particolare l'arco di movimento è migliorato in modo significativo guadagnando in media 68°, in particolare 42° di flessione e 26° di estensione (Tab. 4).

A medio-lungo termine, invece, abbiamo notato un lento e progressivo peggioramento del risultato soggettivo e clinico, con la frequente comparsa dei sintomi che avevano caratterizzato il quadro pre-operatorio. In particolare in 13 casi classificati buoni i controlli a distanza di oltre 5 anni hanno portato a recidiva di rigidità e dolore articolare; in 20 pazienti il risultato si è mantenuto

Tabella 1. Scala di valutazione del gomito di Andrews e Carson [11]

Parametri			Punti
Soggettivi			
	dolore		
		nessuno	25
		occasionale	20
		attività moderata	10
		attività quotidiana	5
	gonfiore		
		nessuno	25
		attività occasionale pesante	20
		attività moderata	10
		a riposo	5
	blocchi		
	scatti	nessuno	25
		rari	20
		occasionali	10
		requenti	5
	attività		
		nessun limite	25
		occasionale	20
		soltanto attività parziale	10
		difficoltà nel lavoro e attività quotidiana	5
Oggettivi			
	Contrattura in flessione		
		< 5°	25
		5°-15°	20
		16°-35°	10
		> 35°	5
	ROM Flesso-estensione		
		> 130°	50
		120°-130°	40
		110°-119°	30
		100°-109°	20
		75°-99°	10
		60°-74°	5
		< 60°	0
	ROM prono-supinazione		
		normale	25
		riduzione < 30°	20
		riduzione < 50°	10
		riduzione > 50°	5

Tabella 2. Scala di valutazione del gomito di Andrews e Carson, punteggio [11]

Punteggio	Soggettivo	Oggettivo	Totale
Eccellente	90-100	90-100	180-200
Buono	80-89	80-89	160-179
Discreto	60-79	60-79	120-159
Cattivo	< 60	< 60	< 120

Tabella 3. Punteggio pre e post-operatorio con il sistema di Andrew-Carson

		Pre-operatorio	Post-operatorio
Punteggio soggettivo			
	eccellente	0	43
	buono	0	6
	discreto	18	2
	cattivo	33	0
Punteggio oggettivo			
	eccellente	0	39
	buono	0	9
	discreto	13	1
	cattivo	38	2
Punteggio combinato			
	eccellente	0	40
	buono	0	7
	discreto	15	2
	cattivo	36	2

Tabella 4. Flesso-estensione pre e post-operatoria

	Flessione	Estensione	R.O.M.
Pre-operatoria	95° (63°/135°)	- 36° (-10°/-55°)	59°
Pos-operatoria	137° (93°/144°)	- 10° (0°/-15°)	127°
Incremento	42°	26°	68°

soddisfacente a distanza di 4 anni, pur con una diminuzione della funzione e dell'articolarità, associate ad aumento del dolore e dello scroscio al movimento; in 13 casi, pur restando soddisfacente il parametro soggettivo, si è rilevata una obbiettività in fase di graduale peggioramento. In conclusione possiamo affermare che i nostri risultati si sono mantenuti buoni nel tempo in 13 casi operati su 59 (21% del totale).

Complicanze

Sono descritte in letteratura, con percentuali variabili tra l'1% e il 14% [2, 12, 13]. Comprendono le complicanze generali dell'artroscopia: infezioni (molto rare), problemi legati all'uso del laccio pneumo-ischemico e alla posizione del paziente, rottura dello strumentario e lesioni iatrogene delle strutture intra-articolari.

Le complicanze più temute dell'artroscopia di gomito, che condizionano la difficoltà e l'affidabilità della tecnica, sono però le lesioni neuro-vascolari. Le strutture nervose più frequentemente compromesse sono il nervo radiale, il nervo interosseo posteriore, il nervo mediano ed il nervo cutaneo mediale dell'avambraccio [2, 13]. Le strutture nobili neuro-vascolari possono essere lesionate durante l'esecuzione dei portali, per compressione dovuta alla tumefazione regionale o dall'uso improprio di strumento motorizzato o elettrico [14, 15].

Jones [16] riporta un caso di borsite settica dopo artroscopia di gomito, nella nostra esperienza riportiamo due casi di lesione cutanea da elettrobisturi dopo release artroscopico degli epicondiloidei, risoltisi peraltro spontaneamente. Marcare i reperi ossei, utilizzare aghi da spinale e distendere l'articolazione prima di eseguire gli accessi, utilizzare cannule antireflusso non forate, limitare il più possibile la durata dell'intervento, usare cautela e perizia nel posizionare il paziente e nell'uso dello strumentario, sono alcuni degli accorgimenti utili a ridurre al minimo le complicanze dell'artroscopia di gomito [15, 17, 18].

Conclusioni

L'artroscopia di gomito, nonostante lo sviluppo tecnologico e scientifico degli ultimi anni, che ha reso questa tecnica più a portata di chirurgo, rimane una chirurgia difficile, riservata a chirurghi artroscopisti esperti nell'anatomia, nella patologia e nelle tecniche chirurgiche del gomito. Nonostante numerosi studi anatomici abbiano definito vie d'accesso all'articolazione del gomito precise e sicure, il rischio di lesioni delle strutture neuro-vascolari rimane alto.

L'artroscopia di gomito offre comunque nell'artrosi primaria buoni risultati, a breve distanza: la rimozione di osteofiti e di corpi liberi (Fig. 4) riduce il dolore, ripristina il movimento e la funzione, consentendo una riabilitazione più veloce. La rimozione dei detriti articolari, la sinoviectomia (Fig. 5) e il lavaggio riducono i sintomi e forse ritardano l'evoluzione del processo artrosico [19].

Attualmente l'artroscopia può essere considerata un ottimo ausilio terapeutico nella cura del gomito artrosico, considerando i risultati di un trattamento conservativo in una patologia degenerativa: lenisce temporaneamente il dolore e migliora la fluidità articolare, aumentando il range di movimento e diminuendo l'attrito articolare con i tempi chirurgici sulle parti molli. Certamente i risultati di questa chirurgia tendono a peggiorare con il tempo, per le caratteristiche della patologia artrosica ingravescente, ma comunque si può definire procedura collaudata che con il tempo può diventare il trattamento standard.

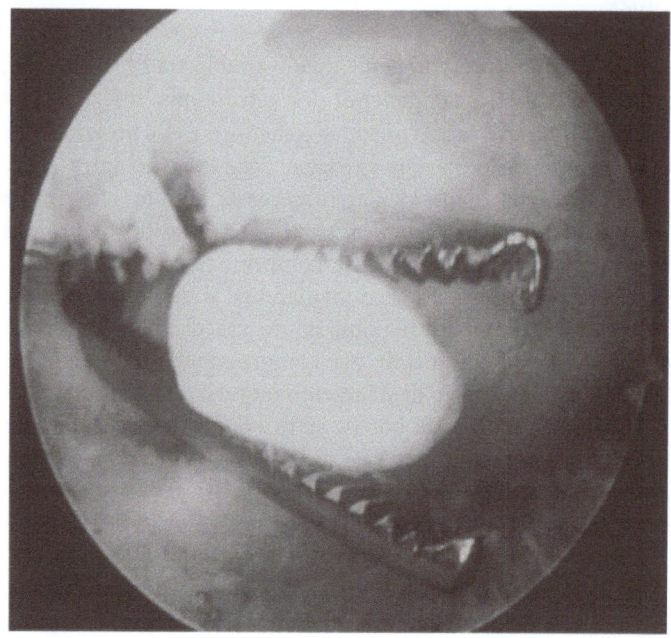

Fig.4. Corpo libero articolare

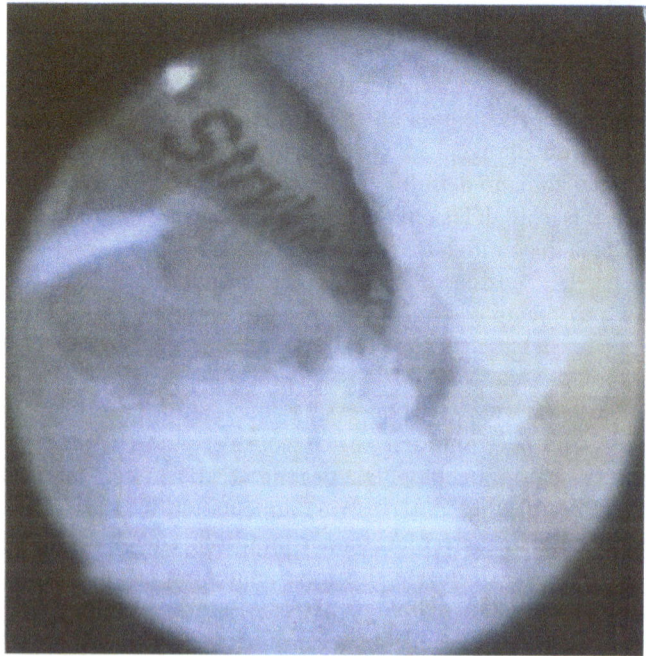

Fig. 5. Sinoviectomia

Bibliografia

1. Poehling GG (1989) Elbow arthroscopy: a new tecnique. Arthroscopy 5:222-224
2. Lynch GJ (1986) Neurovascular anatomy and elbow arthroscopy: Inherent risks. Arthroscopy 2:190-197
3. Small NC (1988) Complications in arthroscopic surgery performed by experienced arthroscopist. Arthroscopy 2:215-221
4. McGinty JB (1996) Operative Arthroscopy, 2nd edn. Lippincott-Raven. Philadelphia New York, pp 821-896
5. Burman MS (1931) Arthroscopy or the direct visualization of joints: an experimental cadaver study. J Bone Joint Surg Br 13:699-695
6. Lindenfeld TN (1990) Medial approach in elbow arthroscopy. Am J Sports Med 18:413-417
7. Poehling GG (1995) Arthroscopy of the Elbow. ICL 44:217
8. Morrey BF, Askew LJ, An KN, Chao EY (1981) A biomechanical study of normal functional elbow motion. J Bone Joint Surg Am 63:872-877
9. Savoie FH III, Nunley PD, Field LD (1999) Arthroscopic management of the arthritic elbow: Indications, technique, and results. J Shoulder Elbow Surg 8:214-219
10. Kashiwagi D (1995) Osteoarthritis of the elbow joint: intra-articular changes and the special operative procedure. Outerbridge-Kashiwagi method. In: Kashiwagi D (ed) Elbow joint. Elsevier, New York, pp 177-188
11. Andrews JR, Carson WG (1985) Arthroscopy of the elbow. Arthroscopy 1:97-107
12. Andrews JR (1985) Arthroscopy of the Elbow. Arthroscopy 1:97-107
13. O'Driscol SW (1992) Arthroscopy of the Elbow. J Bone Joint Surg Am 74:84 94
14. Guhl JF (1995) Arthroscopy and arthroscopic surgery of the elbow. Orthopaedics 8:1290-1296
15. Soffer SR (1994) Arthroscopic surgical procedures of elbow: Common cases. In: Andreaws Jr, Soffer SR (eds) Elbow Arthroscopy. Mosby-year Book Inc, St Luis, p 74
16. Jones GS (1993) Arthroscopic capsular release of flexion contractures of the elbow. Arthroscopy 9:227-283
17. Caspari RB (2000) Elbow arthroscopy. Atti del 14° Congresso Nazionale della S.I.A., Alghero, 8-10 giugno 2000, pp 212-213
18. Adriani E (2000) le complicanze dell'artroscopia di gomito. Atti del 14° Congresso Nazionale della S.I.A., Alghero, 8-10 giugno 2000, pp 214-218
19. Norberg FB, Savoie III FH, Field LD (2000) Arthroscopic treatment of arthritis of the elbow. Istructional Course Lectures, American Academy of Orthopaedic Surgeons 49:247-253

Letture consigliate

Priano F L'artroscopia di gomito: patologia delle parti molli. Atti del 5° Congresso Regionale dell'A.L.A., pp 29-32

Verhaar J (1991) Risk of neurovascular injury in elbow arthroscopy: Starting anteromedially or anterolaterally? Arthroscopy 7:287-290

Il trattamento artroscopico dell'epicondilite

R. ZINI, P. PIRANI, G. PONZETTO

Il gomito del tennista o epicondilite è una delle affezioni più comuni dell'arto superiore. Colpisce soggetti che praticano attività sportive che prevedano l'uso di racchette o mazze, o lavoratori che utilizzano molto i muscoli estensori della mano.

Il termine di epicondilite è in realtà fuorviante in quanto non si tratta di una malattia infiammatoria, bensì degenerativa su base micro-traumatica, che si cronicizza lentamente, alternando fasi acute con sintomatologia piuttosto invalidante a periodi di remissione clinica. Nella maggior parte dei casi il trattamento conservativo porta alla risoluzione della sintomatologia, ma in circa il 10% dei casi è necessario ricorrere ad un intervento chirurgico. La prima descrizione presente in letteratura è quella di Runge, autore tedesco il quale nel 1873 utilizzò il termine di "crampo dello scrittore" [1, 2]; nel 1882 Morris pubblicò una lettera sul Lancet coniando il termine di *lawn tennis arm*, "gomito del tennista" [3], dizione che viene ancora comunemente utilizzata.

Epidemiologia ed eziologia

È patologia diagnosticata in età che vanno dai 12 agli 80 anni, sebbene la decade più colpita sia tra i 40 ed i 50 anni; secondo Jobe [4] nel 75% dei casi colpisce l'arto superiore dominante, maschi e femmine sono colpiti in egual misura, l'incidenza della malattia è l'1% (prevalenza 2% tra gli adulti). Può insorgere per trauma indiretto o diretto, ma la causa più frequente è il sovraccarico funzionale dei muscoli epicondiloidei.

Divisione di Ortopedia e Traumatologia, Ospedale "San Salvatore", Pesaro

Tipica è l'insorgenza nei giocatori di tennis soprattutto a causa del gesto atletico del rovescio, come evidenziato da Morrey [5]; il 50% dei tennisti di età superiore ai 30 anni ne sono affetti, come mostrato dagli studi di Solveborn [6] e Foley [7]. Nel 1979 Gruchow e Pelletier [8] rilevarono un rischio aumentato di 2-3, 5 volte nei giocatori con più di 2 ore di attività a settimana, rispetto ai giocatori con meno di 2 ore di gioco a settimana.

Analogamente i soggetti di età superiore ai 40 anni avevano un rischio di 2-4 volte aumentato rispetto ai soggetti di età inferiore.

Il gesto atletico non corretto è responsabile della patologia; possono contribuire a fare insorgere l'epicondilite un'errata tecnica tennistica, l'impugnatura non adeguata della racchetta, un'eccessiva tensione delle corde ed un'esagerata pesantezza della racchetta stessa; superfici di gioco veloci, infine, possono aumentare il rischio di patologia richiedendo un maggior sforzo atletico.

Il termine coniato da Morris può essere peraltro impreciso in quanto solo nel 5% di tutti i casi l'epicondilite è dovuta allo sport. La causa più frequente di epicondilite è comunque il sovraccarico funzionale degli epicondiloidei in ambito occupazionale come studiato da Chiang [9], sebbene altri Autori [10] sostengano sia difficile dimostrare tale correlazione. Attività lavorative che richiedano una dorsi-flessione forzata e ripetitiva, oppure una deviazione radiale con supinazione del polso, causando un incremento di lavoro sui muscoli estensori, favoriscono l'insorgenza di una epicondilite. Secondo Plancher [2] classi di lavoratori a rischio sono i macellai, gli idraulici ed i tessitori. Tra le possibili cause è peraltro da ricordare anche il trauma cumulativo da vibrazioni [11]. In alcuni casi è stata infine riportata l'insorgenza dopo assunzione di fluorochinolonici [5].

Patogenesi

L'epicondilite è quindi una malattia degenerativa caratterizzata da una degenerazione di tipo ialino dei tendini epicondiloidei, come evidenziato da Morrey [5], anche se ancora oggi molteplici teorie ed opinioni relative alla patogenesi siano discusse e non confermate da studi scientifici.

Trethowan [12] nel 1929 ha imputato la sintomatologia all'infiammazione di una plica sinoviale; nel 1932 Carp [13] ha invece riferito i sintomi ad una borsite; Cyriax [14] nel 1936 ha descritto più di 29 cause di epicondilite; Bosworth [15] nel 1955 ha descritto la fibrosi del legamento anulare; Garden [16] nel 1961 la periostite da trauma ripetuto; Kaplan [17] nel 1959 ha supposto una patologia neurologica secondaria ad una neurite, mentre secondo Roles [18] la causa è l'intrappolamento del nervo interosseo posteriore. Tutte le cause sin qui citate sono attualmente poco supportate da studi scientifici e quindi poco sostenibili.

Attualmente la patogenesi più accreditata è quella sostenuta da Nirschl [19]; secondo questo autore l'epicondilite sarebbe in realtà una tendinosi, cioè un processo degenerativo caratterizzato dalla presenza di un'abbondante popolazione di fibroblasti, da iperplasia vascolare e collagene disorganizzato; la malattia inizierebbe da una microlesione tendinea cui seguirebbe l'incapacità di effettuare una normale riparazione, con proliferazione di un tessuto di consistenza friabile, grigiastro, caratterizzato da una spiccata iperplasia vasale e successivamente da tessuto collageno disorganizzato. Secondo Nirschl alcuni soggetti affetti da epicondilite potrebbero essere predisposti geneticamente a tendinosi in diversi distretti corporei essendo portatori della cosiddetta "sindrome mesenchimale".

Cenni di anatomia

L'epicondilo è situato lateralmente nell'epifisi distale dell'omero ed in esso si inseriscono 5 muscoli: l'estensore lungo radiale del carpo, l'estensore breve radiale del carpo, l'estensore comune delle dita, l'estensore ulnare del carpo e l'anconeo; tutti questi muscoli, ad eccezione dell'anconeo che è posteriore, sono extra-articolari e sono disposti a ventaglio nell'ordine citato dalla porzione prossimale a quella distale.

L'estensore lungo radiale del carpo è situato superficialmente e prossimale rispetto agli altri e la sua inserzione all'epicondilo è incostante in quanto l'origine è prevalentemente dalla cresta sovracondiloidea e dal setto intermuscolare anteriore.

L'anconeo è invece un muscolo situato posteriormente ed in parte fuso con il tricipite; si inserisce sull'ulna distalmente e sulla regione posteriore dell'epicondilo, non avendo nessuna parte in comune con i tendini estensori.

L'estensore breve radiale del carpo, l'estensore comune delle dita e l'estensore ulnare del carpo hanno una porzione in comune all'origine, sull'epicondilo e per le restanti parti invece si inseriscono sulle strutture anatomiche circostanti; la loro disposizione è in successione e si dispongono a ventaglio in senso prossimo-distale e in senso antero-posteriore.

Secondo Morrey [5] l'estensore breve radiale del carpo sarebbe la principale struttura colpita nel corso di un'epicondilite, sia per le caratteristiche della sua inserzione sul condilo sia perché viene maggiormente interessato rispetto agli altri muscoli epicondiloidei durante il rovescio nel gioco del tennis, vista la posizione in estensione e la lieve deviazione radiale che mantiene il polso in tale gesto atletico; al contrario Grennbaun [20] escluderebbe questa teoria, in quanto in uno studio anatomico di 40 arti superiori, non sarebbe stata individuata un'origine distinta tra i tendini dell'estensore breve radiale del carpo e dell'estensore comune delle dita, per cui sarebbe un errore individuare nell'origine isolata dell'estensore breve radiale del carpo l'origine dell'epicondilite.

Clinica

La sintomatologia insorge generalmente in modo insidioso e progressivo, anche se occasionalmente il paziente può riferire un episodio acuto. La clinica è caratterizzata da dolore nella porzione esterna del gomito evocata dal movimento di prensione della mano e alla palpazione dell'epicondilo laterale [6, 21]. Il punto di maggior dolore è localizzato sull'epicondilo o inferiormente ad esso sull'aponevrosi degli estensori, fino a 5 mm distalmente ed anteriormente all'epicondilo stesso [21]. I movimenti passivi del gomito sono indolori e senza limitazioni eccetto che per l'estensione del polso e lo stress in varo effettuato in lieve flessione. Le contrazioni isometriche di tutti i muscoli sono indolori eccetto che per l'estensione del polso contro resistenza [6, 21].

Test specifici possono essere i tests di Cozen, Maudsley, Mills e Solveborn. Il test di Cozen consiste nella presenza di dolore all'estensione contro resistenza di polso e dita a gomito esteso; la manovra di Maudsley consiste nell'evocazione del dolore all'estensione contro resistenza del dito medio; la manovra di Mills consiste nell'insorgenza di dolore alla pronazione forzata con polso flesso e gomito esteso; il test di Solveborn (o di sollevamento della sedia) viene effettuato chiedendo al paziente di sollevare una sedia afferrando lo schienale con il gomito in estensione completa, l'avambraccio pronato e il polso dorsi-flesso; a tale richiesta il paziente accusa intenso dolore e spesso mostra apprensione prima ancora di effettuare il gesto. A conferma della diagnosi la sintomatologia dolorosa scompare immediatamente dopo un'iniezione di anestetico locale e il sollievo permane per 3 settimane se si aggiunge un corticosteroide [5].

Diagnosi differenziale

Sebbene l'epicondilite sia una delle patologie più frequenti del gomito, per una precisa diagnosi, è necessario escludere altre possibili cause di dolore localizzato all'epicondilo laterale.

Cause di epicondilalgia possono essere la compressione del nervo muscolocutaneo tra il muscolo bicipite ed il brachiale (frequente nei giocatori di tennis), la compressione del nervo interosseo posteriore, l'artrosi del capitello radiale, la condropatia del capitulum humeri o del capitello radiale, uno o più corpi mobili articolari, la lesione del legamento anulare, una sinovite, l'impingement da bande sinoviali, la sindrome compartimentale cronica dell'anconeo [22], l'instabilità rotatoria postero-laterale [23], una radicolopatia di C7 [2]. Va soprattutto esclusa la compressione del nervo interosseo posteriore, che può verificarsi anche a causa di un'attività fisica prolungata. La sintomatologia prevalente è il dolore muscolare e solo raramente si verifica una vera paralisi, che alcuni considerano un'entità nosologica a parte [24]. Il quadro clinico può essere facilmente confuso con il gomito del tennista e di fatto spesso le due patologie si manifestano associate con diagnosi differenziale difficile; secondo Morrey [5] l'epicondilite e la compressione del nervo interosseo posteriore sono associate nel 5% dei casi circa e addirittura Kalb [25] ha evidenziato questa associazione nel 52% dei casi.

Laulan [26] ha riportato in uno studio su 45 arti di cadavere la presenza di un arco fibroso dell'estensore breve radiale del carpo sul nervo interosseo posteriore in 42 casi; tale arco, a detta dell'Autore, spiega la frequente associazione tra epicondilite e compressione del nervo interosseo posteriore; ciò parrebbe confermato da uno studio retrospettivo di De Smet [27] che dimostrava che pazienti trattati con decompressione del nervo a cui era stato associato il release dei muscoli estensori avevano avuto un risultato migliore a distanza.

Imaging

L'esame radiografico standard non mostra in genere alterazioni significative, ma ha il compito di escludere altre patologie, quali processi degenerativi del gomito o patologie del rachide cervicale.

In una parte dei soggetti affetti da epicondilite, circa il 25% secondo Plancher [2], la radiografia può mostrare la presenza di calcificazioni dei tessuti molli para-epicondilari.

Il ruolo della tomografia computerizzata è marginale, in quanto in grado solamente di meglio localizzare eventuali calcificazioni.

L'ecografia può mostrare la presenza di un eventuale versamento articolare, ma soprattutto evidenziare micro-fissurazioni a livello dell'inserzione tendinea, confermando il sospetto clinico di epicondilite.

La risonanza magnetica nucleare può mostrare un ispessimento tendineo, con aumento del segnale in T1 e T2, dato che peraltro può essere riscontrato anche in una minoranza di soggetti asintomatici; occasionalmente può essere evidenziato un edema midollare in corrispondenza del condilo omerale.

Trattamento conservativo

Il trattamento conservativo porta al successo nella maggioranza dei casi, come dimostrato dai dati in letteratura; Coonrad [28] in una serie di 1000 pazienti ha riportato un successo nell'82% dei casi, mentre Nirschl [19] riferisce un successo addirittura nel 93%. Questi dati confortanti possono lasciare perplessi quando si consideri il fatto che i trattamenti conservativi mirano alla risoluzione di un processo flogistico non sempre presente alle indagini anatomopatologiche; approfondendo i lavori in letteratura molte certezze vengono meno vista la scarsa scientificità con cui sono stati documentati i più comuni trattamenti incruenti dell'epicondilite. Come riportato da Labelle [29], fino al 1990 sono stati descritti circa 40 diversi tipi di trattamento dell'epicondilite che includono antinfiammatori, steroidi, prodotti vitaminici, diverse tecniche di fisioterapia, ortesi, immobilizzazione con gesso, diversi interventi chirurgici, radioterapia, agopuntura.

Dal 1966 al 1990 sono stati pubblicati sul Medline 185 articoli sull'epicondilite, di cui 78 riguardavano trattamenti medici o chirurgici; in solo 18 articoli veniva presentato un gruppo di controllo ed in tutti questi articoli non veniva chiarita l'evoluzione naturale della malattia né distinta la fase acuta da quella cronica [29]; da ciò deriva il sospetto che i vari trattamenti non siano stati tutti effettuati allo stesso stadio della malattia, che i trattamenti proposti abbiano avuto una base essenzialmente empirica e che infine il buon risultato ottenuto sia maggiormente dovuto all'evoluzione naturale della malattia piuttosto che alla specificità del trattamento effettuato.

Per quanto riguarda il trattamento farmacologico, gli studi di Adelaar [30], Rosenthal [31], Saartok [32] non hanno mostrato differenze significative tra i vari antinfiammatori testati; in nessuno di questi tre studi era presente il gruppo di controllo.

Per quanto riguarda la terapia infiltrativa, Day [33] ha mostrato un maggior effetto degli steroidi rispetto ad anestetici locali e soluzioni saline; Brattberg [34], Hughes [35], Clarke [36] non hanno mostrato differenze significative tra le varie preparazioni di steroidi ed hanno riscontrato recidive nel 60% dei casi.

Tra i trattamenti fisioterapici sono stati proposti ultrasuoni, ionoforesi, TENS, magnetoterapia, laserterapia, massoterapia; Binder [37] è stato l'unico a dimostrare l'effetto degli ultrasuoni rispetto al placebo; Lundeberg [38] e Stratford [39] hanno dimostrato un effetto non significativo degli ultrasuoni rispetto al placebo, sebbene l'effetto fosse superiore rispetto al semplice riposo; Halle [40] non ha evidenziato differenze di risultato in caso di trattamento con ultrasuoni, TENS, o infiltrazioni con steroidi; Famaey [41] e Vacchini [42] hanno riportato contrastanti risultati con la ionoforesi; Grossi [43] ha confermato lo scarso effetto della ionoforesi sull'epicondilite; Burton [44] non ha mostrato differenza di risultati tra manipolazione fisica, ortesi all'avambraccio o anti-infiammatori topici; Devereaux [45] non ha mostrato risultati migliori della magnetoterapia rispetto al placebo.

Negli ultimi anni alcuni lavori hanno mostrato un discreto risultato mediante la Shock-wave therapy; Morrey ha rilevato un'efficacia nel 40% per casi rispetto al 20% del gruppo di controllo.

Trattamento chirurgico

Il trattamento chirurgico è indicato quando il dolore è persistente e disabilitante dopo 6-12 mesi di trattamento conservativo adeguato, soprattutto in atleti professionisti, e quando siano state escluse le altre patologie che entrano in diagnosi differenziale con l'epicondilite.

Secondo gli studi di Newey [46], i pazienti sottoposti ad intervento chirurgico precoce avrebbero un miglior risultato riguardo alla risoluzione del dolore rispetto a pazienti sottoposti a trattamento chirurgico tardivo. Il trattamento chirurgico può essere effettuato a cielo aperto oppure per via artroscopica.

Gli interventi a cielo aperto possono essere suddivisi, come ben schematizzato da Jobe [4], in 4 tipi:
- Extra-articolare sull'origine comune degli estensori.

Hohmann nel 1926 ha proposto il release dell'aponeurosi degli estensori a livello dell'epicondilo. Questo tipo di intervento include la fasciotomia dell'aponeurosi degli estensori come descritto da Michele nel 1956 [47]; lo studio di Posch nel 1978 [48] ha riportato risultati soddisfacenti anche ad un lungo follow-up; tale metodica è stata successivamente modificata da vari autori con interventi che vanno dall'intervento a cielo aperto al trattamento percutaneo, all'epicondiloidectomia il che comporta peraltro un deficit di forza degli estensori soprattutto negli atleti e nei lavoratori; Verhaar [49] ha riportato risultati eccellenti-buoni nell'89% dei casi a 5 anni dall'intervento. Almquist [50] ha valutato in modo retrospettivo 61 pazienti trattati nell'arco di 8 anni; ad alcuni era stato effettuato l'intervento classico mentre ad altri era stata effettuata un'escissione ampia dell'aponeurosi associata a copertura con un lembo di rotazione vascolarizzato del muscolo anconeo; in questo ultimo gruppo di pazienti la percentuale di successo, con ritorno ad una attività fisica impegnativa, era maggiore; l'intervento per via percutanea può essere effettuato in anestesia locale e a regime ambulatoriale con buoni risultati secondo Baumgard [51] e Yerger [52]; il rischio in questo caso può essere il release involontario dell'estensore lungo radiale del carpo, con conseguente accentuata debolezza all'estensione della mano nel post-operatorio.

- Intra-articolare con l'escissione delle pliche sinoviali ed una porzione del legamento orbicolare.

Bosworth nel 1955 [15] riportò diverse varianti di intervento intra-articolare che includevano il release del legamento orbicolare; a detta dell'autore l'intervento era curativo, probabilmente per la concomitante resezione dell'estensore breve radiale del carpo; Jobe [4] utilizza una tecnica intra-articolare aperta senza resezione del legamento orbicolare con immobilizzazione in splint per 7-10 giorni; gli esercizi isometrici contro resistenza iniziano 4 settimane dopo l'intervento ed il rientro all'attività sportiva è previsto dopo 3-4 mesi; nell'85%-90% dei casi si ha la risoluzione dei sintomi dolorosi, nel 10%-12% dei casi un miglioramento della sintomatologia con dolore solo dopo attività pesante, nel 2%-3% dei casi non si ha alcun miglioramento; valutando invece il risultato obiettivo nel 36% dei pazienti si ha limitazione nel sollevare oggetti pesanti, nel 15% deficit al grip e quasi nel 100% un deficit isocinetico; vi è quindi una possibile discordanza tra il risultato soggettivo ed il risultato obiettivo.

- Allungamento del tendine dell'estensore breve radiale del carpo nella porzione distale.

Garden [16] nel 1961 ha proposto la plastica a Z del tendine nella porzione distale con risultati di guarigione del 100%. Altri autori non sono riusciti a confermare tali risultati, ad esempio Carroll [53] riporta un successo solo in 1 paziente su 5 con recidiva dell'80%.

Resezione della porzione di tendine malata.

L'intervento proposto da Nirschl [19] è attualmente la tecnica aperta più utilizzata; è extra-articolare e prevede la resezione della porzione di tendine ammalata e la reinserzione del tendine sull'epicondilo; viene effettuata a paziente supino, con laccio emostatico ed adeguata anestesia loco-regionale; si pratica un'incisione curvilinea di circa 8 cm in corrispondenza dell'epicondilo laterale, leggermente anteriore ad esso; viene quindi inciso l'intervallo tra estensore lungo radiale del carpo e l'aponeurosi comune degli estensori e divaricato anteriormente l'estensore lungo radiale del carpo per esporre l'inserzione dell'estensore breve; viene quindi asportata la porzione di tendine che presenta la degenerazione angioblastica; vanno accuratamente asportati gli eventuali osteofiti sull'epicondilo presenti in circa il 25% dei casi; per facilitare la vascolarizzazione e la reinserzione biologica del tendine vengono eseguite delle perforazioni sull'epicondilo; alcuni autori, in alternativa, preferiscono effettuare una completa epicondiloidectomia; la reinserzione tendinea può essere eseguita utilizzando viti o ancorette; eseguita la sutura cutanea viene applicato uno splint per 7-10 giorni, al termine dei quali il paziente inizia la mobilizzazione assistita; gli esercizi di rinforzo iniziano alla 4^ settimana e si effettuano in modo progressivo fino alla 6^ settimana; il rientro all'attività sportiva o lavorativa è previsto dopo 90 giorni. Con questa metodica si ottiene il completo beneficio nel 85%-90% dei casi; nel 10%-12% dei casi si ottiene un netto miglioramento con presenza di sintomatologia dolorosa durante le attività pesanti e in 2%-3% dei casi, purtroppo, il paziente non ottiene alcun beneficio; complicanze possono essere una debolezza nell'estensione del polso e delle dita, oppure la rara insorgenza di fistole sinoviali o formazioni cistiche; un release eccessivo dell'epicondilo può portare ad un'instabilità di gomito.

Per quanto riguarda infine le recidive chirurgiche Morrey [54] le ha classificate a seconda che la sintomatologia fosse invariata rispetto al pre-operatorio o che fosse ricomparsa in modo diverso; nel primo caso l'insuccesso era dovuto ad un release incompleto degli estensori o ad una diagnosi errata (nella maggior parte dei casi la compressione del nervo interosseo posteriore) e l'autore suggeriva di attendere un anno prima di intervenire nuovamente per permettere un'eventuale risoluzione spontanea; nel secondo caso la sintomatologia era dovuta ad instabilità del gomito per insufficienza legamentosa e richiedeva una adeguata programmazione prima dell'intervento.

Trattamento artroscopico

Il primo Autore che ha proposto il trattamento chirurgico in artroscopia per l'epicondilite è stato Tseng [55] che nel 1995 ha presentato una propria tecnica consistente in una sinovialectomia omero-radiale associata ad un release capsulare e delle strutture mio-tendinee epicondilari.

Baker [56] nel 1995 ha presentato uno studio comparativo su 15 casi di epicondilite dei quali 10 trattati con intervento aperto secondo la tecnica di Nirschl e 5 casi operati per via artroscopica.

Il primo autore italiano che ha pubblicato la propria casistica artroscopica è stato Priano [57] che nel 1997 ha pubblicato i risultati di 62 casi operati per via artroscopica.

I vantaggi di un trattamento artroscopico possono essere considerati una minore aggressione chirurgica, l'esame ed il trattamento di eventuali patologie endo-articolari associate, una più veloce riabilitazione, una più rapida esecuzione dell'intervento dopo l'ovvia curva di apprendimento. Quali unici svantaggi possono essere considerati i costi più alti dell'intervento artroscopico rispetto alle tecniche chirurgiche tradizionali a cielo aperto.

Tecnica artroscopica

Il paziente può essere posizionato supino o prono, in rapporto alle preferenze ed abitudini dei singoli chirurghi; personalmente preferiamo la posizione supina con arto in trazione-sospensione, spalla abdotta a 90°, gomito flesso a 90°, polso esteso. Applichiamo di regola il tourniquet, con tempi di laccio piuttosto brevi, mai superiori ai 30 minuti. L'anestesia è preferibilmente quella di plesso, ma può essere anche generale; sconsigliamo l'anestesia locale che non consente l'utilizzazione del tourniquet e risulta sgradevole al paziente. Lo strumentario utilizzato è quello comune a qualsiasi intervento artroscopico a carico del gomito; consigliamo l'uso della pompa per una migliore e più costante distensione articolare; viene utilizzata una normale ottica di 4 mm a 30°; sono necessari un motorizzato con lame full-radius 4.5 e burr 3.5; nella nostra esperienza le radiofrequenze hanno sostituito l'elettrobisturi nell'esecuzione del release degli epicondiloidei e sono molto utili in quanto consentono, praticando una contemporanea coagulazione dei tessuti vaporizzati, di evitare ematomi e favorire una rapida riabilitazione. Vengono utilizzati due portali, uno mediale ed uno laterale, con inversione di artroscopia e strumenti durante l'intervento; i portali mediali possono essere il supero-mediale (Fig. 1), che prefe-

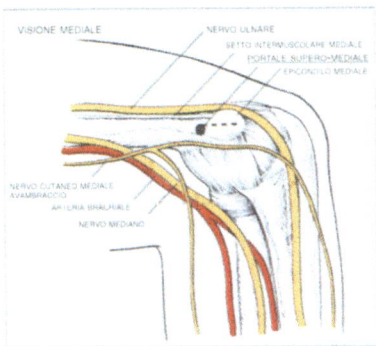

Fig. 1. Portale supero-mediale

riamo, o l'antero-mediale; quali portali laterali possono essere prescelti il supero-laterale o, in genere, l'antero-laterale. Il portale supero-mediale è localizzato 2 cm prossimamente all'epicondilo mediale subito anteriormente al setto intermuscolare; strutture a rischio sono il nervo ulnare, il nervo mediano, l'arteria brachiale, il nervo cutaneo mediale dell'avambraccio. Il portale antero-laterale è localizzato 3 cm distalmente e 1-2 cm anteriormente all'epicondilo omerale; la principale struttura a rischio è il nervo radiale che è localizzato a 4-7 mm dall'incisione cutanea (Fig. 2).

Nella nostra tecnica viene prima localizzato con un ago da repere il portale supero-mediale (Fig. 3) e viene quindi distesa l'articolazione con 20-30 cc di soluzione fisiologica; viene incisa la cute con lama di bisturi 11 e viene approfondita l'incisione fino al piano capsulare utilizzando una klemmer; viene quindi perforata la capsula con la camicia dell'artroscopio utilizzando il trokar smusso e penetrando in articolazione; viene inserita l'ottica con inflow attraverso la camicia ed iniziata l'esplorazione articolare; viene quindi localizzato con ago da repere il portale antero-laterale (Fig. 4), che viene scelto in modo da avere un agevole approccio all'epicondilo laterale.

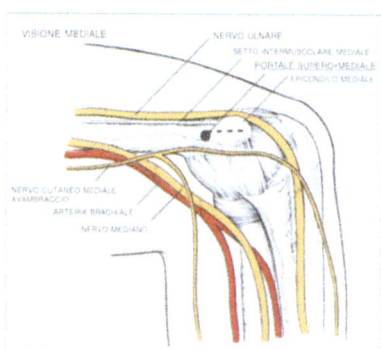

Fig. 2. Portale antero-laterale

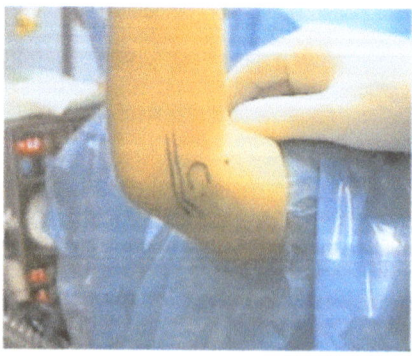

Fig. 3. Repere anatomici portale supero-mediale

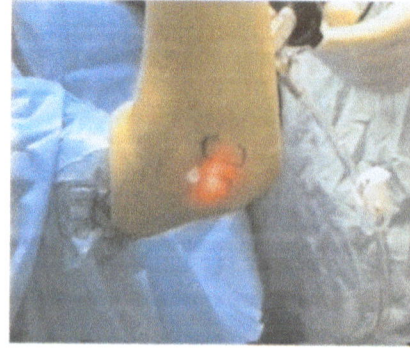

Fig. 4. Repere anatomici portale antero-laterale

La prima fase dell'artroscopia è l'esplorazione articolare (Fig. 5) con valutazione dell'eventuale presenza di patologie articolari associate; è relativamente frequente il riscontro di bande sinoviali e sinovite iperplastica (Fig. 6), per cui può essere necessario praticare una moderata sinovialectomia con lo shaver. Viene quindi eseguito il release capsulare con vaporizzatore (Fig. 7), curandosi di rimanere il più possibile adiacenti alla superficie ossea laterale dell'epicondilo omerale; sezionata la capsula si evidenzia il piano mio-tendineo dell'ECRB, si disinserisce completamente il tendine dall'epicondilo e si pratica un suo debridment fino ad esporre il piano muscolare (Fig. 8); è importante al termine della disinserzione effettuare un'accurata palpazione per essere certi di non avere lasciato qualche tralcio fibroso (Fig. 9). Viene quindi abrasa con il burr la superficie più laterale dell'epicondilo omerale in prossimità dell'inserzione del tendine dell'ECRB, il che completa la procedura chirurgica (Fig. 10).

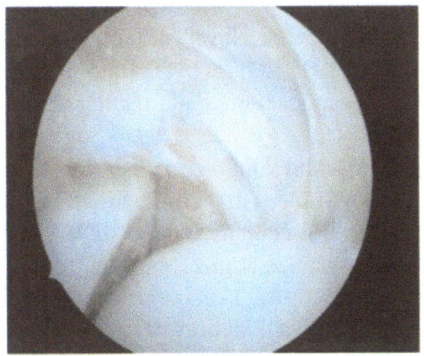

Fig. 5. Visione artoscopica: capsula laterale, epicondilo omerale

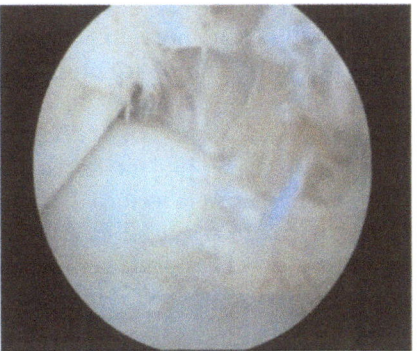

Fig. 6. Visione artroscopica: sinovite iperplastica associata

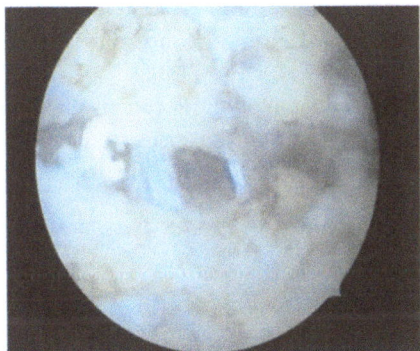

Fig. 7. Disinserzione tendine ERCB con vaporizzatore

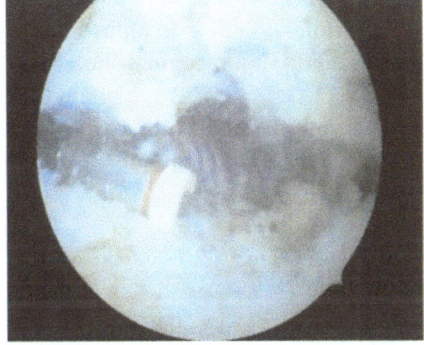

Fig. 8. Debridment dell'inserzione tendinea

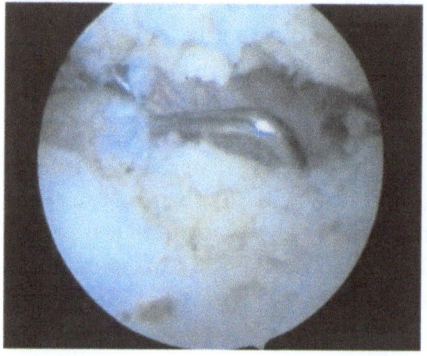 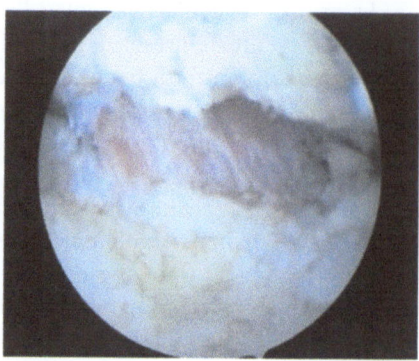

Fig. 9. Palpazione dopo release   **Fig. 10.** Risultato finale

Casistica

In letteratura sono presenti pochissime casistiche, visto che si tratta di una tecnica ancora recente e poco utilizzata. Tseng nel 1995 [55] ha presentato nel suo lavoro 12 casi, ma si è limitato soprattutto all'esplicazione della tecnica artroscopica.

Nel 1995 Baker [56] ha descritto 5 primi casi confrontati con 10 casi operati per via aperta con la tecnica di Nirschl; il follow-up era di 2 anni e mostrava la stessa percentuale (20%) di insuccessi tra le due tecniche, 1 caso nella serie artroscopica e 2 casi nella serie aperta; le complicanze erano 2 cicatrici cheloidee nella serie aperta e nessuna nella serie artroscopica; i costi erano maggiori nella serie artroscopica; il ritorno all'attività sportiva o lavorativa era più rapido nella serie artroscopica.

Nel 1997 Priano [58] ha pubblicato 62 casi, con follow-up di 4-39 mesi, ottimi risultati in 31 casi, buoni risultati in 22 casi, cattivi risultati in 4 casi, tutti rioperati per via aperta con successo.

La nostra casistica personale è di 30 casi operati tra il 1996 ed il 2000, con follow-up da 46 a 6 mesi; i soggetti di sesso maschile erano 22 e quelli di sesso femminile 8; l'età era compresa tra 26 e 48 anni. I risultati sono stati valutati utilizzando il punteggio di Roles e Maudsley.

In 13 casi (86.7 %) si è ottenuto un risultato ottimo o buono con risoluzione della sintomatologia; in 2 casi (13.3 %) si è rilevato un cattivo risultato con persistenza della sintomatologia e quindi fallimento della procedura chirurgica.

Conclusioni

L'epicondilite è quindi malattia cronica piuttosto frequente in lavoratori manuali e sportivi, con ezio-patogenesi non sempre univoca; è importante una precisa diagnosi differenziale, per la quale è fondamentale un accurato esame clinico, visto che gli esami diagnostici radiologici sono scarsamente significativi.

Il trattamento incruento nella maggior parte dei casi è risolutivo e si fonda su terapie farmacologiche, fisioterapiche, riabilitative.

Il trattamento chirurgico è necessario circa nel 8%-15% dei casi, e può esser eseguito per via aperta con le tecniche tradizionali oppure per via artroscopica; con entrambe le metodiche si ottengono buoni risultati in oltre l'80% dei casi; infatti dalle casistiche in letteratura si desume una percentuale sovrapponibile di fallimenti nella misura del 10%-20%.

A nostro avviso è preferibile il trattamento artroscopico per la sua minore aggressività, i minori tempi chirurgici, il minimo danno estetico, il minor dolore post-operatorio, la minore possibilità di complicanze, la più veloce riabilitazione e quindi la più rapida guarigione.

I costi più alti della procedura artroscopica in termini economici e la difficile curva di apprendimento della tecnica non possono essere argomenti sufficienti a giustificare la scelta di un intervento a cielo aperto che, come in quasi tutte le patologie endoarticolari del gomito o di altre articolazioni, è metodica ormai superata dai tempi e poco gradita dai pazienti.

Bibliografia

1. Thurston AJ (1998) Conservative and surgical treatment of tennis elbow: a study of outcome. Aust N Z J Surg 68:568-572
2. Plancher KD, Halbrecht J, Lourie GM (1996) Medial and lateral epicondylitis in the athlete. Clin Sports Med 15:283-305
3. Morris H (1882) The rider sprain. Lancet II:133
4. Jobe FW, Ciccotti MG (1994) Collateral and medial epicondylitis of the elbow. Am Acc Orthop Surg 2:1-8
5. Morrey BF (1997) Tendon injuries and tendinopathies about the elbow. In: Norris TR (ed) Orthopaedic Knowledge Update – Shoulder and Elbow. American Academy of Orthopaedic Association, pp 337-343
6. Solveborn SA (1999) "Tennis elbow" is usually caused by other than tennis. The earlier the treatment the better; spontaneous remission occurs often within 8-13 months. Lakartidningen 96:483-485
7. Foley AE (1993) Tennis elbow. Am Fam Physician 48:281-288
8. Gruchow HW, Pelletier D (1979) An epidemiologic study of tennis elbow: incidence recurrence and effectiveness of prevention strategies. Am J Sports Med 7:234-238
9. Chiang HC, Ko YC, Chen SS, Yu HS et al (1993) Prevalence of shoulder and upper-limb disorders among workers in the fish-processing industry. Scand J Work Environ Health 19:126-131
10. Viikari-Juntura E, Kurppa K, Kuosma E, Huuskonen M et al (1991) Prevalence of epicondylitis and elbow pain in the meat-processing industry. Scand J Work Environ Health 17:38-45
11. Delbianco M, Olivetti G, De Donato SR, Ricciotti M et al (1993) Rischio da vibrazioni al sistema mano-braccio e cumulative trauma disorders nel settore calzaturiero: descrizione di un caso clinico. Med Lav 84:306-310

12. Trethowan WH (1929) Tennis Elbow. BMJ 2:1218
13. Carp L (1932) Tennis elbow epicondylitis caused by radiohumeral bursitis. Arch Surg 24:905-922
14. Cyriax JH (1936) The pathology and treatment of tennis elbow. J Bone Joint Surg Am 18:921-935
15. Bosworth DM (1955) The role of the orbicular ligament in tennis elbow. J Bone Joint Surg Am 37:527-533
16. Garden RS (1961) Tennis elbow. J Bone Joint Surg Br 43:100-106
17. Kaplan EB (1959) Treatment of tennis elbow (epicondylitis by denervation). J Bone Joint Surg Am 41:147-151
18. Roles NC, Maudsley RN (1972) Radial tunnel syndrome resistant tennis elbow as a nerve entrapment. J Bone Joint Surg Br 54:499
19. Nirschl RP (1992) Elbow tendinosis/tennis elbow. Clin Sports Med 11:851-870
20. Greenbaum B, Itamura J, Vangsness CT et al (1999) Extensor carpi radialis brevi. An anatomical analysis of its origin. J Bone Joint Surg Br 81:926-929
21. Troisier O (1991) Les tendinites épicondyliennes. Rev Prat 41:1651-1655
22. Abrahamsson SO, Sollerman C, Soderberg T (1987) Lateral elbow pain caused by anconeus compartment syndrome: a case report. Acta Orthop Scand 58:589-591
23. O'Driscoll SW, Bele DF, Morrey BF (1991) Posterolateral rotatory instability of the elbow. J Bone Joint Surg Am 73:440-446
24. Younge DH, Moise P (1994) The radial tunnel syndrome. Int Orthop 18:268-270
25. Kalb K, Gruber P, Landsleitner B (1999) Compression syndrome of the radial nerve in the area of the supinator groove. Experiences with 110 patients. Handchir Mikrochir Plast Chir 31:303-310
26. Laulan J, Daaboul J, Fassio E, Favard L (1994) Les rapports du muscle court extenseur radial du carpe avec la branche de division profonde du nerf radial. Interet dans la physiopathologie des épicondylalgies. Ann Chir Main Memb Super 13:366-372
27. De Smet L, Van Raebroeckx T, Van Ransbeeck H (1999) Radial tunnel release and tennis elbow: disappointing results? Acta Orthop Belg 65:510-513
28. Coonrad RW, Hooper W (1973) Tennis elbow: its course and natural history, conservative and surgical management. J Bone Joint Surg Am 55:1177-1182
29. Labelle H, Guibert R, Joncas J, Newman N et al (1992) Lack of scientific evidence for the treatment of lateral epicondylitis of the elbow. J Bone Joint Surg Br 74:646-651
30. Adelaar RS, Maddy L, Emroch KS (1987) Diflunisal vs Naproxen in the management of mild to moderate pain associated with epicondylitis. Adv in Therapy 4:317-327
31. Rosenthal M (1984) The efficacy of flurbiprofen versus piroxicam in the treatment of acute soft tissue rheumatism. Curr Med Res Opin 9:304-309
32. Saartok T, Eriksson E (1986) Randomised trial of oral maproxen or local injection of bethasone in laterla epicondylitis of the humerus. Orthopaedics 9:191-194
33. Day BH, Govindasamy N, Patnaik R (1978) Corticosteroid injections in the treatment of tennis elbow. Practitioner 220:459-462
34. Brattberg G (1983) Acupuncture therapy for tennis elbow. Pain 16:258-258
35. Hughes GR, Currey HL (1969) Hypospray treatment of tennis elbow. Ann Rheum Dis 28:58-62
36. Clarke AK, Woodland J (1975) Comparison of two steoroid preparations used to treat tennis elbow using the hypospray. Rheumatol Rehabil 14:47-49
37. Binder A, Hodge G, Greenwood AM, Hazleman BL et al (1985) Is therapuetic ultrasound effective in treating soft tissue lesions? BMJ 290:512-514
38. Lundeberg T, Abrahamsson P, Haker E (1988) A comparative study of continuous ultrasound, placebo ultrasounf and rest in epicondyalgia. Scand J Rehabil Med 20:99-101

39. Stratford PW, Levy DR, Gauldie S, Miseferi D et al (1989) The evaluation of phonopheresis and friction massage as treatment for extensor carpi radialis tendinitis: a randomized controlled trial. Physio Therapy Canada. Physiotherapy 41:93-96
40. Halle JS, Franklin RJ, Karalja BL (1986) Comparison of four treatment approaches for lateral epicondylitis of the elbow. J Orthop Sports Phys Ther 28:58-62
41. Famaey JP, Brounx G, Cleppe D et al (1982) Ionisation with Voltaren: multi centre trial. J Belge Med Phys 5:55-60
42. Vacchini L, Grossi E (1984) Ionization with diclofenac Sodiun in rheumatic disorders: a double-blind placebo-controlled trial. J Int Med Res 12:346-350
43. Grossi E, Monza GC, Pollavini S, Bona L (1986) NSAID ionisation in the management of soft tissue rheumatism: role played by the drug, electric stimulation and suggestion. Clin Exp Rheumatol 4:265-267
44. Burton AK (1988) A comparative trial of forearm strap and topical anti-infiammatory as adjuncts to manipulative therapy in tennis elbow. Manual Medicine 3:141-143
45. Devereaux MD, Hazleman BL, Thomas PP (1985) Chronic lateral humeral epicondylitis: a double-blind controlled assessment of pulsed electromagnetic field therapy. Clin Exp Rheumatol 3:333-336
46. Newey ML, Patterson MH (1994) Pain relief following tennis elbow release. J R Coll Surg Edinb 39:60-61
47. Michele AA, Krueger FJ (1956) Lateral Epicondylitis of the elbow treated by fasciotomy. Surgery 39:277-284
48. Posch JN, Golberg VM, Larrey R (1978) Extensor fasciotomy for tennis elbow. Clin Orthop 135:179-182
49. Verhaar J, Walenkamp G, Kester A, van Mameren H (1993) Lateral extensor release for tennis elbow. A prospective long-term follow-up study. J Bone Joint Surg Am 75:1034-1043
50. Almquist EE, Necking L, Bach AW (1998) Epicondylar resection with anconeus muscle transfer for chronic lateral epicondylitis. J Hand Surg Am 23:723-731
51. Baumgard SH, Schwartz DR (1982) Percutaneous release of epicondylar muscles for humeral epicondylitis. Am J Sports Med 10:233-236
52. Yerger B, Turner T (1985) Percutaneous extensor tenotomy for chronic tennis elbow: an office procedure. Orthopedics 8:1261-1263
53. Carroll RE, Jorgensen EC (1968) Evaluation of the Garden procedure for lateral epicondylitis. Clin Orthop 60:201-204
54. Morrey BF (1992) Reoperation for failed surgical treatment of refractory lateral epicondylitis. J Shoulder Elbow Surg 47:55
55. Tseng V (1995) Arthroscopic lateral release for treatment of tennis elbow. Book of abstracts 13° Annual meeting AANA, Orlando
56. Baker CL (1995) Tennis elbow: arthroscopic management. Book of abstracts 15 Annual AANA Fall Course, San Antonio
57. Priano F, Gatto P, Russo A, Molfetta L et al (1997) Artroscopia di gomito: patologia delle parti molli. Med Journ Surg Med 12:29-33
58. Priano F, Gatto P, Molfetta L, Russo A et al (1997) Sindrome dolorosa da ipertrofia sinoviale antero-laterale del gomito: diagnostica e trattamento artroscopico. Riv Chir Riab Mano Arto Sup 34:105-109

Artroscopia di gomito: complicazioni

P.P. Mariani[1], R. Ciatti[2], G. Camillieri[1], F. Margheritini[1], A. Ege[1]

Quando nel 1931 venne pubblicato dal Journal of Bone and Joint Surgery il primo lavoro che trattava dell'artroscopia come mezzo per la visualizzazione diretta delle strutture articolari, il suo autore, M. Burman [1], affermava che il gomito, a causa delle ridotte dimensioni della cavità articolare e della anfrattuosità delle prominenze ossee, non era adatto per essere osservato con questo tipo di tecnica. Se aggiungiamo la complessità delle strutture nervose e vascolari che si trovano ad essere contenute in un'area così ristretta, si comprende come ci siano voluti altri 50 anni per far superare il timore di complicanze legate a lesioni dei tessuti e delle strutture anatomiche peri-articolari. In effetti, solo recentemente, dopo gli anni 80, la tecnica artroscopica ha trovato una sistematica utilizzazione nella patologia degenerativa o traumatica del gomito [2-10]. Inoltre, per diversi motivi sino ad oggi, la casistica di interventi artroscopici è comunque più limitata rispetto ad altre sedi anatomiche. La rilevazione delle complicanze si basa quindi essenzialmente su studi che spesso non superano i 500 casi [11, 12]. Uno degli Autori che offre una casistica abbastanza ampia è senz'altro Kelly [11], il quale nel congresso dell'American Academy of Orthopaedic Surgeons ha presentato uno studio su 489 artroscopie in 454 pazienti, che abbracciava un periodo di 17 anni. Dai risultati, è emerso che la percentuale di complicanze non superava il 2.7% di cui, quelle permanenti, rappresentavano una minima parte, essendo il resto essenzialmente lesioni nervose transitorie che si erano risolte in periodi variabili. Se pensiamo che solo agli inizi degli anni '80 i casi di artroscopia di gomito documentati in letteratura erano poco meno di 550 ed in cui le complicanze rappresentavano circa il 13% [12], possiamo comprendere come negli ultimi anni, la maggiore accuratezza delle tecniche operatorie e le più precise conoscenze anatomiche da parte del chirurgo, abbiano limitato le evenienze negative sia a breve che a lunga distanza dall'intervento.

[1]Dipartimento di Traumatologia dello Sport, Istituto Universitario di Scienze Motorie, Roma; [2]Clinica Ortopedica, Università "La Sapienza", Roma

Classificazione

Schematicamente, una complicazione può essere distinta in intra-operatoria o post-operatoria secondo il momento in cui si venga a presentare rispetto all'intervento. A loro volta le complicazioni possono essere generali, se rientrano nella normale percentuale di rischio per questo tipo d'intervento o specifiche del gomito, se riguardano gli aspetti particolari di tale articolazione come l'anatomia, la fisiologia e la tecnica specifica. Tra le complicazioni generali possiamo includere i problemi anestesiologici, l'edema post-operatorio dei tessuti molli, l'emartro post-operatorio, le lesioni iatrogene della cartilagine articolare e l'artrite settica, altra complicanza infausta dell'artroscopia in generale. Tra quelle specifiche dobbiamo considerare le complicanze neurologiche e vascolari che sicuramente occupano un ruolo primario a causa della loro potenziale gravità e, pertanto, devono essere ben conosciute dal chirurgo in modo da evitarle. Infine, possiamo distinguere complicazioni maggiori o minori, separando così due classi che si differenziano fondamentalmente nella reversibilità o meno delle lesioni.

Complicazioni neurologiche

Le indicazioni del trattamento artroscopico nelle patologie del gomito si sono ulteriormente espanse in questi ultimi anni e pertanto sono accresciuti i casi riportati in letteratura di complicazioni ed attualmente l'incidenza delle complicanze neurovascolari dopo artroscopia di gomito oscilla dal'1% al 14%, a seconda delle statistiche [2, 10, 13, 14]. I meccanismi responsabili di tali complicazioni sono fondamentalmente due:
1. Lesione diretta del tronco nervoso durante l'accesso chirurgico causata dallo strumentario artroscopico (trocar, camicia, cannula, palpatore, bisturi). L'accesso attraverso la porta anterolaterale può essere responsabile di lesioni del nervo radiale, mentre per l'ulnare ed il mediano è implicato l'accesso anteromediale. Le strutture nervose maggiormente compromesse sono, in ordine di frequenza, il nervo radiale, il nervo interosseo posteriore, il nervo mediano ed il nervo cutaneo mediale dell'avambraccio [2, 10, 14]. Andrews e Carson [2] hanno descritto un caso di paralisi transitoria del nervo mediano. Kim e coll. [15] su 25 artrolisi artroscopiche hanno descritto due casi di neuroaprassia transitoria del nervo mediano, regredita spontaneamente dopo quattro settimane. Lynch e coll. [16] hanno mostrato un caso di paralisi transitoria del nervo mediano ed uno di neuroma del nervo cutaneo mediale dell'avambraccio. La lesione del nervo ulnare è stata descritta da Casscells [17]. Abbiamo già accennato come la lesione del nervo radiale sia sicuramente il danno nerurologico più frequentemente descritto, a causa della sua vicinanza con l'accesso anterolaterale. Tale lesione è stata riportata da Papillion e coll. [18], Ruch e Poehling [19], Thomas e coll. [20] e da Morrey [21]. Per quanto riguarda la nostra esperienza dobbiamo riportare una lesione del nervo radiale in una paziente affetta da rigidità articolare in esito a frattura del capitello radiale.

2. Compressione dei fasci nervosi secondaria a tumefazione regionale. Questa complicanza si verifica più frequentemente durante e dopo l'intervento di artrolisi artroscopica per rigidità da causa articolare. In questo caso, il volume intrarticolare si riduce dai normali 20-35 cc a soli 1-10 cc e quindi, la ridotta distensione articolare dell'in-flow artroscopico può causare la compressione eccentrica dei tessuti extra-articolari. Inoltre, mancando una sufficiente distensione, le strutture neurovascolari non vengono allontanate dagli accessi artroscopici [16].

Come evitare le complicazioni neurovascolari

Tra le principali accortezze per ridurre i rischi di lesione neurovascolare alcune sono di facile attuazione e dovrebbero rappresentare le basi della tecnica artroscopica del gomito.

1. *Marcare sempre con una penna dermografica i reperi ossei prima di iniziare l'intervento o di distendere l'articolazione.*

A differenza del ginocchio dove gli accessi non presentano alcuna difficoltà, nella artroscopia di gomito la parte più difficile e più importante per evitare il rischio di complicanze neurovascolari è proprio la definizione dei portali artroscopici. Poehling e coll. [22] hanno puntualizzato le basi per eseguire una corretta artroscopia di gomito. Gli autori antepongono al primo posto, la conoscenza dell'anatomia del gomito ed in particolare del decorso delle strutture neurovascolari con i relativi reperi ossei. Lynch e coll. [16] hanno stimato la distanza del nervo radiale dal trocar dell'artroscopio ad una distanza media di 4 mm (3-10 mm). Nello studio di Lindenfeld [23], la distanza tra nervo radiale e accesso anterolaterale era di 3 mm (2-5 mm), mentre Verhaar e coll. [14] hanno trovato la branca profonda del nervo radiale ad una distanza di 7 mm (1-10 mm). Per quanto riguarda l'accesso anteromediale Andrews and Carson [2] hanno trovato il nervo mediano ad una distanza approssimativa di 10 mm lateralmente al portale, mentre Lynch e coll. [16] hanno misurato tale distanza trovando valori compresi tra 3 e 10 mm. Lindenfeld [23] ha trovato invece una distanza media di 11 mm, (10-12 mm) tra il nervo mediano e l'artroscopio. Verhaar e coll. [14] hanno trovato il nervo mediano ad una distanza dal portale di 18 mm (12-25 mm) superiore a quella degli altri Autori e giustificano tale fatto con un differente accesso effettuato con l'avambraccio in supinazione. Secondo tali autori, infatti, la pronazione dovrebbe ridurre il rischio di lesione del nervo radiale durante l'accesso anterolaterale e la supinazione ridurrebbe il rischio di lesioni del nervo mediano durante l'accesso anteromediale. L'accesso posterolaterale, che viene effettuato con il gomito a circa 20°-30° di flessione, pone a rischio il nervo cutaneo posteriore dell'avambraccio, mentre il nervo ulnare, situato a circa 2.5 cm medialmente dal centro del gomito, si trova a distanza di relativa sicurezza.

2. *Flettere il gomito esattamente a 90°, in modo che la ricerca dei portali d'accesso sia quanto più precisa possibile e ponga le strutture neurovascolari ad opportuna distanza di sicurezza.*

   In posizione prona o in decubito laterale del paziente, la gravità sposta in avanti le strutture neurovascolari anteriori (nervo mediano ed arteria brachiale), aumentando la loro distanza dalle vie d'accesso.

3. *Eseguire sempre prima di iniziare l'esame artroscopico una distensione della cavità articolare, iniettando soluzione fisiologica con una siringa, utilizzando l'accesso posterolaterale (Fig. 1).*

   Lynch e coll. [16] hanno dimostrato che la distensione articolare di 35-40 ml di liquido permette lo spostamento in avanti del nervo radiale di ulteriori 7 mm.

4. *Iniziare sempre l'esame artroscopico dalla via d'accesso anteromediale.*

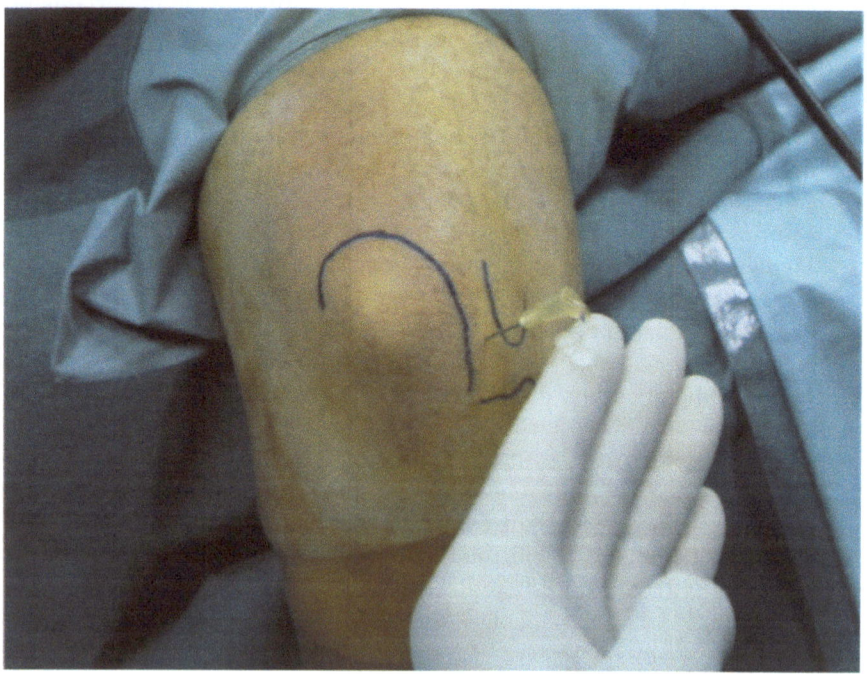

Fig. 1. Distensione della cavità articolare tramite un ago posizionato sull'accesso posterolaterale. Utilizzare una siringa da 20 cc ed iniettare la soluzione fisiologica a pressione, quindi togliere la siringa ed osservare se c'è fuoriuscita di liquido. In questo caso la distensione articolare è corretta. Eseguire la distensione prima di effettuare l'artroscopia consente di aumentare la distanza delle strutture a rischio dagli accessi artroscopici

Studi su cadavere [9] hanno dimostrato che il rischio di lesione del nervo radiale durante l'accesso anterolaterale, è superiore al rischio di lesione del nervo mediano durante l'accesso anteromediale. È pertanto preferibile per l'introduzione dell'ottica, iniziare l'esame artroscopico dall'accesso mediale e solo successivamente, sotto controllo diretto, eseguire il portale anterolaterale. Nell'accesso anterolaterale, la pronazione dell'avambraccio riduce il rischio di lesione del nervo radiale; la supinazione invece previene il danno del nervo mediano nell'accesso anteromediale.

5. *Utilizzare sempre cannule per l'introduzione dello strumentario chirurgico* (Fig. 2).

I ripetuti movimenti e la ripetuta introduzione dello stesso possono ledere le strutture nervose. Inoltre, l'uso della cannula previene lo stravaso del liquido di distensione nel tessuto sottocutaneo, riducendo il rischio d'insorgenza di una sindrome compartimentale.

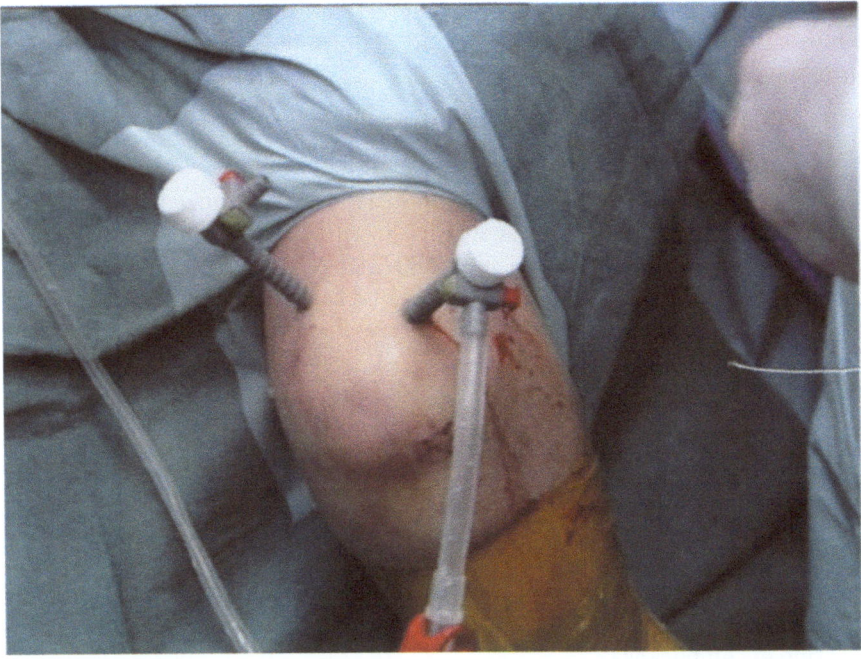

Fig. 2. Posizionamento delle cannule negli accessi posterolaterale e posteromediale. Alla cannula dell'accesso posterolaterale è collegato il tubo di out-flow della pompa da infusione. L'uso delle cannule evita il reiterato passaggio dello strumentario chirurgico attraverso i tessuti, riducendo i rischi di lesione neurovascolare e la formazione di edema sottocutaneo

Come evitare la sindrome compartimentale

Per la prevenzione di una sindrome compartimentale dell'avambraccio devono essere accuratamente seguite alcune procedure. Innanzitutto, se si utilizza il tourniquet, è necessario che il bracciale pneumoischemico abbia idonee dimensioni per evitare effetti compressivi a tipo cingolo, impiegare una pressione pneumatica non eccessiva (tra 275 e 350 mmHg) e mai superiore di 100 mmHg alla pressione massima arteriosa, ed infine non bisogna mai protrarre oltre i 90 minuti la durata dell'intervento. La distensione dell'articolazione può essere eseguita con le usuali due sacche da 4-5 litri poste al di sopra del tavolo. La capacità articolare è stata calcolata essere in media 25 cc ma bisogna ricordare che la capacità articolare si riduce ulteriormente a 80° di flessione del gomito. La distensione può essere eseguita anche con una pompa da infusione che elimina la necessità di un ischemia intraoperatoria. In tale caso, è conveniente usare l'in-flow dalla cannula dell'ottica, usare una pressione non eccessiva (max 50 mmHg), e controllare lo stravaso extrarticolare. Per prevenire una sindrome compartimentale, specie se si usa la posizione supina o il decubito laterale, in cui l'avambraccio viene a trovarsi in posizione declive rispetto al gomito, è consigliabile stringere accuratamente la maglia o la fasciatura sterile al di sotto del gomito, al fine di evitare che molto liquido possa defluire in basso. Al termine dell'intervento la compressione al disotto del gomito viene rimossa ed il liquido sottocutaneo può defluire liberamente anche in sede prossimale.

Come evitare le complicazioni vascolari

Ad oggi in letteratura non sono riportati casi di complicanze legate a lesioni vascolari, tuttavia, data la sede anatomica, i vasi che potrebbero essere interessati sono l'arteria brachiale ed i suoi rami. È possibile invece la formazione di ematomi intra o extrarticolari che comunque sono risolvibili in breve tempo con terapia fisica e antidolorifici. Per cercare di evitare questo tipo di complicazioni, si consiglia di:

- Posizionare un drenaggio intrarticolare per evitare l'insorgenza di ematomi nei casi in cui l'atto chirurgico abbia implicato un sanguinamento importante dei tessuti (Fig. 3).

- Al termine dell'intervento chiudere con un punto di sutura gli accessi artroscopici per evitare l'insorgenza di fistole sinoviali. Questo è consigliabile soprattutto per l'accesso postero-laterale, il più implicato in questo tipo di complicanza.

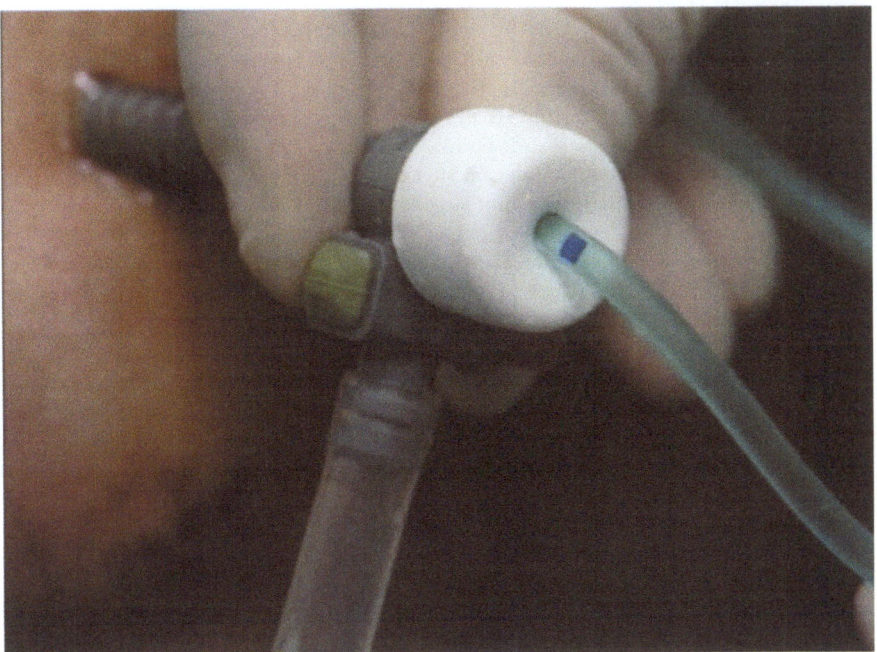

Fig. 3. Posizionamento del drenaggio intra-articolare attraverso la cannula dell'accesso posterolaterale. L'uso di drenaggio evita la formazione di un emartro post-operatorio

Bibliografia

1. Burman MS (1931) Arthroscopy or the direct visualisation of joints, an experimental cadaver study. J Bone Joint Surg Am 13:669-694
2. Andrews JR, Carson WG (1985) Arthroscopy of the elbow. Arthroscopy 1:97-107
3. Mital MA, Karlin LI (1980) Diagnostic arthroscopy in sports injuries. Orthop Clin North Am 11:771-785
4. Carson WG (1988) Arthroscopy of the elbow. Instructional Course Lectures. The American Academy of Orthopaedic Surgeons 37:195-201
5. Hempfling H (1984) Arthroscopy of the elbow joint: indications and results. Z Orthop Iher Grenzgeh 122:700-704
6. Guhl JF (1985) Arthroscopy and arthroscopic surgery of the elbow. Orthopaedics 8:1290-1296
7. McGinty J (1982) Arthroscopic removal of loose bodies. Orthop Clin North Am 13:313-321
8. Faulkner JR, Jackson RW (1980) Arthroscopy of the elbow. J Bone Joint Surg Am 62:130-141
9. Andrews JR, St Pierre RK, Rick K (1986) Arthroscopy of the elbow. Clin Sports Med 5:653-662

10. Wood GW (1987) Elbow arthroscopy. Clin Sports Med 6:557-564
11. Kelly EW (1999) Elbow arthroscopy. Abstract of the American Academy of Orthopaedic Surgeons, February 4-8, 1999, Anaheim, February 4-8, 1999, California
12. Treacy SH, Field LD, Savoie FH III (1997) Complications of elbow arthroscopy. In: Treacy SH, Field LD, Savoie III FH (eds) Arthroscopy of the upper extremity. Churchill Livingstone, New York, pp 187-193
13. Marshall RD, Fairclough JA, Johnson SR, Evans EJ (1993) Avoiding nerve damage during elbow arthroscopy. J Bone Joint Surg Br 75:129-131
14. Verhaar J, van Maneren H, Brandsma A (1991) Risks of neurovascular injury in elbow arthroscopy: starting anteromedially or anterolaterally? Arthroscopy 7:287-290
15. Kim SJ, Kim HK, Lee JW (1995) Arthroscopy for limitation of motion of the elbow. Arthroscopy 11:680-683
16. Lynch GJ, Meyers JF, Whipple TL, Caspari RB (1986) Neurovascular anatomy and elbow arthroscopy: inherent risk. Arthroscopy 2:191-197
17. Casscells SW (1986) Editorial: Neurovascular anatomy and elbow arthroscopy: Inherent risks. Arthroscopy 2:190
18. Papillion JD, Neff RS, Shall LM (1988) Compression neuropathy of the radial nerve as a complication of elbow arthroscopy: a case report and review of the literature. Arthroscopy 4:284-286
19. Ruch DS, Poehling GG (1997) Case report. Anterior interosseus nerve injury following elbow arthroscopy. Arthroscopy 13:756-758
20. Thomas MA, Fast A, Shapiro D (1987) Radial nerve damage as a complication of elbow arthroscopy. Clin Orthop 215:130-131
21. Morrey BF (1985) Arthroscopy of the elbow. In: Savoie FH III, Field LD (eds) The elbow and its disorders. WB Saunders, Philadelphia, pp 114-136
22. Poehling GG, Whipple T, Sisco L, Goldman B (1989) Elbow arthroscopy: a new technique. Arthroscopy 5:222-232
23. Lindenfeld TN (1990) Medial approach in elbow arthroscopy. Am J Sports Med 18:413-417

La rieducazione funzionale del gomito

G. Severini

L'artroscopia di gomito è una tecnica chirurgica ormai standardizzata, affidabile, efficace e diffusa, anche se meno praticata rispetto a quella di altre articolazioni (ginocchio e spalla), a causa di indicazioni più limitate.

La minima invasività è un elemento che in riabilitazione va sottolineato: la rieducazione funzionale può iniziare più precocemente rispetto agli interventi a cielo aperto: sono ben note infatti le gravi limitazioni funzionali che possono far seguito ad un trauma, anche banale, che ha coinvolto questa articolazione. È quindi auspicabile una diffusione ancor più ampia dell'artroscopia di gomito, soprattutto nel trattamento precoce di alcune patologie che possono esitare in gravi riduzioni dell'articolarità, rigidità e anchilosi.

Il recupero funzionale quindi ricopre un ruolo assai importante nella gestione di tutte le patologie del gomito: in questo Capitolo è mio obiettivo indicare al lettore le linee guida da seguire nell'impostazione di un programma riabilitativo dopo trattamento artroscopico, focalizzando l'attenzione sulle diverse modalità di esercizio terapeutico, terapia manuale e fisioterapia strumentale che contribuiscono alla *restitutio ad integrum* funzionale dell'arto superiore del nostro paziente. Questi concetti generali, validi per tutte le patologie del gomito trattate in artroscopia (Tab. 1), dovranno essere ovviamente personalizzati dal riabilitatore per poterli adattare alle condizioni ed alle esigenze del singolo paziente.

Non potendomi soffermare, per motivi di spazio, su richiami di anatomia funzionale, mi limiterò a sottolineare alcuni semplici concetti di fisiologia e di valutazione cinesiologica dell'arto superiore, necessari per una miglior comprensione del razionale terapeutico.

Studio Alfa, Roma

Tabella 1. Patologie del gomito suscettibili di trattamento artroscopico

Diagnosi di dolore cronico del gomito di natura da determinarsi
Rimozione di corpi mobili, conseguenti ad osteocondrite dissecante, condromatosi sinoviale o lesioni condrali ed osteocondrali
Trattamento delle sindromi da impingement
Trattamento delle rigidità post-traumatiche o post-chirurgiche
Trattamento delle fratture di gomito (capitello radiale etc.)
Trattamento delle osteofitosi della punta dell'olecrano
Trattamento delle sinoviti aspecifiche o del gomito reumatoide
Trattamento delle instabilità
Trattamento dell'epicondilite

Considerazioni preliminari

Situato tra spalla e polso, il gomito è la cerniera dell'arto superiore; rappresenta il fulcro della leva dell'avambraccio, posiziona la mano nello spazio e diviene un'articolazione portante nei pazienti con deficit degli arti inferiori. Tutte le diverse patologie del gomito (traumatiche, infiammatorie, degenerative o nervose), possono condurre ad una limitazione invalidante della sua mobilità, spesso mal compensata dal cingolo scapolare, dal polso e dalla mano.

Una sua rieducazione inappropriata quindi può rappresentare una fonte di disabilità all'interno del complesso della catena delle articolazioni dell'arto superiore. Il protocollo riabilitativo quindi dovrà essere prima di tutto preventivo, per evitare la rigidità, complicanza temibile di tutte le patologie che colpiscono questa sede. Nell'impostazione del programma cinesiterapico quindi si dovrà prendere in considerazione l'eziologia della patologia dell'articolazione, ma anche integrare i movimenti del gomito nel complesso della catena articolare dell'arto superiore.

Anatomofisiologia

Il gomito costituisce un complesso articolare formato da tre articolazioni: omero-radiale, omero-ulnare e radio-ulnare superiore, con una sola capsula.

La testa radiale partecipa a due articolazioni: l'enartrosi omero-radiale che interviene nella flesso-estensione, e la trocoide radio-ulnare prossimale che partecipa alla prono-supinazione. Le ampiezze fisiologiche sono di 145° in flessione, 0° in estensione (da 5° a 10° nella donna e nel bambino), 85° in pronazione e 90° in supinazione.

Al gomito vengono attribuite tre funzioni principali:
- l'articolazione del gomito posiziona la mano nello spazio: ne orienta il palmo grazie al gioco delle articolazioni radio-ulnari superiore ed inferiore;
- il gomito è il perno della leva dell'avambraccio, allungando o accorciando l'arto superiore rispettivamente con l'estensione e la flessione;
- questa articolazione diventa infine portante nei pazienti con insufficienza degli arti inferiori.

La stabilità quindi è necessaria per la seconda e la terza di queste funzioni, mentre la mobilità è vitale per la realizzazione delle prime due. Per quanto concerne l'ampiezza dei movimenti richiesti al gomito per le attività della vita quotidiana, non vi è univocità in letteratura.

In un lavoro di alcuni anni fa, Morrey et al. [1] concludono che un settore può essere definito utile quando è presente un arco di flesso-estensione da 30° a 130°, associato ad un arco di 100° di prono-supinazione. Uno studio precedente di O'Neill e coll. [2] ha esaminato le possibilità funzionali dell'arto superiore dopo immobilizzazione del gomito in diverse posizioni che simulano un'artrodesi a 50°, 70°, 90° e 100° di flessione. Queste indagini avevano per obiettivo lo studio dei movimenti di compenso che possono rendersi necessari nella spalla, nella colonna cervicale, nell'avambraccio o nel polso durante le normali attività della vita quotidiana. Quando il gomito è bloccato a 50° o 70° la mano non può raggiungere l'occipite, la bocca o la spalla controlaterali: questi obiettivi possono però essere raggiunti dalla mano con 90° di flessione del gomito. Soltanto un'estensione a meno 70° permette alla mano di toccare il sacro. Le conclusioni di questo studio hanno evidenziato, in maniera forse sorprendente, che il complesso della spalla non esplica un ruolo preliminare nel compenso dei movimenti del gomito: questa funzione è invece svolta dalla colonna cervicale, dall'avambraccio e dal polso. Altri studi comunque hanno confermato la necessità di un'ampia mobilità del gomito, in quanto nessuna posizione isolata può essere soddisfacente [3]. Una rigidità intorno ai 70° può essere tollerata nelle attività professionali di tutti i giorni, richiedendo un compenso massimo al polso, all'avambraccio e alla colonna cervicale, ma i gesti relativi all'igiene intima possono essere realizzati solo se si riesce a raggiungere una posizione vicina all'estensione, tra i 15° e i 30° [4]. Tutti questi movimenti lo legano o alla spalla (bicipite e tricipite), identificando il cosiddetto "gomito di spalla", o alla mano (muscoli epicondiloidei o epitrocleari), determinando il "gomito di mano".

Linee guida nell'impostazione del protocollo

Prima di impostare un determinato protocollo di rieducazione, è indispensabile effettuare, nell'insieme del complesso dell'arto superiore, un bilancio del dolore, un bilancio palpatorio, articolare, muscolare e funzionale, necessari per poter personalizzare la scelta delle tecniche più adeguate di esercizio terapeutico, di terapia manuale o di fisioterapia strumentale utili al recupero del nostro paziente. Queste valutazioni preliminari dovrebbero, quando possibile, essere effettuate dall'equipe riabilitativa prima dell'intervento [5], in sinergia con il chirurgo ortopedico di riferimento, anche al fine di informare correttamente il paziente sui tempi e sulle modalità del suo recupero postoperatorio.

Bilancio del dolore

Il gomito è un'articolazione particolarmente dolorosa, perché molto innervata; nel quadro di un gomito doloroso, i muscoli del cingolo scapolare, il bicipite brachiale, gli epicondiloidei e gli epitroclearni presentano spesso contratture di difesa. Nel periodo post-operatorio il dolore alla mobilizzazione è spesso presente, e si irradia talvolta all'avambraccio ed al polso. Una adeguata terapia farmacologia, in associazione ad agenti fisici (vedi il paragrafo 'Terapia fisica strumentale"), permette di facilitare il recupero articolare, ricordando che il postumo più importante da prevenire è la rigidità.

Bilancio palpatorio

Viene indirizzato verso strutture differenti: cute, ossa, legamenti e tendini. La palpazione cutanea permette di evidenziare infiltrati ed impastamenti, frequenti nelle tendinopatie o nelle aderenze cicatriziali, e fornisce quindi indicazioni utili per la scelta delle tecniche più appropriate di terapia manuale.

Bilancio articolare

È mirato a ricercare e quantificare la mobilità (goniometria), rispettando gli archi di movimento consentiti in base all'assenza di dolore o alla patologia.

Devono essere annotate le escursioni articolari in flesso-estensione ed in pronosupinazione. L'estensione passiva è compresa tra 0° e +10°, e si può accentuare nel soggetto con iperlassità. L'estensione attiva può essere inferiore a 0°, da -5° a -15°, nei soggetti con il bicipite molto sviluppato ed ipertonico.

La flessione attiva varia da 145° a 155°, ma nei soggetti con muscolatura molto voluminosa può essere limitata dall'incontro con le masse muscolari (logge anteriori del braccio e dell'avambraccio); la flessione passiva, comprimendo queste ultime, permette di guadagnare qualche grado. Il valgismo ulnare osservato durante l'estensione tende a ridursi durante il movimento di flessione, per il particolare orientamento e l'obliquità del solco epitrocleare. La prono-supinazione viene valutata a 90° o in massima flessione possibile per il paziente, al fine di limitare i compensi da parte della spalla. Questo movimento riveste un'importanza determinante per la destrezza della mano: in associazione alle rotazioni della spalla, la prono-supinazione permette di orientare la mano e di mobilizzarla in un arco di circa 300°. La supinazione aumenta la rotazione esterna della spalla, mentre la pronazione incrementa quella interna. La prono-supinazione è completa solo quando le articolazioni radio-ulnare superiore ed inferiore sono normali; questo implica che ogni frattura delle ossa dell'avambraccio, anche se non compromette le articolazioni, può essere responsabile di una limitazione di questo movimento [6].

Bilancio muscolare

Un corretto esame muscolare può essere condizionato dal dolore o dagli adempimenti post-operatori. Tuttavia è necessario valutare il tono-trofismo e la forza di ciascun gruppo funzionale. La forza può essere quantificata con carico diretto o tramite un dinamometro. La metodica isocinetica per la valutazione della muscolatura flesso-estensoria del gomito è poco diffusa, e riservata a casi particolari. Essendo il bicipite brachiale stirato in pronazione, la forza dei flessori in pronazione è superiore a quella in supinazione. La validità dei diversi gruppi muscolari varia a seconda della posizione della spalla: il tricipite sviluppa la sua forza massima quando il braccio è verticale lungo il corpo, mentre il bicipite è più forte se il braccio si trova verticale al di sopra della spalla.

Dopo intervento chirurgico, il bilancio muscolare mette sovente in evidenza delle perdite di forza che coinvolgono principalmente il bicipite ed il tricipite con una corsa muscolare interna incompleta.

Bilancio funzionale

Nella posizione di funzione, il gomito è semiflesso a 90° e l'avambraccio in posizione intermedia di prono-supinazione; a riposo il gomito è in lieve estensione, con la tensione dei flessori che permette di raggiungere una flessione di circa 20° e l'avambraccio in leggera pronazione; nella posizione anatomica, il gomito è in estensione e l'avambraccio in supinazione. Nel corso del bilancio articolare questa è considerata come la posizione di riferimento 0 (zero).

La rieducazione funzionale

Generalmente, dopo due o tre giorni dall'artroscopia viene rimosso il bendaggio, e si applicano sui portals dei normali cerotti medicati o steril-strips: è quindi possibile iniziare la fisioterapia.

In questo primo periodo il trattamento sarà mirato al controllo del dolore, della flogosi e dell'edema post-chirurgico, e si inizierà la mobilizzazione articolare finalizzata al recupero del range of motion.

La crioterapia è indicata in questa fase per i suoi effetti antalgici, antiedemigeni ed antiemorragici. Ci si avvale generalmente di fasce criogene riutilizzabili, applicate con leggera compressione, o dispositivi di crioterapia continua tipo Cryo cuff o Polar care, che possono essere gestiti dal paziente con applicazioni ripetute nel corso della giornata. In aggiunta ad una mirata terapia farmacologia, il drenaggio linfatico manuale trova indicazione nel trattamento del dolore e degli edemi linfatici, e nella preparazione al lavoro articolare.

Contrariamente a quanto sostenuto da alcuni Autori, nessuno studio ha dimostrato la correlazione tra osteoma del brachiale e massaggio del gomito. Con la necessaria perizia e prudenza quindi, questa regione può essere massaggiata, e tale trattamento indirizzato a ciascuna delle strutture cutanee, legamentose, tendinee e muscolari. Le cicatrici possono essere sorgente di limitazione della mobilità del gomito: oltre alle tecniche abituali di massaggio si può aggiungere la vacuumterapia, in rapporto alla resistenza del rivestimento cutaneo. Nelle fasi più avanzate della rieducazione, in presenza di patologie a carico dei legamenti o delle inserzioni tendinee, si farà ricorso al massaggio traverso profondo, che potrà essere realizzato anche autonomamente dal paziente stesso.

La cinesiterapia analitica finalizzata al recupero del range of motion (ROM) ed alla prevenzione della rigidità, verrà intrapresa precocemente: l'utilizzo di un artromotore (Fig. 1) permette, grazie ad una fine regolazione dell'ampiezza di movimento e dell'articolarità, una mobilizzazione precoce di lunga durata ed il mantenimento del guadagno articolare: può essere praticata più volte al giorno al domicilio del paziente, che in tal modo è messo nelle condizioni di prolungare e mantenere i benefici delle tecniche manuali.

Talvolta può rendersi necessaria l'adozione di una specifica ortesi di mantenimento articolare tipo Dynasplint, il cui impiego deve però essere riservato a casi selezionati (Fig. 2) [7].

Le mobilizzazioni manuali devono essere condotte rispettando sempre il dolore, mantenendo dei tempi di postura "dolce", della durata di uno o due minuti, ai gradi estremi di articolarità per permettere al paziente di controllare i movimenti e di prendere coscienza delle proprie capacità.

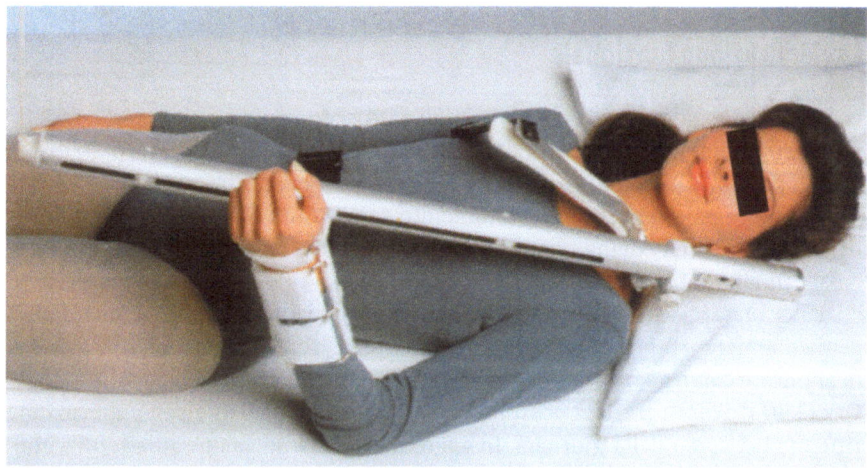

Fig. 1. Artromotore (CPM) per la mobilizzazione passiva continua del gomito in flesso-estensione

Le contratture riflesse di protezione, che tendono ad amplificare le limitazioni del ROM, possono essere trattate con elettroterapia di tenolisi, (frequenza di 1 Hz con intensità sostenute), che permettono di interrompere il circolo vizioso "spasmo-dolore-contrattura", facilitando così il guadagno di qualche grado.

L'utilizzo in questa fase di un bio feed-back elettromiografico può aiutare il paziente nel rilasciamento muscolare, così come nelle fasi più avanzate di tonificazione sarà utile nel migliorare la selettività e la validità della contrazione.

Ricordiamo che il recupero articolare deve essere condotto nel rispetto del reintegro degli schemi funzionali, che sono flessione più supinazione ed estensione più pronazione, per il cosiddetto "gomito di forza", e flessione più pronazione ed estensione più supinazione per il "gomito di finezza".

Secondo alcuni Autori [1, 2], nel corso della flessione del gomito si verificano una rotazione ed una risalita del radio, come anche una rotazione automatica dell'ulna. La mobilizzazione in flesso-estensione deve quindi essere preparata da scivolamenti anteroposteriori, e verso l'alto ed il basso della testa radiale. Potranno inoltre essere integrate tecniche di trazioni longitudinali sul radio, e tecniche di decoaptazione articolare, con controappoggio o per espansione toracica, finalizzate alla messa in tensione degli elementi capsulo-legamentosi che possono essere responsabili di una limitazione articolare.

Infine, le tecniche attive di recupero articolare in facilitazione neuromuscolare propriocettiva (contrazione-rilassamento, innervazione reciproca ecc.), verranno adattate alle limitazioni di origine muscolo-tendinea. Al termine di ogni postura, corrette stabilizzazioni ritmiche permetteranno di conservare attivamente gli incrementi.

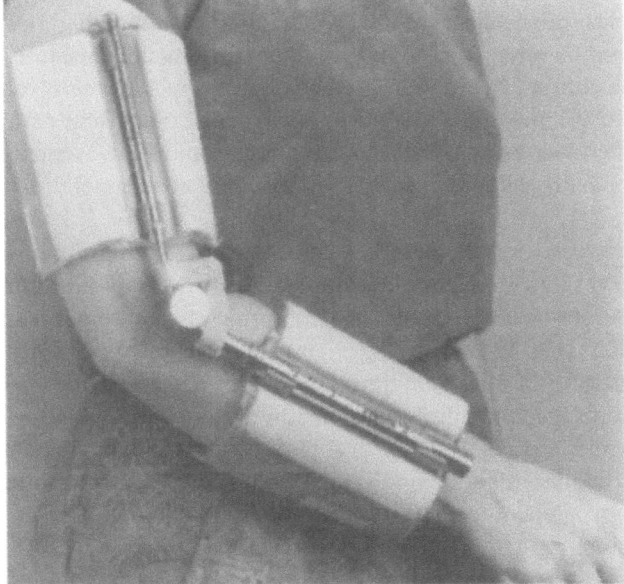

Fig. 2. Tutore a molla Dynasplint, per il mantenimento dell'articolarità

Ricordiamo che nel corso della rieducazione, il guadagno in un determinato settore articolare può provocare una perdita di gradi in quello opposto, ed il trattamento dovrà quindi essere adattato al singolo caso in funzione del gradiente utile che si ricerca.

Esercizi di tonificazione muscolare

Gli esercizi terapeutici di potenziamento muscolare dovranno interessare in maniera globale tutti i gruppi funzionali dell'arto superiore, senza privilegiare selettivamente un singolo muscolo. Le condizioni meccaniche più vantaggiose per sviluppare la forza dei flessori sono presenti intorno ai 90° di flessione, mentre a 40° si hanno quelle ottimali per la tonificazione degli estensori. I pazienti affetti da epicondilite beneficiano inizialmente di un lavoro di tipo isometrico, con esercizi multi-angolo nel range articolare non doloroso, sollecitando gli estensori del polso e delle dita nonché i muscoli supinatori [8]. In seguito, e per tutte le altre patologie, verranno introdotti esercizi dinamici concentrici che dovranno interessare l'intera catena cinetica, con patterns di flesso-estensione del gomito, prono-supinazione dell'avambraccio, flesso-estensione del polso, deviazione radiale ed ulnare, fino al lavoro specifico per la mano. I muscoli epicondiloidei ed epitrocleari non dovranno essere dimenticati nella loro funzione di stabilizzatori laterali del gomito [9]. In questa fase si possono utilizzare le elettrostimolazioni muscolari, consigliando però di sospendere il loro uso non appena il paziente è in grado di effettuare una valida contrazione muscolare attiva.

Verranno poi utilizzati elastici a resistenza crescente, (Fig. 3), ed anche pesi (Fig. 4), bastoni e carrucole (Fig. 5); quando possibile, il lavoro in acqua (idrocinesiterapia) è sempre estremamente efficace, anche per il recupero di gradi residui di ROM. Nelle fasi più avanzate, ed in rapporto alla sintomatologia del paziente, si aggiungeranno esercizi più complessi di potenziamento concentrico-eccentrico in catena chiusa , ricordando però che questo tipo di lavoro sollecita le articolazioni in compressione [10]; si possono applicare carichi naturali, spinte, trazioni, effettuare esercizi in quadrupedia, retropulsione-estensione, triplice flessione a partire dalle dita, ma anche "push up" ed esercizi di scivolamento (Fig.7).

Come accennato in precedenza, la metodica isocinetica per il gomito non è molto diffusa, e riservata ad una popolazione sportiva. Ovviamente non dovranno essere trascurate tecniche di recupero propriocettivo, attuabili con l'aiuto di semplici palloni (Fig. 8), mouse (Fig. 9), o particolari dispositivi elettronici (Fig. 10). Le posture di allungamento muscolare (stretching) devono essere integrate in ogni programma di potenziamento muscolare [11]: verranno interessati tutti i gruppi muscolari dell'arto superiore, variando con regolarità la posizione della spalla, in abduzione (Fig. 11), intra ed extrarotazione, retroposizione e anteposizione: queste posture saranno mantenute dolcemente, a tolleranza di tensione, per tempi variabili fino a 2 minuti.

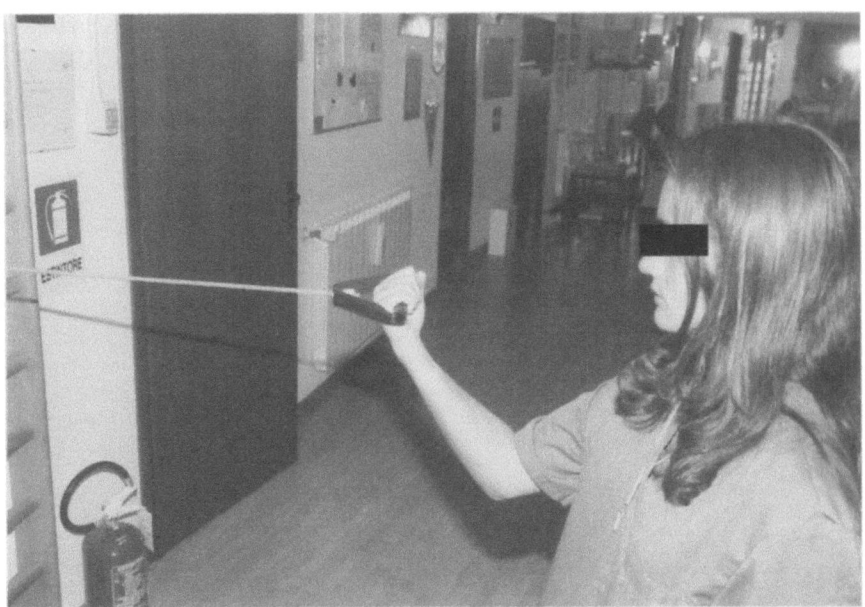

Fig. 3. Esercizio di tonificazione muscolare in catena aperta con resistenza elastica

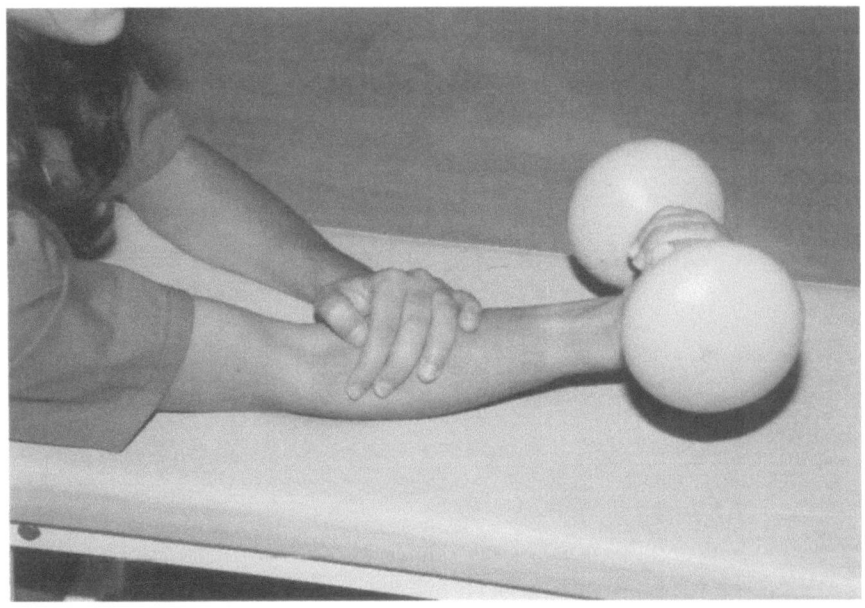

Fig. 4. Esercizio per i muscoli flessori dell'avambraccio con manubrio

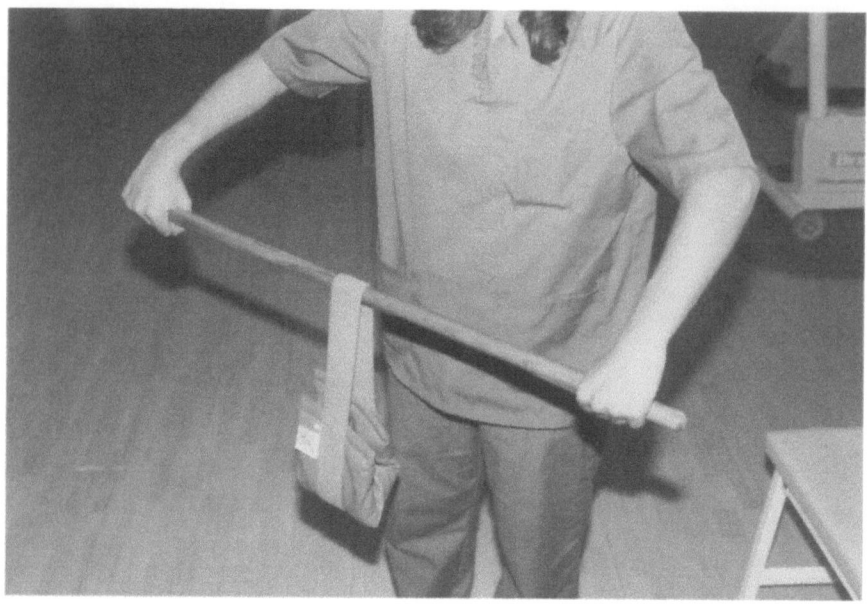

Fig. 5. Esercizio con asta zavorrata per i muscoli estensori dell'avambraccio

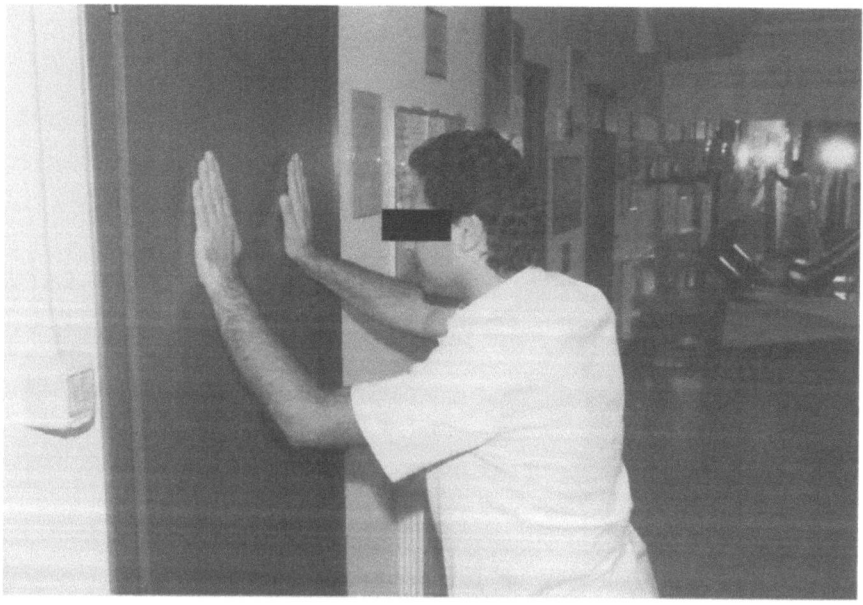

Fig. 6. Esercizio di spinta (push-up) alla parete

La rieducazione funzionale del gomito

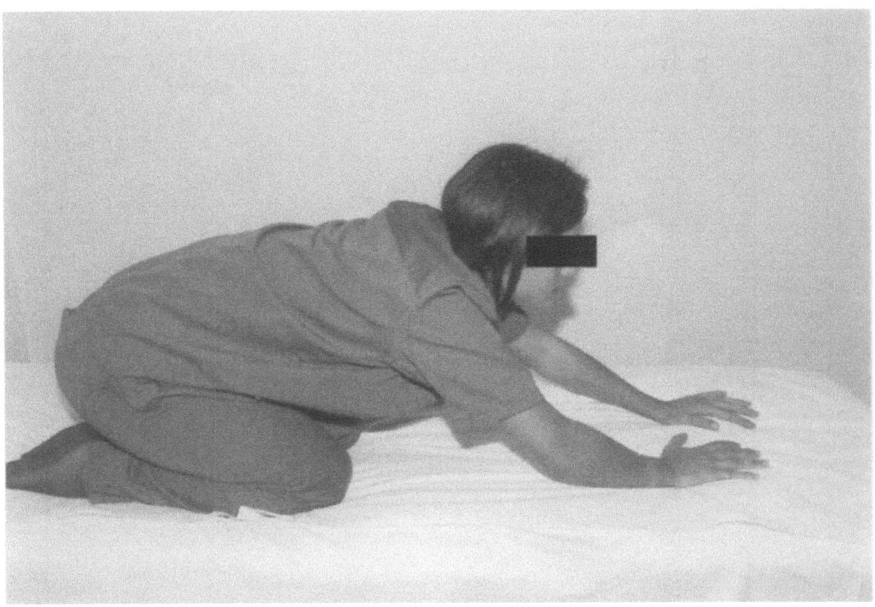

Fig. 7. Esercizio di scivolamento su lettino

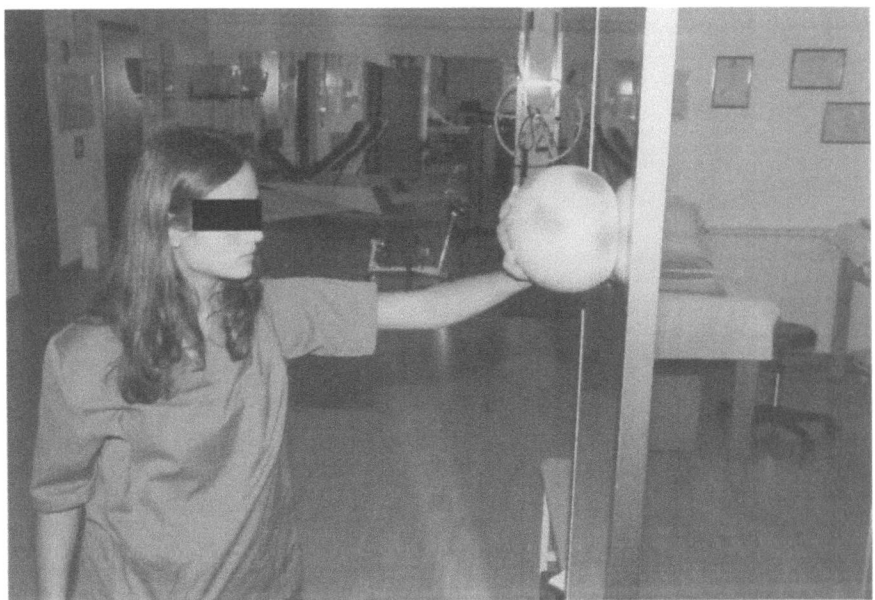

Fig. 8. Esercizio di rieducazione propriocettiva con pallone

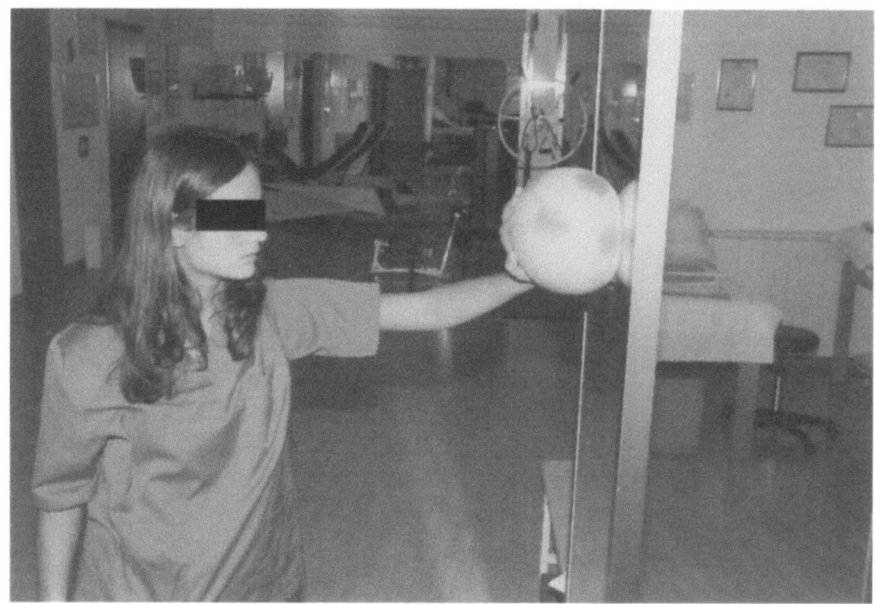

Fig. 9. Riprogrammazione sensomotoria con un semplice mouse

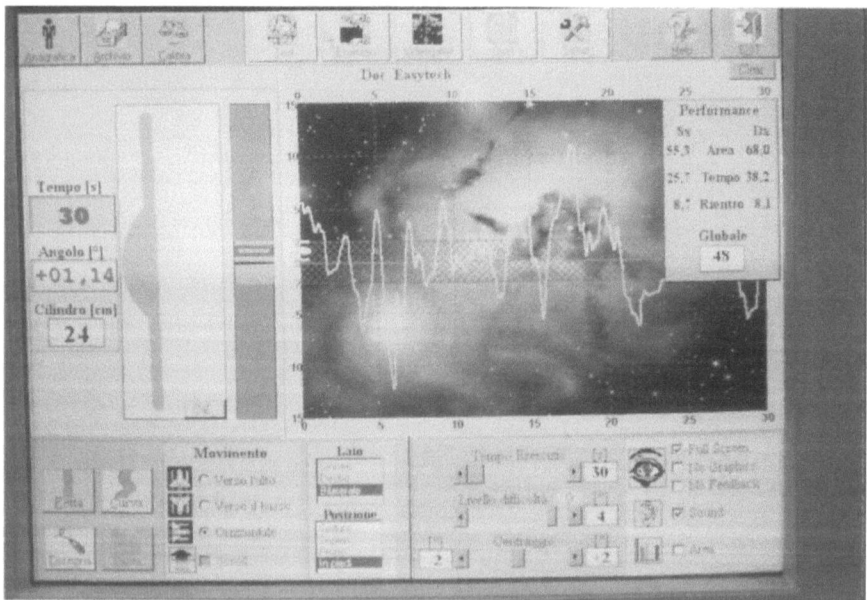

Fig. 10. Diagramma computerizzato del recupero propriocettivo in prono-supinazione del gomito

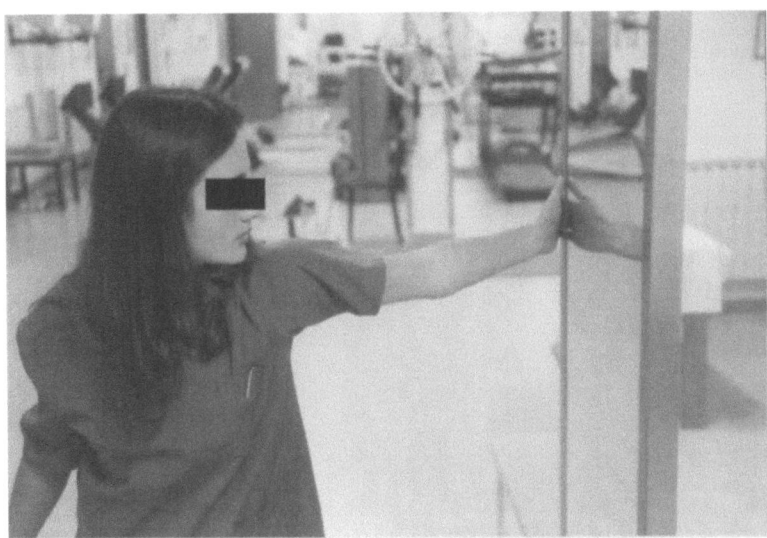

Fig. 11. Posizione di stretching della muscolatura anteriore del braccio e dell'avambraccio a spalla abdotta

Al termine di ogni seduta di potenziamento sono consigliabili applicazioni di ghiaccio con leggera compressione, della durata di 20 minuti circa, per il controllo dell'infiammazione e per prevenire eventuali reazioni sinoviali.

La terapia fisica strumentale

Nel corso di una rieducazione funzionale può talvolta essere utile l'introduzione nel protocollo di determinati agenti fisici, finalizzati al trattamento del dolore, dell'edema o dell'infiammazione, o per preparare il paziente alle sedute di esercizio terapeutico. La iontoforesi con un cocktail a base di anestetico ed antinfiammatorio, cosi come la laserterapia 810-980 nm, o con sorgenti di potenza Neodimio - YAG (granato di ittrio ed alluminio), può essere utilizzata nel trattamento delle algie e di alcune tendinopatie inserzionali superficiali, mentre gli ultrasuoni trovano indicazioni nelle fibrosi e nel trattamento di eventuali cicatrici ad evoluzione cheloidea: i moderni apparecchi in Classe E garantiscono un'efficace azione meccanica in quasi totale assenza di effetti termici [12]. L'ipertermia a microonde (Fig. 12), termoterapia caratterizzata dall'associazione di una sorgente a 433,92 MHz con un sistema di raffreddamento cutaneo a cuscino di acqua termostatata, rappresenta la metodica strumentale di elezione nel trattamento delle rigidità, nelle patologie teno-muscolari (epicondilite), e per facilitare il recupero articolare. La stimolazione dell'osteogenesi nei ritardi di consolidazione o nelle pseudoartrosi può essere attivata mediante campi elettromagnetici pulsanti secondo Basset, mantenuti per 6 - 8 ore nell'arco della giornata.

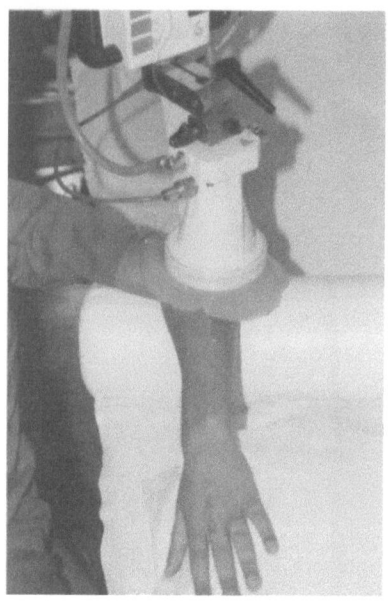

Fig. 12. Applicazione di ipertermia a microonde per il trattamento dell'epicondilite

Bibliografia

1. Morrey BF (1993) Anatomy of the elbow joint. In: Morrey BF (ed) The elbow and its disorders. WB Saunders, Philadelphia, pp 16-51
2. O' Neill OR, Morrey BF, Tanaka S, An KN (1992) Compensatory motion in the upper extremity after elbow arthrodesis. Clin Orthop 281:89-96
3. Souter WA (1997) The contribution of the elbow joint to upper limb function. In: Copeland SA, Gschwend N, Landi A, Saffar I (eds) Joint stiffness of the upper limb. Martin Dunitz, London, pp 81-84
4. Blanc Y, Viel E (1994) Comportement moteur du membre superieur. Encycl Med Chir Elsevier Paris, Kinesitherapie 26-012-D-10
5. Kouvalchouk JF, Watin-Augouard L (1994) Chirurgie des lesions tendineuses du coude. Encycl Med Chir (Elsevier, Paris), techniques chirurgicales-orthopedie-traumatologie, 44-315; 1-9
6. Andrews JR, Craven WM (1991) Lesions of the posterior compartment of the elbow. Clin Sports Med 10:637-651
7. Anderson MA, Rutt RA (1992) The effects of counterforce bracing on forearm and wrist-muscle function. J Orthop Sports Phys Ther 15:87-91
8. Nirschl RP (1994) Lateral and medial epicondylitis. In: Morrey BF (ed) The elbow-master techniques in orthopaedic surgery. Raven Press, New York, pp 129-148
9. Conway JE, Jobe FW, Glousman RE et al (1992) Medial instability of the elbow in throwing athletes. J Bone Joint Surg Am 74:67-83
10. Magee DJ (1992) Elbow joints. In: Reid DC (ed) Orthopedic physical assessment, 2nd edn. WB Saunders, Philadelphia, pp 143-167
11. Kibler WB, Chandler TJ, Stracener ES (1992) Muscoloskeletal adaptations and injuries due to overtraining. Exerc Sport Sci Rev 20:99-126
12. Cisari C, Severini G (1999) Fisioterapia clinica pratica. Edi Ermes, Milano, pp 16-19

If you have any concerns about our products,
you can contact us on
ProductSafety@springernature.com

In case Publisher is established outside the EU,
the EU authorized representative is:
**Springer Nature Customer Service Center GmbH
Europaplatz 3, 69115 Heidelberg, Germany**

Printed by Libri Plureos GmbH
in Hamburg, Germany